脳卒中患者の口腔ケア

第2版

植田 耕一郎

医歯薬出版株式会社

This book was originally published in Japanese
under the title of :

Nousocchyukanjya-no Kouku-kea

(Oral Health Care for Storokes)

Editors :

Ueda, Koichiro
   Professor, Department of Dysphagia Rehabilitation
   Nihon University School of Dentistry

© 1999 1 st ed.
© 2015 2 nd ed.

ISHIYAKU PUBLISHERS, INC.
   7-10, Honkomagome 1 chome, Bunkyo-ku,
   Tokyo 113-8612, Japan

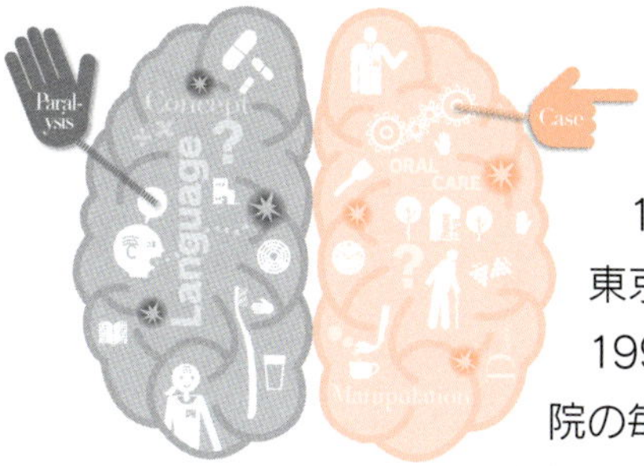

第2版 序文

1999年に第1版を書き終えた時，それは1990年以来勤めた東京都リハビリテーション病院から新潟大学に異動する時でした．1990年に開院した全国で初の都市型リハビリテーション専門病院の毎日は，驚きと発見の連続でした．3階医局のバルコニーで，夕焼けを背にした隅田川を見下ろしながら缶コーヒーを飲みほすのが一日の診療をやりきった証でした．そのセレモニーを済ませると，1階に戻って外来用の機能訓練室にあるパソコンに向かい，本書の執筆作業を始めました．

「成人障害者用の歯科の本をお願いします」との依頼を受けたのが1996年，それまで障害児対象の歯科診療の書物はありましたが，成人・高齢者における障害者対象の書物は見当たりませんでした．そこで，まずリハビリテーション病院で最も患者数の多い脳卒中から書き始めて，リウマチ，パーキンソン病，神経難病，認知症へと駒を進めていこうとの計画を立てました．

「おかげさま」と「おたがいさま」

キイボードをはじけばはじくほど，次々に患者さんの顔が思い浮かび，文の量は増えるばかり，途中から方針を変えて脳卒中に絞ることにしました．出来上がったものは結果的に，都リハ病院勤務9年間の集大成になりました．果たして一つの疾患に特定したものが受け入れられるものだろうかとの不安を抱え，"脳卒中患者の口腔ケア"は世に出ていきました．

当事者の不安を余所に第1版は，マイペースで細々としながらも長く息を続けてきました．これはもちろん読者の支持があってのことに他なりません．正直申しまして自分の書いた書物を読み返すようなことはほとんどないのですが，本書は出版から16年が経過した今も，私自身，行き詰まったときに頁をめくっては心の拠り所としている大事な宝物です．

第1版出版後，2004年までの5年間を新潟大学に勤務しました．新設されたばかりの加齢歯科学講座・加齢歯科診療室に"摂食嚥下リハビリテーション外来"の立ち上げを行い（**図1**），外来診療の他に医学部病院の入院診療，また院外への訪問診療を展開していきました．当時はどれも前例のないことでしたので，周囲はかなり戸惑ったと思います．医局の若者たちは，それこそ歯をくいしばって，無鉄砲な自分についてきてくれました．その若者たちは皆，現在多職種と共に地域医療の核となって活躍しており，新潟を離れて10年以上経っても毎年集まっては当時のエピソードに花を咲かせています．

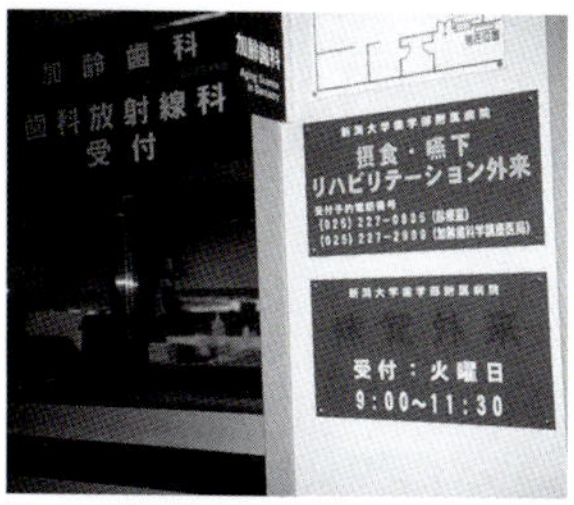

2004年からは，現在の日本大学歯学部に赴任し，これも全国に例のない"摂食機能療法学講座"を立ち上げました．

図1　摂食嚥下リハビリテーション外来の創設

第2版 序文

「おかげさま」と「おたがいさま」

昼間の人口が100万人に対して夜の人口は8万人という東京の都心千代田区で，果たして摂食機能療法なるものの需要があるのか不安の船出でした．しかし，こうした不安は半年もしないうちに払拭されます．お隣の医学部付属病院からの歯科依頼が日に日に膨らみ，それに伴い外来診療，訪問診療，すなわち「入院・外来・訪問」の診療体制が組まれていきました．都心の人口密度からして，救急車で300床ある日本大学病院に搬送される患者さんは間断なく（**図2**），このような方々はことごとく摂食嚥下障害でもありましたから，本分野には人手がまったく足りないという日々をおくることになります．医局の若者の奮闘ぶりには，舌を巻くばかりです．21世紀は大丈夫です．彼らは必ず楽しく美しい超高齢社会構築に，舵取りをしてくれると確信しています．

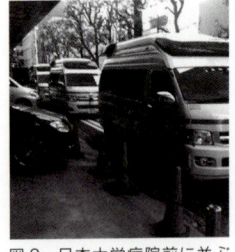

図2 日本大学病院前に並ぶ救急車

このような変遷をたどり，今回，本書改訂の運びとなりました．あらためて一頁から見返して改訂作業に入りました．しかし，これは第1版を書き始めた当初からの移り行く世情の波風に決して揺らぐことのない核たる部分を確認した作業でもありました．未だ色あせることなく，むしろ心の奥底に新鮮な輝きを放ち続けているとさえ感じるのです．

第1版を執筆し始めた頃30代半ばだった著者は，第2版を出版する今，50代半ばとなりました．行き着いた第2版の主張は，「齢に誇りをもつ」です．2025年から向こう30年間は超高齢社会のピークが持続します．老人の姿は，生き残していくわれわれに体を張って「死ぬとは生きることなり」を教訓にしていると映ります．そうした先人の教えにならい，齢を重ねる度に生きる喜びが感じられるよう，今の自分にできることを精一杯発信していこうと思います．

超高齢社会を問題にするときには，制度，保障，保険，システムなどが取り上げられます．しかし日本文化なり日本人気質が抱いてきた「おたがいさま」と「おかげさま」の原点に戻れば，完璧な制度などなくても自ずと超高齢社会の問題は萎み，穏やかで心豊かな社会が開けるものと思います．万人は必ず年をとり，されたことは，してきたことと重なり誰もが歩む人生回廊です．"おたがいさま"なことです．そんな素朴な原点に立ち戻ることが本書の目的です．

改訂作業も最初は順調だったのですが，著者の思い入れが深くなるにつれて，見直し，書き直しが重なり，結局当初の予定が大幅に伸びてしまいました．辛抱強く待ってくださった担当の松本智子様，また医歯薬出版の方々に深く感謝申し上げます．

"おかげさま"で，脳卒中患者の口腔ケア第2版を送り出すことができました．

2015年3月

植田耕一郎

「なぜこんなになるまで、放っておくんだ？〜放去の時間」——第1版序文

　東京下町の真ん中を流れる隅田川のほとりにリハビリテーション専門病院があります．開院以来9年間，私はこの病院の歯科に勤務していました．入院や外来で訪れる患者の7割が脳卒中です．

　歯科診療室に往来する患者やその家族の方々，ときには病室や訓練室に足を運び，ときには患者宅に伺い出会ってきた人々とわれわれとの間には，悲喜こもごもの人間模様が織りなされてきました．

　初めてみた脳卒中患者の口腔内は，まだ昨日のことのように目に焼き付いています．

　食物がそのままの形で口腔内に貯留していたり，28本の歯の残根が増殖した歯肉に埋もれていたり，脳卒中発症以来一度も外さなかった義歯が食渣におおわれていたり…．当初は，「なぜこんなになるまで放っておくんだ」「何から始めればいいんだ」と，暗中模索の毎日でした．

　脳卒中患者の多くが困っているのは，脳卒中という「疾患」そのものよりも，脳卒中が残した「障害」です．発症後も患者は時を刻んでいかなくてはなりません．彼らは，自分のことなのに自分の意思が届かない，自己責任が負えない，周囲の人次第でどうにでもなってしまう，というような時間を経てきたようにみえました．

こうしたいわば「放去の時間」の中にいる患者さんに対し，「なんとかしなければ」から「なんとかいける」になったとき，脳卒中のケアにも体系立った法則があることに気付きました．
　そこで，「放去の時間」を過ごした口腔をみるようになってからの9年間を「脳卒中患者の口腔ケア」という形にしてみました．
　本書にはいろいろなタイプの患者さんが登場します．いままでに脳卒中患者を担当した経験のある人にとっては，何度か出会ったことのある患者さんです．これから担当していこうとする人にとっては，一度はめぐり会うだろう患者さんです．今回のこの本では，脳卒中が引き起こす障害の基礎知識から，実際の口腔ケアの行い方，さらに，いずれは在宅で過ごす患者さんのことを考え，在宅訪問して口腔ケアを行う際にまず必要とされる知識と技術を，現場での豊富な症例とエピソードをまじえ，初めての方にもわかりやすく解説してあります．臨床経験の有無にかかわらず，この一冊で脳卒中患者の口腔ケアについての考え方が整理され，対応の筋道がたつようになると思います．
　昼食など満足にとれない日々の連続でしたが，一日の仕事を終えたときは，いつもからだ全体が充実感に浸っていました．それというのも今日まで私を支えてくださった歯科衛生士さんや歯科技工士さん，同僚の歯科医師の力なしには語れません．心から感謝いたします．
　また，リハビリテーション医療の中で歯科がやってこれたのは医師，看護師，各リハビリテーションスタッフ，栄養士，事務職，さらに地区の歯科医師会や医療関連施設の方々のご理解があればこそでした．
　患者さんに励まされ，学んだこともしばしばでした．
　私は，日々の臨床の中で，恩師やフロンティア的先人たちが築きあげてきたことを習得し，その発展型を積み重ねていくことに努めてきました．そして今度は，私が9年かけて得たものを本書で知っていただき，口腔ケアに関心のある方々にさらなる発展型を築いてもらいたいのです．
　もちろん筆者も歩み続けます．
　21世紀は「介護」や「ケア」に関する問題が最重要課題の一つとして扱われることでしょう．本書がそうした問題解決の一助となることを期待しています．
　それでは，さっそく脳卒中患者の口腔ケアを始めましょう．

1999年 8月

植田　耕一郎

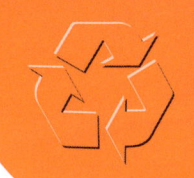

脳卒中患者の口腔ケア ―第2版―
CONTENTS

「おかげさま」と「おたがいさま」……………………………………………………………… iii
「なぜこんなになるまで，放っておくんだ？」……………………………………………… v

I編 障害をもった口腔

障害をもった口腔へのアプローチ …………………………………………………… 2

1 脳卒中と障害の医学 ………………………………………………………………… 2
1．脳卒中と麻痺〜なぜ今，脳卒中なのか ……… 2
2．脳卒中発症後に右側の上下肢が麻痺してしまった！ ……………………………… 3
3．障害をもった脳卒中患者は，どのように生活すればよいのでしょうか？ ………… 3

2 脳卒中と口腔ケア …………………………………………………………………… 5
1．口腔についてはどうでしょうか？ …………… 5
2．障害をもった口腔へも，4つの側面からアプローチしてみましょう ……………… 6
3．口腔ケアとブラッシングは同じこと!? ……… 7
4．脳卒中患者の口腔ケアとは？ ………………… 7

脳卒中の分類と発生原因 ……………………………………………………………… 9

1 出血性脳血管障害 …………………………………………………………………… 9
1．高血圧性脳内出血 …………………………… 9
2．クモ膜下出血 ………………………………… 9
3．その他の脳出血 ……………………………… 10

2 閉塞性脳血管障害 …………………………………………………………………… 11
1．脳梗塞 ………………………………………… 11
2．一過性虚血性発作 …………………………… 11
3．可逆性虚血性神経脱落症 …………………… 11

II編 口腔ケアのための脳卒中の理解

運動障害 ………………………………………………………………………………… 14
1 片麻痺 ………………………………………………………………………………… 14
2 交代性片麻痺 ………………………………………………………………………… 15
3 球麻痺 ………………………………………………………………………………… 16
4 仮性球麻痺（偽性球麻痺） ………………………………………………………… 18
5 閉じ込め症候群 ……………………………………………………………………… 19
運動障害のまとめ ……………………………… 20
運動障害に対する一般的対応 ………………… 21
運動障害への対応法のまとめ ………………… 24

知覚障害 ………………………………………………………………………………… 25
1 知覚障害を理解するために ………………………………………………………… 26

1．上下肢，体幹からの刺激
　　　（脊髄に接続する知覚伝導路）・・・・・・・・・・・・・・ 26
　2 脳卒中知覚障害・3つの分類プラス1・・・・・・・・・・・・・ 28
　　1．脳幹部に生じた病変の場合・・・・・・・・・・・・・・・・・・ 28
　　2．視床に生じた病変の場合・・・・・・・・・・・・・・・・・・・・ 29
　知覚障害のまとめ・・・・・・・・・・・・・・・・・・・・・・・・・・・・・・ 30
　知覚障害に対する一般的対応・・・・・・・・・・・・・・・・・・・ 30

　　2．顔面領域からの刺激
　　　（脳神経核に接続する知覚伝導路）・・・・・・・・・・ 28
　　　・・ 28
　　3．皮質に起きた病変の障害・・・・・・・・・・・・・・・・・・ 30
　　4．プラス1：肩手症候群・・・・・・・・・・・・・・・・・・・・・・ 30
　知覚障害への対応法のまとめ・・・・・・・・・・・・・・・・・・ 33

高次脳機能障害・・・ 34
　1 失　語・・・ 34
　　1．運動性失語（ブローカ失語）・・・・・・・・・・・・・・ 35
　　2．感覚性失語（ウェルニッケ失語）・・・・・・・・・・ 35
　　3．伝導失語・・・・・・・・・・・・・・・・・・・・・・・・・・・・・・・・・・ 35
　失語への対応・・・・・・・・・・・・・・・・・・・・・・・・・・・・・・・・・・ 36
　2 失　認・・・ 39
　　1．視覚失認・・・・・・・・・・・・・・・・・・・・・・・・・・・・・・・・・・ 40
　　2．触覚失認・・・・・・・・・・・・・・・・・・・・・・・・・・・・・・・・・・ 40
　視空間失認への対応・・・・・・・・・・・・・・・・・・・・・・・・・・・ 41
　3 失　行・・・ 43
　　1．どうして「口を閉じてください」が指示どおり
　　　できないのだろうか？　観念運動性失行・・・・・・ 43
　　2．ふたを開けたのに，歯磨剤を使わない！
　　　観念失行・・・・・・・・・・・・・・・・・・・・・・・・・・・・・・・・・・ 44
　失行への対応・・・・・・・・・・・・・・・・・・・・・・・・・・・・・・・・・・ 45
　4 われわれは，高次脳機能障害をどこまで知れば良いのか・・ 46

　　4．健忘失語・・・・・・・・・・・・・・・・・・・・・・・・・・・・・・・・・・ 35
　　5．全失語・・・・・・・・・・・・・・・・・・・・・・・・・・・・・・・・・・・・ 36

　失語への対応法のまとめ・・・・・・・・・・・・・・・・・・・・・・ 39

　　3．聴覚失認・・・・・・・・・・・・・・・・・・・・・・・・・・・・・・・・・・ 40
　　4．身体失認・・・・・・・・・・・・・・・・・・・・・・・・・・・・・・・・・・ 41
　失認のまとめ・・・・・・・・・・・・・・・・・・・・・・・・・・・・・・・・・・ 42

　　3．毎日指導しているのに，なかなか成果が出ない
　　　構成失行・・・・・・・・・・・・・・・・・・・・・・・・・・・・・・・・・・ 44
　　4．着衣失行・・・・・・・・・・・・・・・・・・・・・・・・・・・・・・・・・・ 45

　失行のまとめ・・・・・・・・・・・・・・・・・・・・・・・・・・・・・・・・・・ 46

失　調・・ 48
　1 運動失調―うまくコップを口に運べない・・ 48
　　1．共同運動障害・・・・・・・・・・・・・・・・・・・・・・・・・・・・・ 49
　　2．平衡障害・・・・・・・・・・・・・・・・・・・・・・・・・・・・・・・・・・ 49
　　3．測定障害・・・・・・・・・・・・・・・・・・・・・・・・・・・・・・・・・・ 49
　失調への対応・・・・・・・・・・・・・・・・・・・・・・・・・・・・・・・・・・ 50

　　4．振　戦・・・・・・・・・・・・・・・・・・・・・・・・・・・・・・・・・・・・ 49
　　5．変換運動不能・・・・・・・・・・・・・・・・・・・・・・・・・・・・・ 49
　　6．小脳性構音障害・・・・・・・・・・・・・・・・・・・・・・・・・・・ 50
　失調のまとめ・・・・・・・・・・・・・・・・・・・・・・・・・・・・・・・・・・ 52

意識障害・・ 53
　1 意識障害の分類・・・ 55
　　1．覚　醒・・・・・・・・・・・・・・・・・・・・・・・・・・・・・・・・・・・・ 55
　　2．傾　眠・・・・・・・・・・・・・・・・・・・・・・・・・・・・・・・・・・・・ 55
　意識障害への対応・・・・・・・・・・・・・・・・・・・・・・・・・・・・・ 55

　　3．昏　迷・・・・・・・・・・・・・・・・・・・・・・・・・・・・・・・・・・・・ 55
　　4．昏　睡・・・・・・・・・・・・・・・・・・・・・・・・・・・・・・・・・・・・ 55
　意識障害のまとめ・・・・・・・・・・・・・・・・・・・・・・・・・・・・・ 57

認知症・・ 58
　1 認知症の種類・・・ 59

1．血管性認知症	59	2．アルツハイマー型認知症	59

2 認知症の周辺症状 ··· 59
3 認知症の中核症状 ··· 61
口腔ケアを利用した認知症へのかかわり ········· 62　認知症のまとめ ········· 65

摂食嚥下障害 ··· 67
1 摂食嚥下の生理と病態 ··· 67

1．先行期	67	4．咽頭期	70
2．準備期（咀嚼期）	69	5．食道期	72
3．口腔期	69	摂食嚥下の生理と病態のまとめ	73

2 嚥下のメカニズム ··· 73

1．嚥下反射が起きるメカニズム	74	まとめ	76
2．随意的な嚥下運動を起こすメカニズム	70		

3 摂食嚥下障害が起きるメカニズム ··· 77

1．球麻痺の症状	77	3．一側性大脳病変（片麻痺）	78
2．仮性（偽性）球麻痺の症状	78	4．交代性片麻痺	81

4 誤嚥性肺炎 ·· 82
摂食嚥下障害への対応 ······················· 83　摂食嚥下障害のまとめ ············· 87

III編　口腔ケアの手技

機能・形態面へのアプローチ ·· 90
1 口腔ケアの基礎的訓練 ··· 90

1．リラクセーション，マッサージ	91	7．咬合訓練（タッピング運動）と筋の再教育	104
2．口腔感覚異常の除去	98	8．筋力増強訓練	106
3．咳嗽訓練	99	9．寒冷刺激法	108
4．振動刺激訓練	100	10．頭部挙上訓練	109
5．顎関節可動域訓練	102	11．その他の訓練と治療的アプローチ	109
6．筋ストレッチ	103	口腔ケアにおける基礎的訓練のまとめ	111

2 ブラッシング ·· 112

1．歯のブラッシング	112	3．舌苔の除去	115
2．義歯装着者のブラッシング	113		

機能面へのアプローチのまとめ ········· 116

能力面へのアプローチ ··· 117
1 利き手交換 ·· 117
2 うがい ·· 119
3 姿　勢 ·· 119
4 義歯の着脱 ·· 122
能力面へのアプローチのまとめ ········· 122

環境面へのアプローチ······123
1 器具の工夫と応用······123
1．歯ブラシ······123
2．歯間ブラシ······123
3．義歯用ブラシ······124
4．粘膜面用ブラシ······125
5．歯磨剤，含嗽剤······125
6．義歯の保管······126
7．照明，鏡，音楽······126
2 介助者への働きかけ······126
環境面へのアプローチのまとめ······130

心理面へのアプローチ······131
1 脳卒中患者の心理······131
1．反応的心理変化······131
2．器質的感情障害······133
2 アプローチの基本姿勢······133
1．本人の心理的問題とアプローチ······133
2．家族の心理的問題とアプローチ······139
3．われわれの心理的問題······144
心理面へのアプローチのまとめ······147

IV編 在宅ケア

日常生活動作（活動）の中の在宅口腔ケア······150

急性期から回復期への移り変わり······153
1 急性期担当医からの手紙······153
2 回復期における評価······154
3 回復期から維持期への薬······154
1．降圧薬······155
2．抗血液凝固薬······156
3．その他に投与されていることのある薬剤······157
4．合併症のための薬剤······158
急性期から慢性期への移り変わりのまとめ······159

在宅口腔ケアに必要な日常生活動作（活動）の介助······160
運動項目
1 移乗（ベッド，椅子，車椅子）······160
1．起き上がり動作······160
2．立ち上がり動作と移乗······162
2 更衣······163
1．上半身······163
2．下半身······165
3 移動（歩行，車椅子）······166
1．歩行について······166
2．車椅子について······168
4 整容······169
5 移乗（トイレ）······173
6 トイレ動作······174
7 排尿コントロール······176

8	排便コントロール	178
9	食　事	180
10	移乗（浴槽）	184
11	清　拭	185

認知項目
1	コミュニケーション	188
2	社会的交流	190
3	問題解決	191
4	記　憶	192
5	在宅口腔ケアを開始して3カ月後の評価	193

在宅口腔ケアのまとめ……194

V編　21世紀のケアを考える

21世紀のケアを考える……196
1 われわれが対象とするもの……196
　1．高齢化（超高齢）社会とは……196
　2．健康相の変遷……197
　3．生活を視野にとらえるには
　　　～気がついた者がチームリーダーや
　　　コーディネーターになる～……198
　4．サイエンスとケア～ケアを支える医療……201
　5．完成期
　　　～進む，立ち止まる，振り返る，戻る……203
　6．老とは……205
　7．口腔ケアの目的……206
　8．誰と一緒に～口腔ケアが目指すもの～……207

用語解説……209

ワンポイント

片麻痺はどうして起こるか？ /14
交代性片麻痺はどうして起こるか？ /16
閉じ込め症候群はどうして起こるか？ /19
麻痺と高次脳機能障害の関係 /47
ブラッシングだけで解決されますか？ /90
マッサージの手技 /92
Spurling Test /93
廃用とは？ /94
押すのは，われわれの深呼吸のリズムで行います /95
非麻痺側は健（康）側か？ /98

障害児の脱感作とは意味合いが異なります /99
むせたときの介助方法 /100
食前の口腔ケア /101
廃用症候群とは？ /101
効果の即時性と持続性 /103
10カウントの意義 /104
片側噛みの理由 /105
咀嚼誘導食 /105
健側アプローチのもう1つの意義 /107
訓練は何回すればよいのでしょうか？ /108
意識する /109

ブラッシングは面倒くさい!? /113
脳卒中になると義歯が合わなくなる!? /114
舌は，全身状態を反映していることがしばしばあります /115
姿勢による代償 /119
"歯ブラシ行為（整容）の自立"と"100％歯垢除去"とは違います /127
介護と介助 /128

ポイントは？ /157
爪切り？　なんで私が！ /172
バルーンカテーテルによる尿道留置法 /177
自己導尿 /177
膀胱洗浄 /178
膀胱瘻 /178
おむつの弊害 /179
便秘のとき /180

I 障害をもった口腔

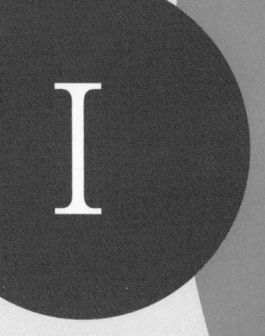

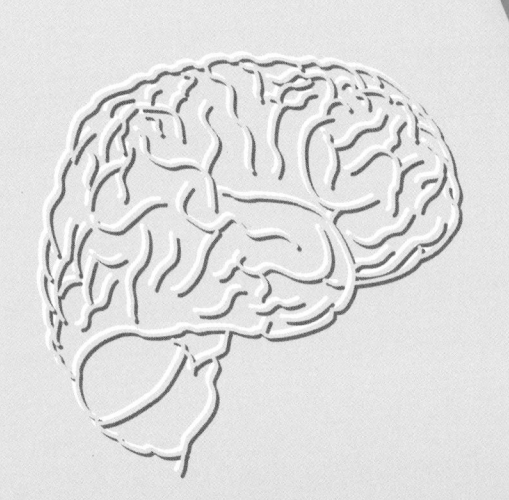

「口腔は全身の窓」「口腔をみれば看護の質がわかる」
「口腔から始まる健康管理」「どうしても口から食べたい」など，
口腔はさまざまな形容や，扱いをされています．
たしかに口腔は大事な器官だと思います．
しかし，口腔を前面に押し出して考えてばかりいると，"口腔"が全身から離れて，
一人歩きしてしまう恐れもあります．
脳卒中を理解し，筋の通った理念をもち，それらに基づいた手技を展開することによって，
「障害をもった口腔」をわれわれの手中に収めましょう．

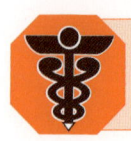

障害をもった口腔へのアプローチ

　紀元前400年頃のギリシャに，それまで病気の扱い方の主流であった哲学的思弁を除いて，自然治癒力を重視した医師が現われました．ヒポクラテスです．後世に医学の父といわれる彼は，病気に対して観察と記録および経験を重んじることにより，医学を科学としてとらえていきました．これが「**治療の医学**」の始まりです．

　さらにヒポクラテスは養生についても重視し，一番良いのは病気にかからないようにすることだと考えました．これは，のちの「**予防の医学**」を導くことになります．

　ハイテクを駆使した検査法や新たな手術法が開発され続けている現代医学に至っても，「疾患は自然に治癒するものであり，医師はそれを補佐するにすぎない」という理念は医学の根幹をなしています．

　しかし，予防をしても病気にかかったり，治療をしても自然治癒を補佐しきれない場合があります．

1. 脳卒中と障害の医学

1. 脳卒中と麻痺　〜なぜ今，脳卒中なのか〜

　図Ⅰ-1に示したように，1951年（昭和26年）から1980年（昭和55年）までは，日本人の死因のトップであった脳卒中は，その後死亡率が低下していき，2011年（平成23年）には肺炎と入れ替わって4位になりました．脳卒中は死亡率が低下していき解決されゆく病のようにも見受けられます．一方**図Ⅰ-2**をみると，脳卒中患者は依然として増加傾向にあります．このことは何を意味するかといえば，「脳卒中で死ななくなったが，脳卒中にかからなくなったわけではない」ということです．脳卒中は罹患者数が癌よりも多く，毎年その数は増加しています．事実，著者が勤務したリハビリテーション専門病院の対象患者の7割以上は脳卒中でした．

　発症して一命をとりとめた後は治癒に向かい，発症前の体に戻ることが期待されますが，残念ながら脳卒中の場合は，「麻痺」がそれを許さないことがあるのです．人生90年となったわが国において，60歳代から発症のピークを迎えるこの病気は，余命10年以上も本人に麻痺をもった生活を強いることになります．こうした患者は，脳卒中のためというよりも，麻痺のために日常生活に不便を感じているといったほうが妥当です．

　麻痺は脳卒中が残した障害です．そして，障害に医学的な対応をしようとすると，従来の「予防の医学」や「治療の医学」にはあてはまらない別の概念が必要になって

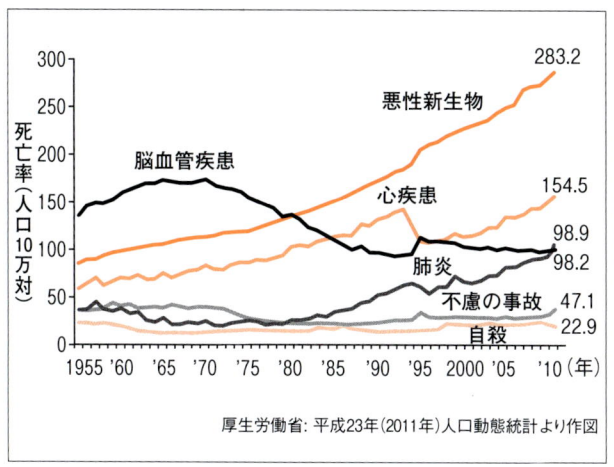

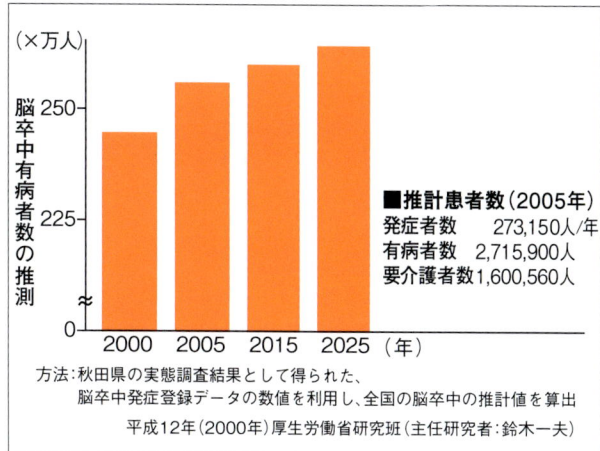

図I-1　主要疾患別死亡率の年次推移

図I-2　日本の脳卒中有病者数の将来推計

きます．
　そこで，生まれてきたのが第三の医学である**「障害の医学」**すなわち「リハビリテーション医学」です．

2. 脳卒中発症後に右側の上下肢が麻痺してしまった！

　右側上肢に「**機能・形態障害 impairment**」が起こったのです．したがってペンで思うように書くことができなくなってしまいました．書くという能力が障害され，「**能力低下 disability**」をきたし，結局この人は，職を失うことになってしまいました．職場あるいは家庭の中で「**社会的不利 handicap**」を背負うことになります．内面的にも生き甲斐を失い「**心理的障害 illness**」を受けることになります．
　障害を，こうした4つの側面からとらえていくと後の対応が体系立って整理がつくようになります（**図I-3**）．

3. 障害をもった脳卒中患者は，どのように生活すればよいのでしょうか？

　「右手が無理ならば，左手で書けるように訓練をしてみよう」すなわち，本人がもっている潜在能力を引き出して，右手の代償をはかるのです．日々の訓練で左手でも十分実用可能になるはずです．これは書くという能力の回復，つまり**「能力障害の克服」**を意味します．
　また車椅子（**図I-4**）がスムーズに移動できるように段差をなくしたり，器具を工夫する（**図I-5**）ことによって人に頼る部分が少なくなり，そのぶん自立度が増してきます．福祉タクシーや送迎バスなどを利用して交通機関の確保ができれば，実生活復帰も可能かもしれません．これは**「社会的不利の克服」**です．
　さらに自分も社会の役にたてるといった思いは，治らない麻痺に悲観するだけの毎日をもう一度考え直させることになります．これは**「心理的障害の克服」**といってもよいでしょう．

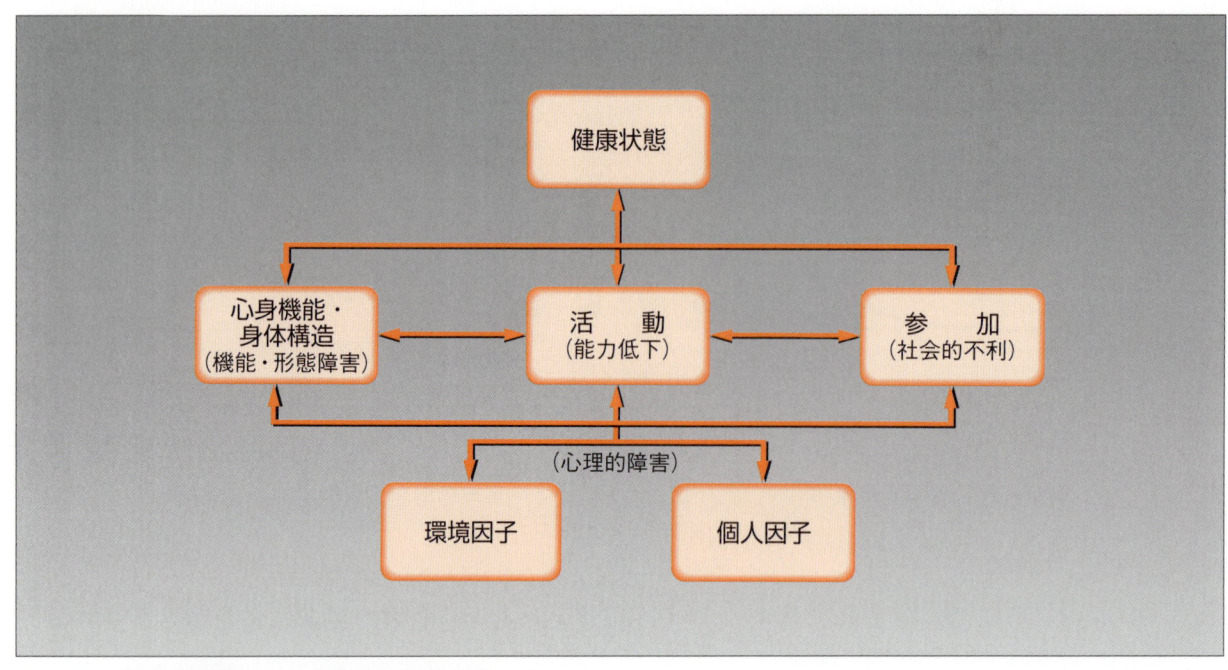

図I-3　障害の構造（ICF 国際生活機能分類，2001）

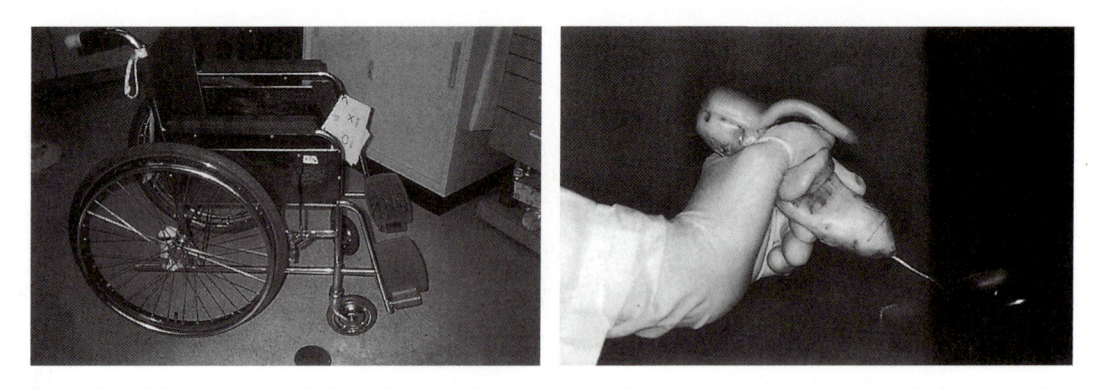

図I-4　車椅子は，歩く能力の障害を克服する手段となる

図I-5　持ちやすいように柄を改良したスプーン

　すなわち，麻痺そのものをなくそうという発想ではなく，本人にまだ宿っている能力を引き出し，環境を改善していこうという努力が展開されたことになります．
　これが，障害を対象にした「**リハビリテーション医学**」としての発想です．
　リハビリテーション医学は，障害者が生活していく上で，「自立」を究極の目標としています．

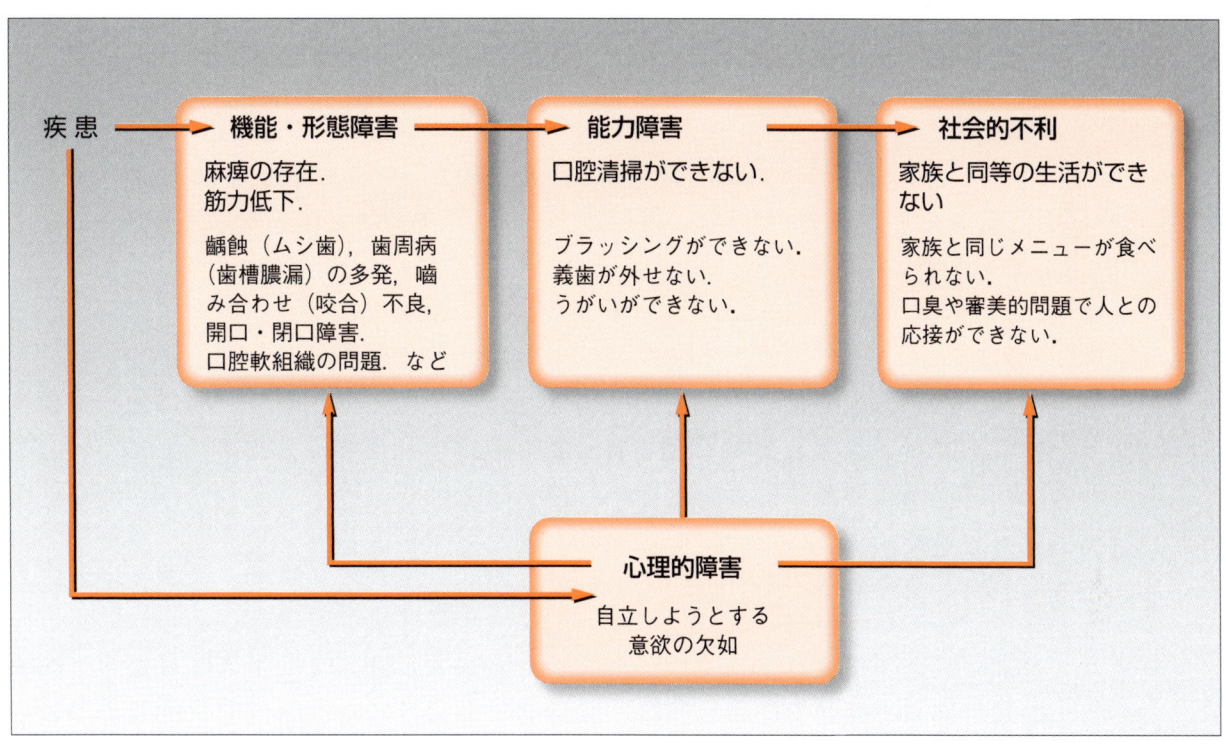

図I-6　障害を受けた口腔のとらえ方

2. 脳卒中と口腔ケア

1. 口腔についてはどうでしょうか？

　口腔に障害が残った場合，口腔も人体の一器官である以上，先述したような「障害の構造」の枠の中でとらえていくことはできないものかと考えました．
　先程の右側上肢が麻痺した例をふりかえりながら，「障害をもった口腔」について考えてみましょう．

> - 齲蝕（ムシ歯）や歯周病（歯槽膿漏）がある．口腔器官に麻痺がある．右手が使えない．　　　　　　　　　　　　　　　　　　　　　　（機能・形態障害）
> - 口をゆすぐことができない．ブラッシングをすることができない．（能力障害）
> - 口腔衛生状態不良となり，ますます口腔器官の廃用が進む．そこで食事が思うようにできず，家族と同じ食卓につけなくなってしまう．（社会的不利）
> - 人に頼り，自立心が欠如する．（心理的障害）

　脳卒中が口腔に障害を残していったと考えれば，どうやら口腔衛生も障害の構造の中で論じていくことができそうです（**図I-6**）．

2. 障害をもった口腔へも，4つの側面からアプローチをしてみましょう

- 口腔器官（口唇，舌，頬，口蓋など）に対して麻痺の進行を阻止することを考え，また齲蝕（ムシ歯）や歯周病（歯槽膿漏）などについては従来の歯科治療を行います．（機能・形態面へのアプローチ：治療的アプローチ）
- 利き手交換の訓練をして，左手または右手でブラッシングができるよう訓練をします．（能力面へのアプローチ：代償的アプローチ）
- ブラッシングが可能となれば，口腔衛生状態も改善され，そのぶん食事がおいしく食べられるようになります．家族と同じメニューで食卓につくことができることも期待できます．（環境面へのアプローチ：環境改善的アプローチ）
- 食事が楽しければ生活に張りがでてくるでしょう．
（心理面へのアプローチ：心理的アプローチ）

脳卒中患者の口腔へのアプローチはどうやらいきあたりばったりではなく，秩序だったアプローチができそうです．上記を例にしてアプローチの基本姿勢を整理してみましょう．

【機能・形態面へのアプローチ】
　患者は現在口腔機能のどこに問題があるのだろうか？
　問題点がわかれば，その機能を改善するために，あるいはこれ以上悪化させないために，どのような**方法**があるのだろうか？
【能力面へのアプローチ】
　患者の**残存機能**はどのくらいあるのだろうか？
　その残存機能を伸ばしていくために，どのような**訓練**が必要だろうか？
【環境面へのアプローチ】
　患者をとりまく，**人**・**介護者**・社会的資源（介護保険など）に働きかけ，また患者や介護者が扱う物を改良・**改造**することによって，もう少し障害を軽くすることができるのではないか？
【心理面へのアプローチ】
　患者は，いま何を悩んでいるのか，何を望んでいるのかをわれわれに話す（悲哀の作業 p.134）ことができるだろうか？

列挙したアプローチには，いくつか太字で示したキーワードが含まれています（**図I-7**）．

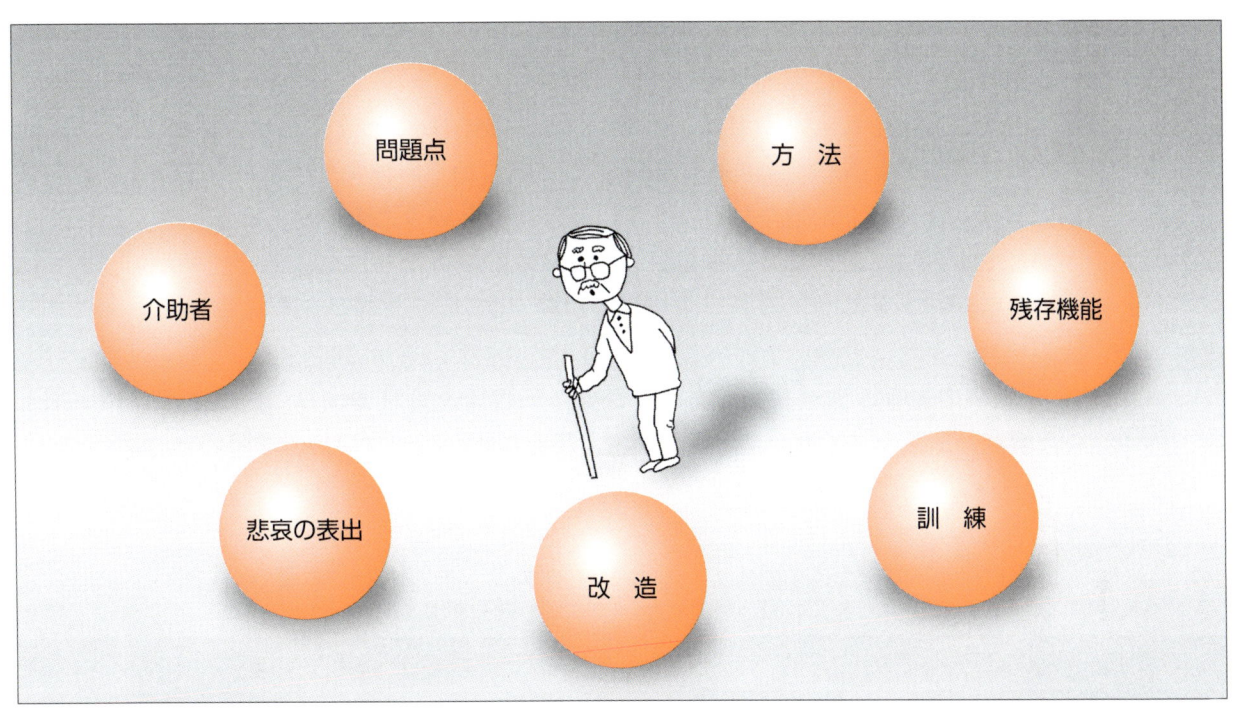

図I-7　アプローチのキーワード

「訓練」「介助者」といったことを考えただけでも，とても口腔内に限った形で口腔衛生は語れないことが想像できると思います．

3. 口腔ケアとブラッシングは同じこと!?

看護師が「この患者さんの口腔ケアは大丈夫です」といい，歯科関係者は「この患者さんはブラッシングができています」といいます．

両者はどうやら同じことを指しているようなのですが，ニュアンスがどうも異なるようです．

看護師は常に全身のどこか病んでいる人を対象に仕事をしています．したがって「支援」という感覚で患者と接しています．

一方従来の歯科医療は，その大半が医科的にみた場合の健常者を対象にしています．したがって，口腔衛生については，歯科医療従事者は「ブラッシング指導（口腔衛生指導）」という，指導的な立場をとってきました．

脳卒中患者を対象とする以上，「ケア」というスタンスで患者に関わることになります．

4. 脳卒中患者の口腔ケアとは？

歯科医の立場からすれば，「食事が思うようにとれません」といった訴えに対して義歯は万全の治療手段でした．しかし，適合がよく痛みもなく使えるといった義歯が装

着されたあとも，脳卒中患者の場合，依然として「食物が噛めません」「食物が飲み込めません」といった訴えが残るのです．

　口腔に麻痺をもった患者にとっては，義歯を入れてもらうのは方法であって，「入れ歯を入れて食事ができるようになる」ことが目的なのです．つまり，義歯は食物摂取における能力低下克服のための手段に過ぎないということです．

　どうやら口腔ケアも，目的とするところはそのあたりにありそうです．

　そこで，本書における脳卒中患者の口腔ケアは，「支援」という姿勢を基本にリハビリテーションの理念を応用して

「脳卒中患者の快適な生活支援を目標に口腔衛生管理および口腔機能の維持・向上を機能・形態面，能力面，環境面，および心理面からアプローチすること」

と定義します．

本書により「たかが口腔ケア，されど口腔ケア」となればありがたいです．

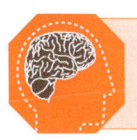

脳卒中の分類と発生原因

「脳が卒然として何かに中る（あたる）」ことから，脳卒中とよばれてきた脳血管性の病変（脳血管病変：cerebral vascular disease；CVD，脳血管障害：cerebral vascular accident；CVA）は，出血性のものと閉塞性のものとの2つに大別されます．さらに，前者には高血圧性脳内出血とクモ膜下出血があり，後者には脳梗塞と一過性虚血性発作があります（**表Ⅰ-1**）．

表Ⅰ-1　脳卒中の分類

出血性脳血管障害	閉塞性脳血管障害
1. 高血圧性脳内出血 2. クモ膜下出血 3. その他 　1）血小板減少症 　2）白血病 　3）頭部外傷 　4）脳奇形　など	1. 脳梗塞 　1）アテローム血栓性脳梗塞 　2）心原性脳塞栓 　3）ラクナ梗塞 2. 一過性虚血性発作 3. 可逆性虚血性神経脱落症

1. 出血性脳血管障害

1. 高血圧性脳内出血　cerebral hemorrhage

　高血圧が持続すると脳血管動脈の血管壁に弾力がなくなり，動脈が徐々に硬化してきます．すると血管を構成する膜の繊維化や石灰化が生じます．こうした部分を血管壊死といいますが，壊死した部分には動脈瘤が形成されます．この動脈瘤が破綻し出血したのが，高血圧性脳内出血です（**図Ⅰ-8**）．

　高血圧性脳内出血の8割近くは，被殻や視床（**図Ⅰ-9**）に起こるとされています．この部位に出血が起こると，出血とは反対側の上肢，下肢あるいは顔面に運動麻痺や感覚麻痺が残ります．

動脈瘤

被殻

2. クモ膜下出血　subarachnoidal hemorrhage；SAH

　脳実質は，髄膜という膜で覆われています．髄膜は，外側から順に硬膜，クモ膜，軟膜という3層からなっています（**図Ⅰ-10，11**）．頭蓋骨と硬膜はしっかりと癒着していますが，硬膜とクモ膜間には癒着がなく，髄液の介在もありません．クモ膜と軟膜の間には，脳脊髄液という水の層があり，クッションの役割をしています．脳脊

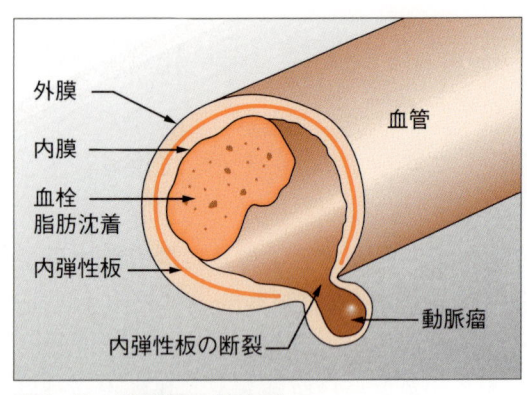

図I-8　動脈瘤の拡大図

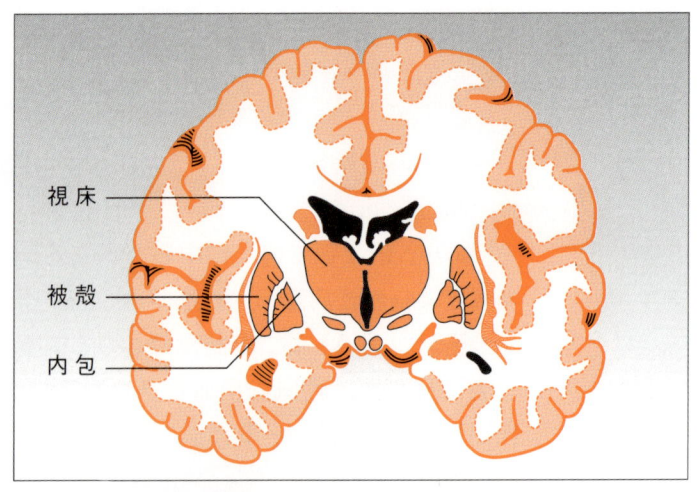

図I-9　大脳の断面図（冠状面断）

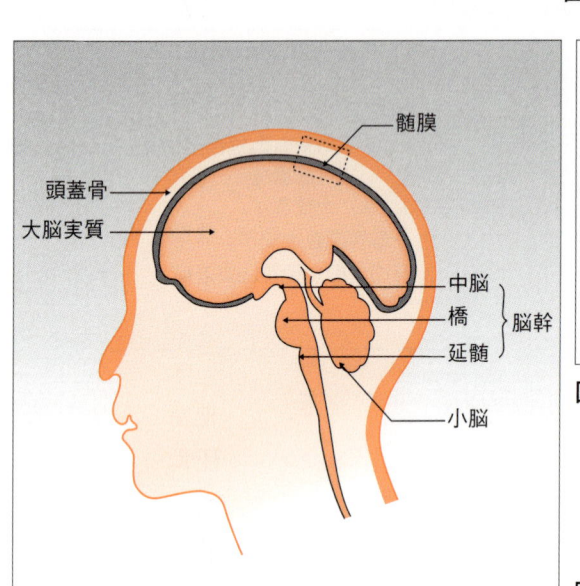

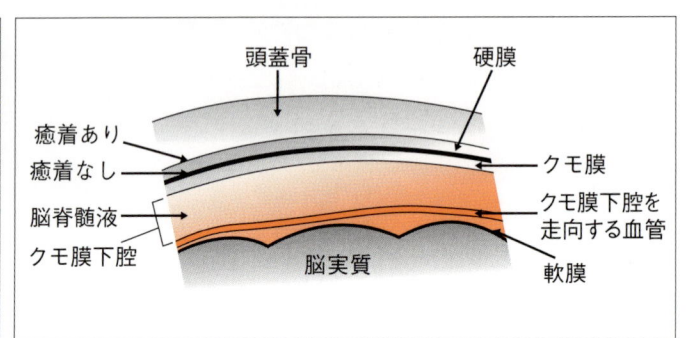

図I-11　3層からなる髄膜

図I-10　頭部の側方断面図

髄液の層をクモ膜下腔とよびますが，ここを走る血管が破れることにより血液がクモ膜下腔全体に広がったものがクモ膜下出血です．クモ膜下出血は，脳血管障害の5～10％を占め，40～50歳代といった比較的若い世代にも多いのが特徴です．

3．その他の脳出血

脳出血の多くは，高血圧性脳内出血ですが，血小板減少症，白血病などの出血傾向や頭部外傷，脳奇形などによる場合もあります．

2. 閉塞性脳血管障害

1. 脳梗塞　cerebral infarction

　脳血管の閉塞や狭窄により，血管の支配領域の組織が虚血状態となって壊死を起こした状態を脳梗塞といいます．以前は，わが国は脳出血の死亡率のほうが脳梗塞を上回っていましたが，1974年を境に脳梗塞が逆転してしまいました．欧米型の食生活が定着してきたからでしょうか，脳梗塞の割合も欧米並みになりました．現在は，日本人の脳卒中患者の7割近くが脳梗塞であるといわれています．

　脳梗塞には，脳血管の閉塞機序の違いにより，脳血栓と脳塞栓とがあります．

1）アテローム血栓性脳梗塞 cerebral thrombus

　脳動脈の血管壁に脂質が沈着して，血管を構成する平滑筋組織の線維性肥厚が起き，動脈内腔を閉塞したものが脳血栓です．一般に脳血栓は緩徐に進行するために，動脈に血栓が生じても，枝別れした動脈がそれを補うだけの働きをするようになります．すなわち側副血行が起こるために，動脈支配領域全域が梗塞になることはまれです．

<small>側副血行</small>

2）心原性脳塞栓 cerebral embolism

　心臓の弁膜に発生した凝血塊などが血流にのって，脳血管を閉塞させたものが脳塞栓です．脳血栓のように脳血管にもともと器質的な異常があるわけではなく急に起こるために側副血行ができる時間的余裕がなく，広範な脳梗塞となりやすい傾向があります．

3）ラクナ梗塞 lacunar infarction

　高齢になればなるほど症状が表出されない小さな梗塞（無症候性脳梗塞）が増えていきます．したがって日本では，高齢化とともにラクナ梗塞の割合が圧倒的に高く，脳梗塞の半数以上を占めています．症状はゆっくりと進行し，意識がなくなるようなことはなく，手足がしびれたり，呂律が回らなくなったりといった症状で気づく場合が多いです．症状が出現したときには，多発性脳梗塞として診断がくだされることになります．

2. 一過性虚血性発作　transient ischemic attack；TIA

　血栓には，血小板からなる白色血栓と，赤血球を取り込んだ赤色血栓とがあります．前者はすぐに壊れて溶けてしまうので，虚血状態は短く，呂律が回らなくなったり，知覚麻痺，運動麻痺といった神経症状が24時間以内に消失することが多いのです．この病態を一過性虚血性発作といいます．これが重視されるのは，脳梗塞の前駆症状として何回か繰り返し起こることにより，脳梗塞になる危険が高くなるからです．

3. 可逆性虚血性神経脱落症　reversible ischemic neurological deficit；RIND

　これは完全回復性脳卒中ともよばれ，発症してから神経症状が24時間以上持続する

ものの，3～4週間以内に消失する場合をいいます．

POINT ポイントは

　脳出血とはいえ，血管内に梗塞が生じ，そこに壊死や瘤が形成された結果，破裂して出血するということが大半です．この場合，脳出血は出血をともなった脳梗塞ということになります．脳出血と脳梗塞を厳密に分類しながらの議論はあまり意味がないようでもあります．脳卒中の死亡率が第一位だった時代は，"卒然と中る"でしたが，現在はラクナ梗塞のように"徐々に"といった場合が，むしろ脳卒中の主流になってきています．

II 口腔ケアのための脳卒中の理解

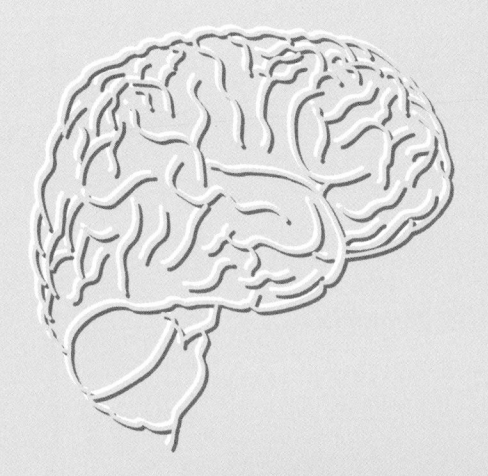

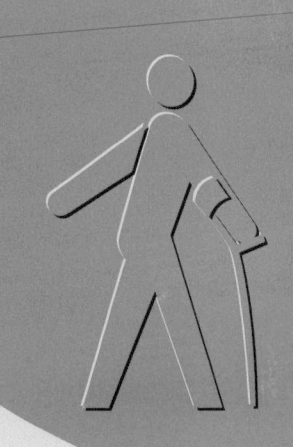

「患者は麻痺した手をどこまで動かせるのだろう？」
「私の話をどこまで理解してくれているのだろう？」
「ここまでして危険はないだろうか？」
といった疑問は誰もが抱くところでしょう．
臨床は経験が大事だと思います．
しかし何十人，何百人もの脳卒中患者と接した経験がなくても
理論的な知識を得ることでこうした不安を軽減することができます．
1人の脳卒中患者で十分です．
いまみなさんが担当している患者を思い浮かべながら
該当する部分しない部分をこれからのページにみつけてください．

運動障害

麻痺にはいくつか分類がありますが，ここでは脳卒中で典型的な4つの麻痺について考えていきます．

1. 片麻痺

> 患者は，左手で車椅子をこいで診療室を訪れた．フットプレートに乗せた右足には短下肢の装具が付いていた．
> 座っている左側の腰と肘かけの間から，黄色いタオルがみえた．
> 「Aさん，こんにちは」
> こちらからの声かけに，患者は2，3度首を縦に振った．言葉はない．
> 患者は，タオルを左手でつまむようにして取り出すと，ゆっくりと口元へ運び，右側の口角から流れ出る唾液を拭いた．
> 左手で車椅子をこいでいることから，右片麻痺ということがわかるが，右側の顔面にも麻痺があるらしい．

図Ⅱ-1　①**短下肢装具**，②**フットプレート**

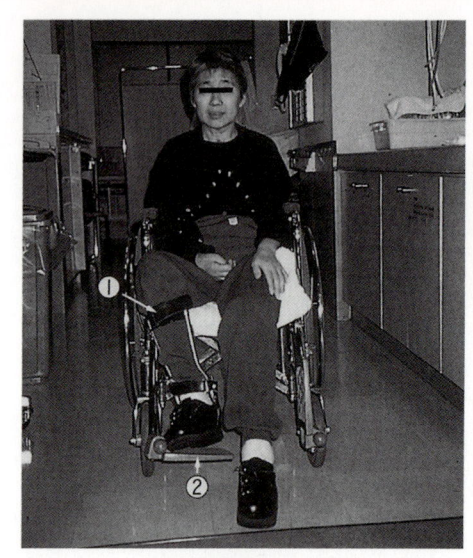

一側の上肢，下肢に生じた運動麻痺を片麻痺といいます．右側の上肢下肢が麻痺すれば，右片麻痺(Right hemiplegia；Rt. hemi.)であり，それが左側であれば左片麻痺(Left hemiplegia；Lt. hemi.)となります．脳卒中の7割は片麻痺に含まれますが，Aさんのように，顔面にも上肢下肢と同じ側に麻痺が生じた場合を，完全片麻痺といいます．

❓ 片麻痺はどうして起こるか？

内包

脳幹

たとえば，左の大脳に脳血管の病変が起きたとします．それも内包 (p.10) とよばれる比較的大脳の深部付近にです．このあたりは，大脳皮質に分布している運動神経が収束してくる場所で，運動神経は内包を下降し，脳幹 (p.10：中脳，橋，延髄) で反対側に交叉します．そして最終的に右側の上肢，下肢の筋肉に分布していきます．

したがって，麻痺として生じるのは，大脳病変の起きた反対側（右側）ということになります（**図Ⅱ-2**）．

👉ポイントは

たとえ小規模であっても，内包という部位に病変が起きると，一瞬にして片側の顔面，上肢，下肢が麻痺してしまいます．

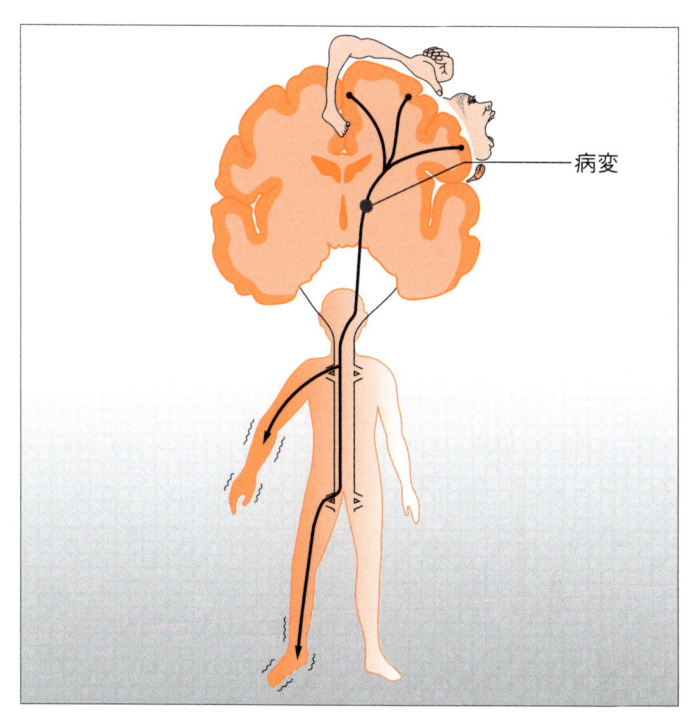

図Ⅱ-2 片麻痺の生じる機序
（Penfield & Rasmussem, 1950より改変）

2. 交代性片麻痺

　朝起きたら，布団のシーツが真赤になっていたという．Bさんの口の周りは血だらけで，妻は救急車をよぼうと思った．しかし，本人は，いつものように変わりなく，むしろけろりとしている．口をゆすぎ落ちついて，口の中をみたら，舌の左側に大きな傷がみえた．どうやら，夜中に舌を嚙んでしまったらしい．

　Bさんの顔貌は，左の額に皺(しわ)はなく，左眼瞼(がんけん)が下垂し，口角は絶えずわずかに開いている．

　口腔清掃は，左手で歯ブラシを持って自立しているが，細部の清掃が困難なため，妻の仕上げ磨きを必要としていた．

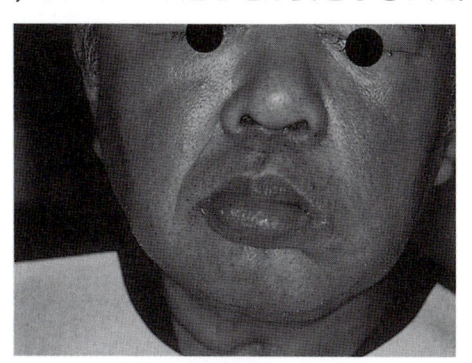

図Ⅱ-3 Bさんの顔貌
左側口角の閉鎖が完全にできない

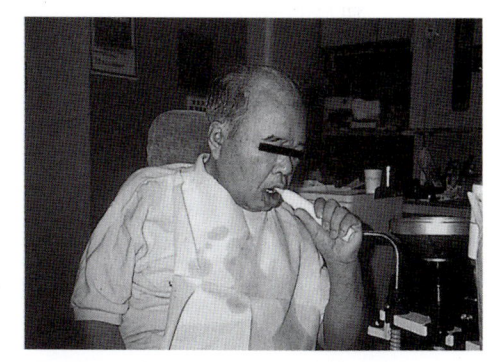

図Ⅱ-4 左手でブラッシングするBさん

Bさんは，顔だけみると左側に麻痺がありますが，上肢は逆に右側が麻痺しています．このように顔面の麻痺側と反対側の上下肢に麻痺が現れる場合を，交代性片麻痺といいます．

❓ 交代性片麻痺はどうして起こるか？

　運動の命令を出す部位は，大脳の前頭葉と頭頂葉との境界である中心溝の前にある隆起（中心前回）で，ここは大脳皮質運動領野とよばれています．ちなみに，大脳の隆起している部分を「回」，くぼんでいる部分を「溝」といいます．

　運動領野を出発した顔面を支配する脳神経と，上下肢を支配する神経とは，途中まで同じコースを走行しますが，反対側へ交叉する場所が微妙に異なります．

　顔面領域を支配する神経は，大脳皮質運動領野から下降し，内包を通過して脳幹（p.10）に至ります．そして，脳幹上部の中脳付近で交叉して，顔面を構成する筋肉に分布していきます．

　しかし，上下肢を支配する神経は，脳幹下部の延髄まで下降し，延髄と頸椎の境あたりで交叉します．したがって，図Ⅱ-5のように脳幹の片側に病変が生じた場合，すでに交叉した脳神経と，まだ交叉していない上下肢の神経とがおかされるので，Bさんのような交代性片麻痺が出現することになります．すなわち，顔面は病変と同側に，上下肢は病変と反対側に麻痺が生じます．

👉 ポイントは

　診断書をみると，「左片麻痺」あるいは「右片麻痺」と記載されていても，顔面に限っては，必ずしもそうではないことがあります．顔面の麻痺の有無は，自ら判断する姿勢がほしいと思います．

　脳幹には，四肢体幹のみならず顔面咽喉頭領域を支配する神経も集まっています．したがって交代性片麻痺は，脳幹に病変があるので，摂食嚥下障害（p.67）を疑う必要があります．少なくとも，誤嚥はしていないとしても食事の際に何か不都合が生じていることは確かです．

3. 球麻痺

　延髄をその解剖学的形態から球とよびます．球は嚥下や呼吸に関わる中枢なので，ここに出血や梗塞を発症すると，誤嚥をともなう嚥下障害が生じます．唾液も誤嚥することになりますから，発症直後は誤嚥した唾液を吸引しやすいように気管切開や，経口摂取が当座は無理なので経鼻経管栄養管理の状態であったりします．唾液誤嚥を完全に防ぐことは不可能です．そこで仮に誤嚥したとしても肺炎リスクを極力低くするために，経口摂取できないからこそ口腔衛生状態を清潔に保つ必要があります．

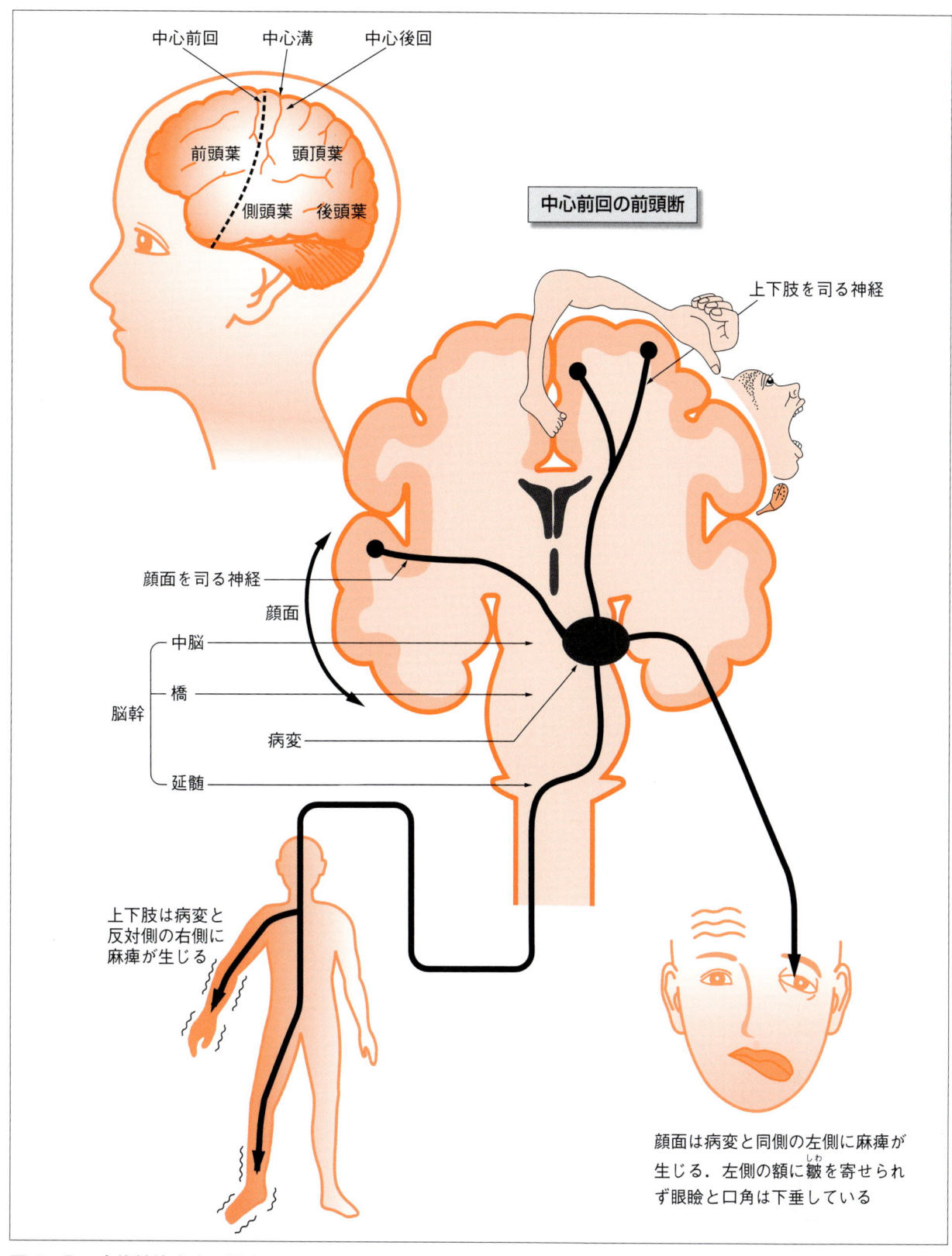

図 II-5　交代性片麻痺の機序
　脳幹の上部で病変が生じた場合，脳幹で交叉後の顔を司る神経と，まだ交叉していない上下肢の神経がおかされるために顔面と上下肢とでは麻痺が反対になる．

4. 仮性球麻痺（偽性球麻痺）

多発性脳梗塞のように，時期が異なって左右別々の大脳に血管病変が発生すると，右片麻痺と左片麻痺の症状が1つの体に同居することになります．これを，四肢麻痺とは区別して両側性片麻痺といいます．左右大脳の全く対称的な位置に同じ規模の梗塞が生じるということは考えにくいので，運動障害の程度が左右異なるところが特徴です（図Ⅱ-6）．

両側性の病変が大脳の深部に生じたらどうなるでしょうか．

大脳の深部（両側基底核）は，顔面，口腔諸器官を支配している神経が通ります．したがってここに両側性病変が生じた場合には，球麻痺と同じような症状を示します．これを仮性球麻痺（偽性球麻痺）といいます．球麻痺と仮性球麻痺は嚥下障害を呈しますが，前者は末梢性神経障害（核・核下性麻痺），後者は中枢性神経障害（核上性麻痺）であり，誤嚥のメカニズムが微妙に異なります（摂食嚥下障害 p.77に記載）．

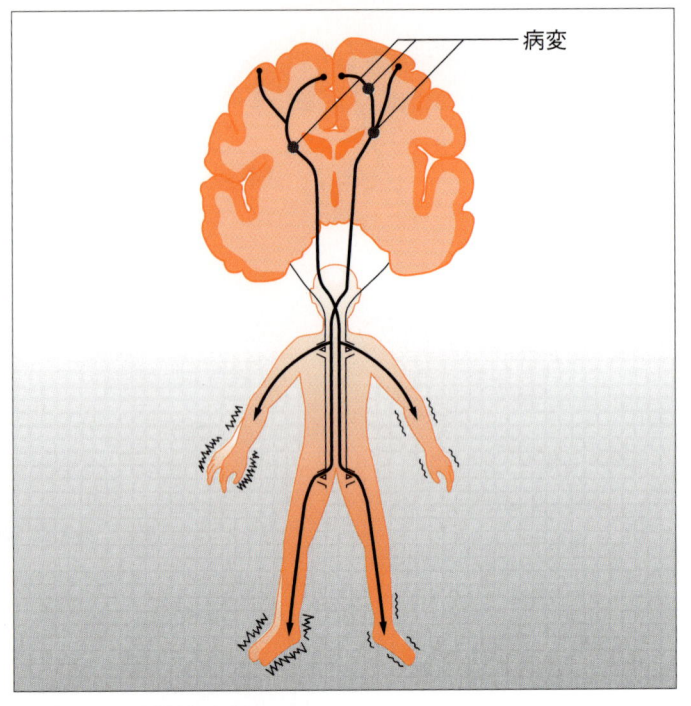

図Ⅱ-6　両側性片麻痺
右側と左側との麻痺の程度が異なっている

5. 閉じ込め症候群

「お願いします」
という看護師の声と共にその患者は，30度に傾斜したリクライニング式の車椅子で現われた．看護師は，車椅子から手をはなして，かがみながら患者に声をかけた．
「Cさん．ここは歯医者さんですよ．わかります？」
患者から返事はない．車椅子に横たわったままである．首を振ったり，手を上げたりの応答もない．しかし，盛んに目を開けたり閉じたりしている．
「イエスだと，目でパチクリ，パチクリと合図してくれるんです」
と看護師はいった．

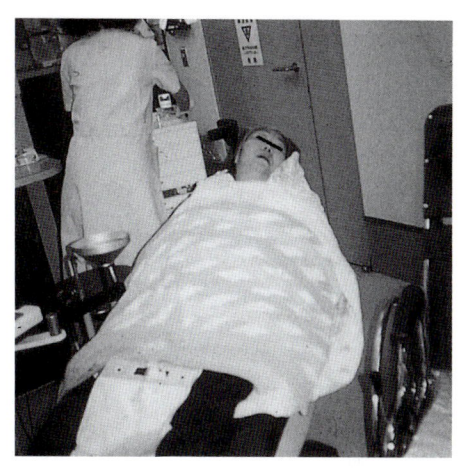

図Ⅱ-7 リクライニング式の車椅子で現れたCさん．座位姿勢はとれない

Cさんは声は出ませんし，手や足はおろか，首も動かせません．いわゆる四肢麻痺の状態ですが，動かせるのは「目」と「口」の開閉だけです．これを別名，閉じ込め症候群といいます．

❓ 閉じ込め症候群はどうして起こるか？

交代性片麻痺は，脳幹の片側に病変が生じたために起こるものですが，脳幹の両側にまたがって病変が生じたらどうなるでしょう．顎，顔面，口腔，咽喉頭，および上下肢，体幹がすべて両側に麻痺することは，おわかりいただけると思います（図Ⅱ-8）．

しかし，その場合，眼瞼や眼球を動かす動眼神経は，脳幹の

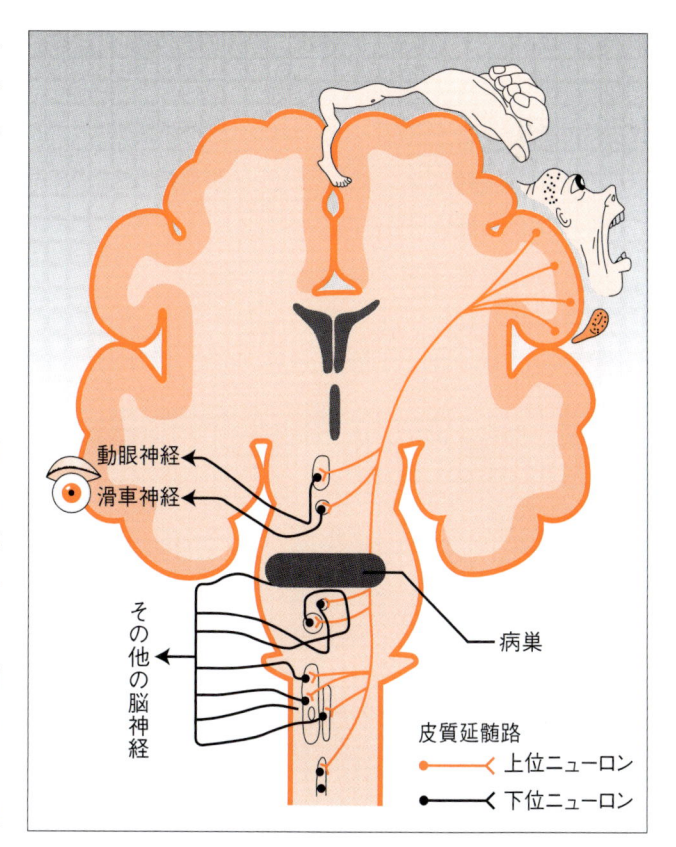

図Ⅱ-8　閉じ込め症候群の機序
脳神経上位の動眼神経は病変におかされていない

動眼神経

上位の部分で脳幹外に外れていくために，障害されていないのです．そこで，まばたきや眼球運動はできるといった状態が成立するのです．

ポイントは

脳幹の両側が障害されたといっても，3次元でとらえてみると，腹側と背側のうち背側がおかされていないのが閉じ込め症候群です．橋の背側には，意識を正常な覚醒状態に保つ脳幹網様体という中枢があります．したがって，閉じ込め症候群は，人のいうことは理解でき，喜怒哀楽の感情はすべて備わっており，決して意識障害ではありません．自分の意志を表出するにあたって，目の動きしかできないということです．

運動障害のまとめ

全く動かせない場合を完全麻痺とよび，多少は動かせるような場合を不全麻痺とよびます．脳卒中初期に完全麻痺でも，少しずつ動かせるようになり，不全麻痺となるケースが多いようです．

大脳皮質運動領野を発した神経が反対側に交叉する前の段階を上位ニューロンとし，交叉後を下位ニューロンとします．上位ニューロンの段階で，病変におかされると不全麻痺で，下位ニューロンの段階でおかされると完全麻痺となります．

脳卒中の場合，手や足に関しては神経が交叉する前の段階，すなわち上位ニューロンでおかされますので，発症初期に上下肢は弛緩していても，しだいにこわばってきます．上肢でいえば肘を曲げたままの状態で固くなってしまうのです．これが痙性（図Ⅱ-9）です．痙性では，介助者がそこを伸ばそうとすると抵抗が強く力がいるのですが，ある時点から急に力が抜けたかのように伸ばすことができるようになります．これを折りたたみナイフ現象とよびます．脳卒中の不全麻痺の典型的な状態です．伸ばしづらいですが，伸ばすこと自体マッサージやストレッチ運動も兼ねているので，本人にしてあげるのも良いでしょう．

また，神経が交叉したあと，すなわち下位ニューロンが病変におかされた場合は，脳幹部病変における脳卒中が考えられます．この場合は，弛緩したままになってしまい，曲げたり伸ば

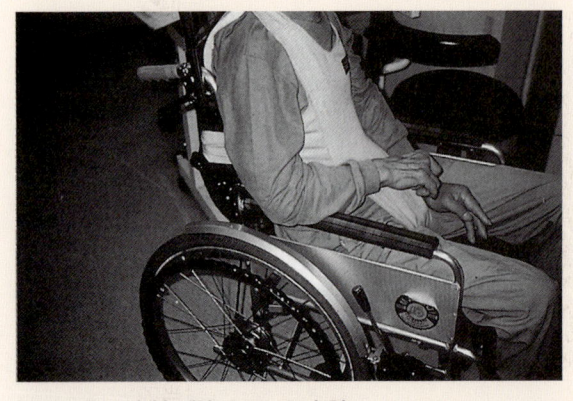

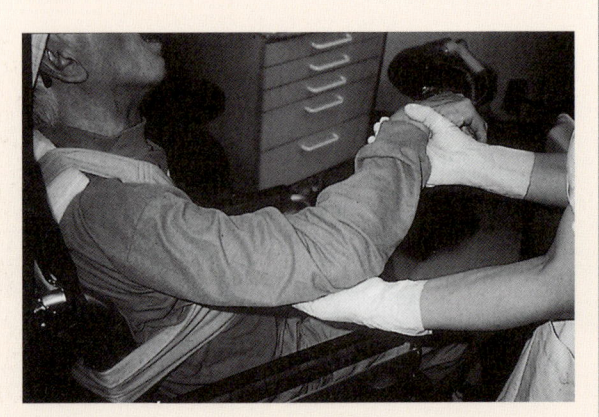

図Ⅱ-9 痙性が強くなった上肢
肘は普段屈曲したままになっている（左）．折たたみナイフ現象のため伸展しにくいが，伸ばしてあげると，気持ちが良いと本人はいう（右）．廃用性萎縮（p.101）を伴っていると，逆に伸ばすと痛みを訴える場合もあるので，そのあたりは加減が必要である．

したりするのに抵抗を感じない完全麻痺になります．Bさんの顔貌は，麻痺側が弛緩しています．すなわち，顔面神経においては交叉後の脳幹に病変が生じたために，完全麻痺の状態になっているのです．

運動障害に対する一般的対応

ひとくちに「運動」といっても無数にありますが，ここでは車椅子による「移動」と，車椅子からベッドへ，あるいはベッドから車椅子へ乗り移る「移乗」について，Aさん（p.14）を例にとって説明します．

■車椅子の構造（図Ⅱ-10）

車椅子の操作は，介助者側も知っておくと，能率的に対応できます．
①駆動輪（大車輪）：タイヤ本体である．
②ハンドリム（手動輪）：患者が駆動輪とハンドリムを操作することにより，車椅子が移動する．
③自在輪：車椅子の回転やカーブをスムーズにするためにある．また，ベッドに移乗し終わったときなどに，介助者がグリップを持って駆動輪を浮かせれば，**ブレーキをきかせたままで別の場所に移動できる．**
④アームレスト：立ち上がる際に，健側上肢で体を持ち上げるための支えとなる．取り外せるものもあるので，移乗の時に活用するのも良い．
⑤ブレーキ：移乗の際は必ず両側のブレーキをかける習慣をつける．
⑥フットプレート：片麻痺ならば，麻痺側の足を乗せる．折りたたみ式になっている．
⑦ティッピングレバー：ステップを乗り越えたいときに，車椅子の後ろからグリップを持って，介助者が足でティッピングレバーを踏む．これで前方を容易に浮かすことができる．駆動輪で前

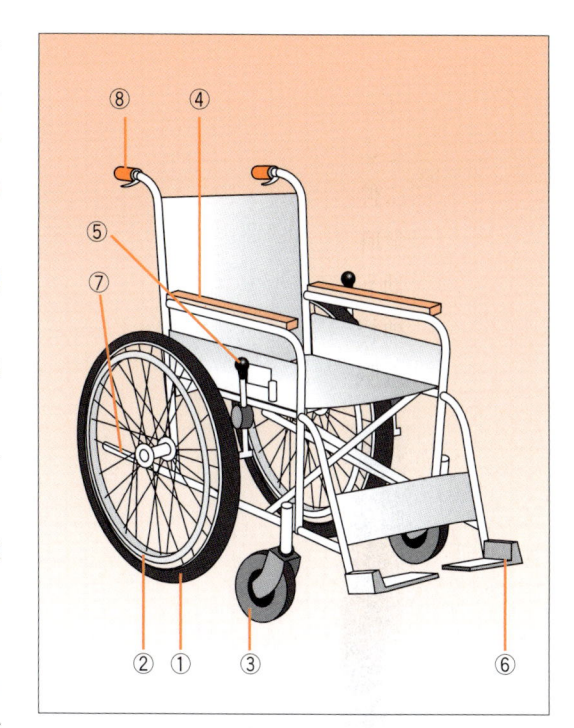

図Ⅱ-10 車椅子の構造
①駆動輪 ②ハンドリム ③自在論（キャスター） ④アームレスト（肘当て） ⑤ブレーキ ⑥フットプレート ⑦ティッピングレバー ⑧グリップ

方に移動し，自在輪をステップに乗せる．今度は駆動輪を浮かせてそのまま前に進みステップを乗り越える．

全介助状態でしかも座位が保てないような場合は，リクライニング式の車椅子もあります．基本操作は上述したのとほぼ同様です．

■移　動

Aさんは，平坦なところは，自分で車椅子をこいで移動が可能です．車椅子をこぐ場合，手で車輪を操作し，地面に降ろした健側の足で舵をとるといった感じになります．ステップやスロープがある場合は介助が必要です．

■移　乗

Aさんは右片麻痺なので，車椅子からベッドへ乗り移ろうとするときは，健側（麻痺していない側）にベッドがくるように車椅子を付けます．**移乗しようとする対象を健側に配置**したほうが，移乗するときの回転距離が少なく，体と腕が交差しなくて済むからです（**図Ⅱ-11**）．

【車椅子からベッドへ】

STEP 1 ブレーキをかける：特に患者は，麻痺側のブレーキをかけ忘れやすいので，介助者が注意を促すことも必要である．

STEP 2 フットプレートから足を降ろす：健側の足で麻痺した足をすくうようにして地面に降ろす．

STEP 3 フットプレートをたたむ．

STEP 4 立ち上がる：立ち上がりには力がいるので，介助を要することもある．（在宅ケアp.163）上方ではなく，前方に向かうようにすると立ち上がりやすい．

STEP 5 移乗する：健側の上肢でベッドの柵などにつかまり，健側の下肢を軸に，1/4回転して移乗する．
介助を要する場合でも健側の下肢を軸に回転するところは同じである．患者には，健側の足でしっかりと立ってもらい，腰をかかえられていても自分の足が軸になることを意識させる．

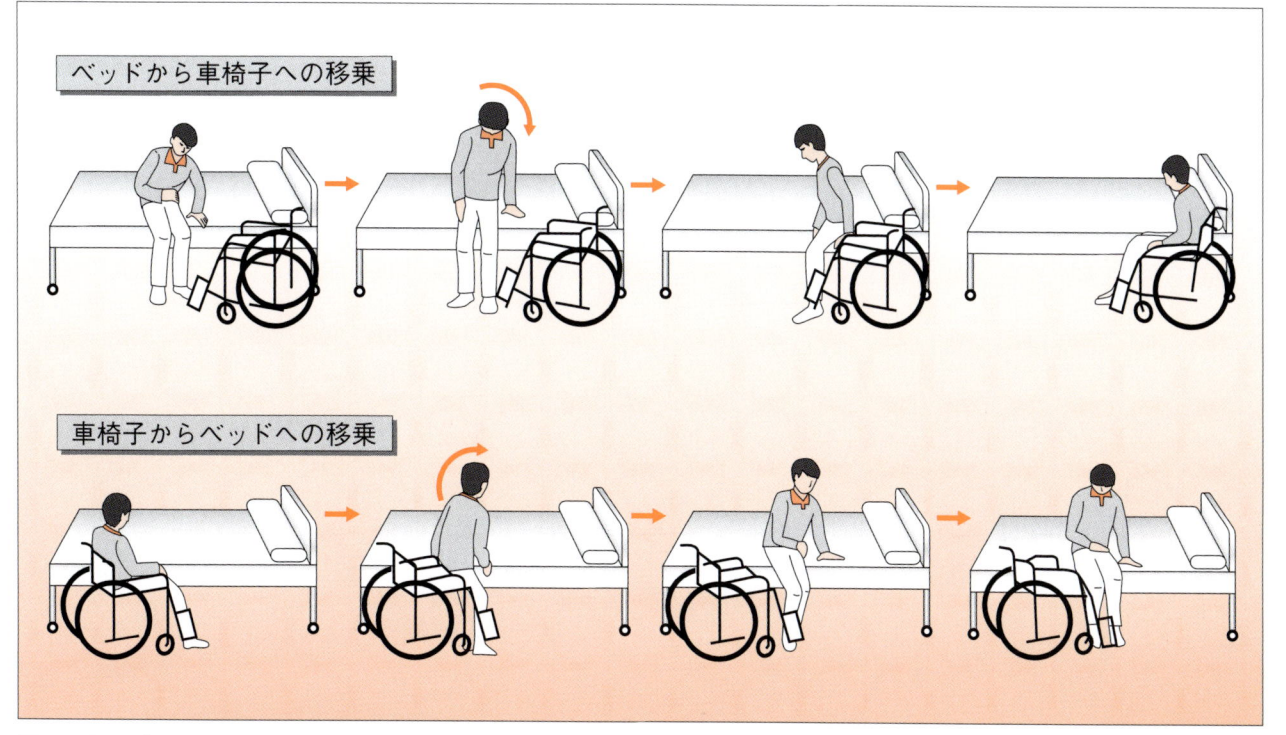

図Ⅱ-11 右片麻痺の場合の移乗
移乗しようとする対象を健側に置いたほうが，体の回転距離が少なくてすむ

運動障害への対応法のまとめ

　車椅子からベッドに移るだけでも，複数の動作の組み合わせで成り立っていることがおわかりでしょうか．詳細はIV在宅ケアの項で触れますが，われわれ健常者も一度，車椅子体験をすると良いと思います．右側完全片麻痺になったことを想定して車椅子から別の椅子へ移る動作をしてみてください．前述したステップを知った人と知らない人とでは，すでに差が生じているはずです．

　移乗ひとつとっても，立派に理屈があります．

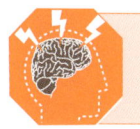

知覚障害

> 「左の上の歯が痛くて，今日は訓練を休みました」
> そういわれて抜髄（歯の神経を取る）処置を行ったのが1カ月前．そして，Dさんは，今日もまた同じようなことをいって歯科診療室を訪れた．
> 「治療してもらったところが痛くて眠れません．頭のほうまで痛くなるんです」
> 手順どおり根管処置は済ませている．それなのに，なぜまだ痛みがひかないのだろう．
> 「水がしみますか？」
> 「はい」
> 「噛むと痛いですか？」
> 「はい」
> 返事に躊躇するところはない．
> 「いまもズキズキとしてますか？」
> 「いまはそうでもないんですけど，夕方になると痛くなりだすんです」
> Dさんの口腔内をみると，奥歯が2本抜けたままになっていて，頬の内側にはいつものように食渣が付着していた．歯がないところの歯肉にエアーシリンジで風をあててみた．
> 「しみますか？」
> 「はい，しみます」
> 私は，思わず首をかしげてしまった．正直いってDさんへの処置は手詰まりになった．

知　覚　知覚障害は，運動障害と同側に生じると考えてよさそうです．しかし，運動障害があるからといって，知覚障害があるとは限りません．その逆も然りです．これは，1つの神経でも，運動と知覚の両者を司る混合型神経もあれば，運動のみ，あるいは知覚のみを司る神経もあるからです．

口腔ケアに直接かかわる温度覚，痛覚，触覚について考えていきましょう．

体性知覚　これらの知覚は一般体性知覚とよばれ，以下のように分類されます．

【一般体性知覚】
① **皮膚や粘膜からの知覚**（表在知覚）：温度覚，痛覚，触覚
② 筋肉，骨膜，関節などからの知覚（深部知覚）：関節覚，振動覚，圧覚
③ 物や刺激の識別や認識を行う（複合知覚）：二点識別，立体認知

知覚には一般体性知覚のほかに腹痛や陣痛に代表されるような内臓知覚や，嗅覚，視覚，味覚，聴覚などの脳神経に関する特殊体性知覚がありますが，ここでは触れません．また，温度覚と痛覚とは同じ経路なので，両者をまとめて温痛覚として扱うことにします．

1. 知覚障害を理解するために

運動神経は，大脳皮質運動領野という中枢から末梢に向かって命令が下されるのでした．すなわち遠心性の経路をたどるわけです．逆に，知覚神経は末梢に加えられた刺激を受けて大脳皮質知覚領野という中枢へ向かうことになります．すなわち求心性の経路をたどります．大脳皮質知覚領野は，中心後回にあり運動領野同様，体の部位ごとに知覚を受ける場所が決まっています（図II-12）．

そこで，知覚障害を理解するうえで，刺激が加わるスターティングポイントを2つに分けて考えてみます．1つは上肢，下肢，体幹をスタートした場合，もう1つは，顔面領域をスタートした場合です．最初はややこしいと思われるかもしれませんが，すぐにパターン化されてしまいますので，文章に沿って図を見てください（図II-13）．

1．上下肢，体幹からの刺激（脊髄に接続する知覚伝導路）
1）温痛覚について

上肢，下肢，体幹で受けた刺激は，まず脊髄に伝えられます．ここですぐに反対側に交叉し，脊髄を上行し脳幹を経て視床に達し，最後に大脳皮質知覚領野にいきます．

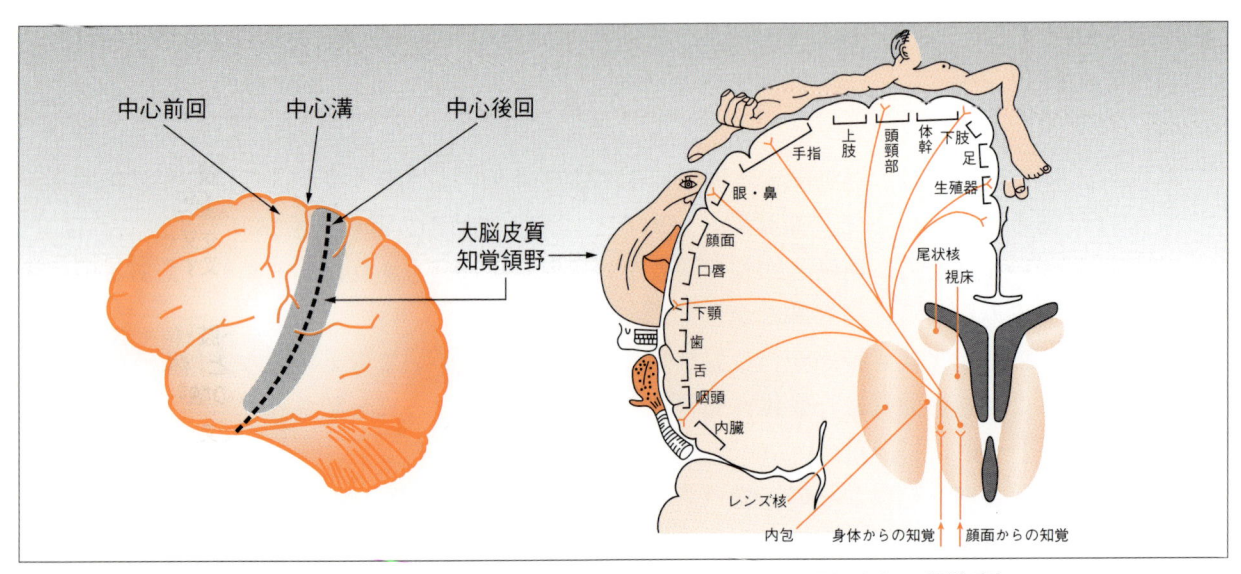

図II-12　大脳皮質知覚領野とその断面図（Penfield & Rasmussen, 1950 より一部改変）

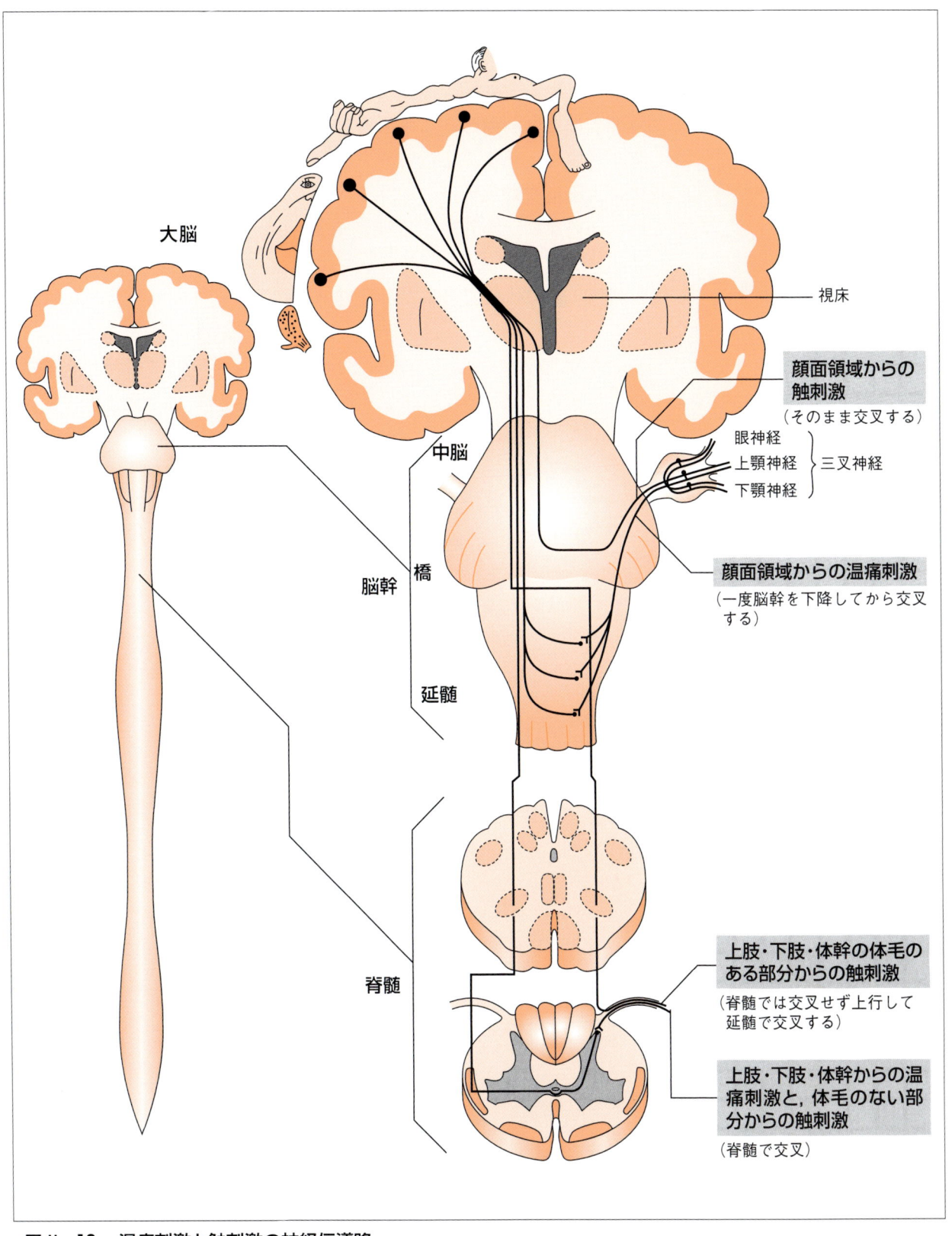

図 II-13　温痛刺激と触刺激の神経伝導路

2）触覚について

　①手のひらのように体毛のない部分で受けた触刺激は，温痛覚同様の経路をたどります．これは，何が触れているか識別できる触覚でもあります．

　②体毛のある部位で受けた触刺激は，まず脊髄に伝えられたら，反対側にはいかず上行します．そして，延髄の上部までいってから交叉します．あとは同様に，上行して視床に達し，最後に大脳皮質知覚領野にいきます．これは，ものの識別まではできませんが，触れているかいないかを判断する触覚です．

2．顔面領域からの刺激（脳神経核に接続する知覚伝導路）

　1）温痛覚について

　顔面で受けた温痛刺激は，脳幹の橋に入ります．ここから少し下降して延髄に入り，反対側に交叉します．交叉後は上行して視床に達し，最後に大脳皮質知覚領野にいきます．

　2）触覚について

　顔面で受けた触刺激は，脳幹の橋に入ります．この橋で反対側に交叉し，あとは温痛覚の経路同様上行して視床に達し，最後に大脳皮質知覚領野にいきます．

　顔面の知覚は，三叉神経が司っていますが，同じ三叉神経の知覚伝導路でも温痛覚のほうが触覚よりも下位の部分で交叉することになります．

　少々細かい話になってしまいましたが，このような知覚神経の走行路のパターンを知ると，顔面，口腔領域の知覚障害の診断が理解できるようになると思います．

2．脳卒中知覚障害・3つの分類プラス1

1．脳幹部に生じた病変の場合

　脳幹部の下位，たとえば延髄の左側，それも比較的外側に病変が生じた場合を想定してみます（図Ⅱ-14）．

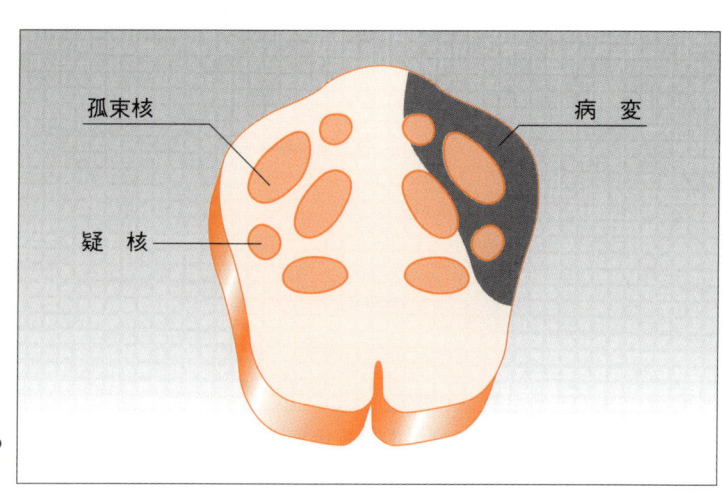

図Ⅱ-14　延髄の横断面図
孤束核，疑核は嚥下を司る中枢である

1）温痛覚について

　顔面は，交叉する前の温痛覚伝道路がおかされることになるので，左顔面に知覚障害が生じます．また上肢，下肢，体幹は，すでに脊髄で交叉した温痛覚伝導路がおかされるので，右側に温痛覚障害が生じることになります．

2）触覚について

　顔面は脳幹部の中位にある橋で交叉するので，病変にはおかされてはいません．したがって，顔面を触られても，理論上左右差なく感じることができます．また，上肢，下肢，体幹は，交叉後に触覚伝導路がおかされるので，右側に触覚障害が生じることになります．

　顔面に関しては，温痛覚に障害はあっても触覚は残っているといった感覚の乖離が起きます．また，延髄の外側は嚥下の中枢（p.28）でもあるので，この場合，嚥下機能も障害されています．以上のような所見は，四肢の運動障害は軽度でも嚥下機能が特異的に障害されるワレンベルグ症候群とよばれる疾患に認められます．

2．視床に生じた病変の場合

　内包に隣在して，視床とよばれる部分があります（p.10）．視床は，大脳のほぼ中心部に左右2対あって，大脳の表面からみることはできません．いままで述べてきた一連の知覚伝導路で共通しているのは，この視床です．すなわち，四肢，体幹および顔面から伝えられた刺激の伝導路は，必ず視床を経由しています．視床は，痛みを反射的に感じ取る中枢であると考えられています．

　一側の視床に病変が生じた場合に，反対側の自発痛を訴えることがあります．指先を使うような細かい動作が痛みを増強したり，病気の回復や今後の生活についての心配事など，感情的なものが影響していたりすることもあります．おもに，自発痛は知覚が麻痺している側に出現します．これは視床痛とよばれるもので，左片麻痺の人に多い傾向があります．

Dさんの症状を確認してみます．
①食渣を左側口腔前庭に溜めており，四肢も左片麻痺であることから，脳幹よりも上位部分での病変である（左片麻痺）．
②本人は，上顎左側の歯が痛いと訴えてきたが，さらに問うと歯だけではなく，欠損部の歯肉，頬，目に至る範囲で自発痛を感じている．
③歯そのものには，根管処置（神経の処置）が施されており，1カ月以上も冷水痛や自発痛が持続することは考えにくい．
以上から，Dさんの訴えは，視床の病変によるものではないかと推測しました．

　リハビリテーション科の主治医に脳出血の病変部位についてのCT所見を聞いたと

ころ，右視床出血である返答を得ました．初めから主治医に連絡をしていればと思いますが，筆者がそれまで脳卒中知覚障害の理屈を知らないでいたための対応でした．

3．皮質に起きた病変の障害

皮質付近に病変が生じた場合，おもに物の形や重さ，その物が何であるかを識別する能力（複合知覚）が損なわれます．しかし，視床に病変がなければ温痛覚や触覚は保たれています．したがって外見上口角が下垂していて顔面の半側が麻痺しているようでも，痛いものは痛いと感じるのです．

4．プラス1：肩手症候群

脳卒中患者によく起こる症状の1つに，麻痺側の肩や手（手指の関節を含む）の強い痛みがあります．これは，いままで述べてきた知覚障害の機序では説明がつきにくく，「肩手症候群」といった疼痛性の運動障害として，臨床上独立した概念になっています．肩を動かせばもちろんですが，安静位の状態でも自発痛があるので，患者によっては，リハビリテーションの訓練の大きな妨げになっていることがあります．原因は明らかではなく，治療法についても，物理療法，薬物療法，関節可動域訓練，心理学的対応などさまざまな角度から試みられていますが，決め手はありません．

また，はっきりと肩手症候群といいきれないまでも，麻痺側の肩に力を入れると痛みを訴える場合があります．たとえば，椅子に深く腰掛けてもらうために，介助者が背後から患者を抱えるようにして肩を不用意に引き上げると，激しい痛みを訴えることがあるので注意が必要です．その場合は，肩ではなく腰から手を回すことをこころがけます．

知覚障害のまとめ

温痛覚や触覚の異常には，おもに過敏，鈍麻，消失があります．発症してから，徐々に緩解していきますが，その過程としてDさんのような状況が起きることがあります．

また視床に病変が起きても，視床痛や他の知覚障害が出現しない場合もあります．したがって，視床が本当に温痛覚を司っているのかどうか疑問視する向きもあるのです．末梢から大脳に至る知覚応答については解明されていない面が多く，必ずしも理論どおりにはいきません．

しかし，基礎となる理論は，きっとわれわれの心のよりどころとなってくれるはずです．

知覚の伝導路は，各知覚別に上肢・下肢・体幹からの入力と，顔面領域からの入力経路とに分けて考えていくと整理しやすいと思います．

知覚障害に対する一般的対応

Dさんの状況は，薬物投与も理学療法もなかなか効を奏さないのが現状です．しか

し，それは発症してから状態が落ち着くまでの自然治癒過程ととらえて，慢性期になれば緩解することに期待をよせて良いと思います．

> Dさんが発症して5カ月が経過したある日のこと．私は尋ねた．
> 「いかがですか状態は？」
> 「ええ，やっぱり痛いです．しみる感じもします．肩も凝って———」
> 「これをご覧になってください」
> 私は，歯科用レントゲンフイルムをDさんにみせた．そのフイルムには根管に最終的な薬が充塡してある歯が写っている．
> 「この歯はすでに神経はないですから，冷たいものがしみることは考えにくいんです．Dさんは，左側の手や足がご不自由だと思いますが，顔も左側は同じだと思います．これは，感覚をコントロールする脳の部分に出血が起きて，痛みを感じる神経が過敏になったために，余計に痛く感じてしまっている状態なんです」
> ほとんど無表情だったDさんが，少し白い歯をみせた．
> 「そうなんですか．歯が原因ではないんですね」
> フイルムから目を離してDさんはいった．
> 「いま，リハビリの訓練で，電卓を使って計算をしているんです．でも，昔からそういうのが苦手だったもので，痛いのはそのせいかなとも思っていたんです」
> 「訓練の成果は，すぐに出なくてあたりまえです．あせる必要はありません．いずれ訓練に慣れて前よりも要領が良くなれば，それにつれて，痛みのほうもやわらいでくると思います」
> 視床の病変という器質的な原因があって，それに運動の負荷や感情的なこだわりが痛みに拍車をかけていたと考えると，いままでDさんが訴えてきたことに納得がいく．私のDさんへの対応が「どうしたらいいんだろう」から，「どうにかしなければ」になった瞬間だった．

以下は顔面領域の「過敏」に対するケアプログラムです．

■訴えの分析

患者の訴えに，共感（p.134）的に接しながら，原因を明確にしていきます．
①口腔の局所（齲蝕，歯の知覚過敏，歯周病など）に原因があるのか．
②視床の病変によるものか（確定診断を主治医に仰ぐ）．
③最近の生活の中で，肉体的運動負荷（新たなリハビリテーション訓練を行うようになったり，家族に迷惑をかけられないので頑張って家事をしているなど）の変化があるか．
④感情的な起伏があるか．（はたして障害は，どこまで治るのかといった不安を終始

抱いていたりする).

脳卒中による顎，顔面，口腔領域における知覚障害の中で，自発痛を伴った温痛覚異常が起こる原因は，ほぼ以上の4つにしぼられます．

■痛みの説明

痛みの原因を患者に偽りなく説明することこそ心理的サポートになると思います．あやふやな自信のない説明は，患者の不安を助長するだけです．

痛みの原因を断定することはできないとしても，前項の①～④について，可能性の低いものと高いものとを整理して説明します．

もし，CTやMRI写真(**図Ⅱ-15**)の入手が可能であれば，説明に使わせてもらうのも良いと思います．

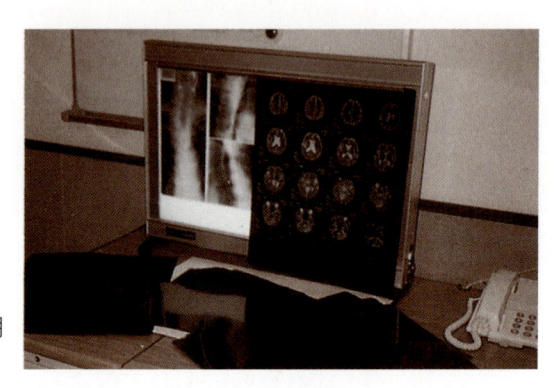

図Ⅱ-15 時にはMRIを用いて痛みの原因を説明する

■理学的アプローチ

(1) 頸部，肩，背中のリラクセーションとマッサージ

痛みがある場合，肉体の局所が過緊張の状態に置かれています．この緊張を解く意味で，口腔にタッチする前に頸部(**図Ⅱ-16**)から肩，背中にかけてマッサージをしてみます．患者が気持ち良いというようなところを，揉むなりさするなり (p.92) していきます．

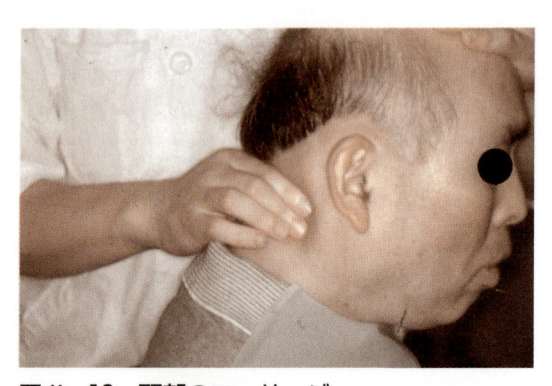

図Ⅱ-16 頸部のマッサージ

また，患者にとって，一時的であれ気分が緩解するのであれば，それを糸口に次のプログラムも受け入れられやすくなるかもしれません．

(2) 温湿布，冷湿布

温，冷のどちらが効果があるかは，一概にはいえません．熱かったり冷たかったりするのを我慢させる必要はなく，患者が気持ち良いと感じる程度に行います．

(3) 脱感作（p.99），(4) ストレッチ（p.103），(5) 振動刺激訓練（p.100）については，Ⅲ「口腔ケアの手技」をみてください．

■薬物投与

視床痛などの中枢性の痛みに対しては，マイナーやメジャートランキライザー，抗てんかん剤（ケフレトール），あるいは一般的な鎮痛剤を投与します．しかし，あくまでも補助的手段として考えるべきです．

知覚障害への対応法のまとめ

口腔ケアにおける「過敏」「消失」「鈍麻」の対応法は，基本的には同じです．

理学的アプローチが主体になりますが，一時的な効果は期待できるものの，長い間効果を維持するのは難しいようです．しかし，

「四六時中痛みを感じているときに，たとえ数分間でも痛みがやわらぐのなら，それを糧に一日が楽しめます」

との声も聞かれます．一時的効果しかないとはいっても，長期的アプローチ（一年，二年といった期間の持続的アプローチ）による効果を否定するだけのデータも見当たらないのです．患者が受け入れてくれるなら，継続的な対応は，決してむだではないと思います．

Dさんの場合，歯髄処置を行ったために視床痛である確信を得たところもありますが，これはしなくても良い処置であったと反省しています．口腔のみの視野で考えていたら，さらに疑わしい歯の歯髄処置を次々と繰り返してしまったことでしょう．

「最近はだいぶ楽になってきました．薬はもう飲んでいません」

という退院後のDさんの言葉が，私にとって救いでした．

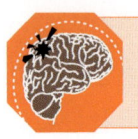

高次脳機能障害

「ヒトは考える葦(あし)である」（ブレーズ・パスカル）

「人間らしさ」が，「考える」ということで代表されるように，ヒトは，思考，判断力，知性，記憶，感情，創造，理由づけを場面に応じて駆使しています．こうした人間らしさの象徴を医学的には「高次脳機能」とよびます．

生きるか死ぬかと切羽つまった状況ではないですが，高次脳機能が障害されると，対人関係に支障がでて，社会の中で自立した生活が困難になることがあります．脳卒中の高次脳機能障害の代表的なものには，**失語，失認，失行**があります．

それでは，口腔ケアの現場で遭遇する高次脳機能障害について，患者と共に考えていきましょう．

1. 失　語　aphagia

「朝，歯ブラシはできましたか？」
フットプレート(p.21)に右足をのせたEさんは，歯科衛生士の問いかけに，首をかしげた．
「痛いのが動くからここの，あのー，これのが…うー…たない」
Eさんは，左手で腰のあたりをさすりながら，何かを伝えようとしている．
「腰が痛かったんですか？」
先ほどのように首を傾けて，なんだったっけというようなそぶりをみせると，すぐに首を縦にふって「そうです．そうです」という意思表示をした．
「腰が痛くて，洗面所まで行けなかったんですか？」
今度は「あーあー」といって，大きくうなずいた．
「バアラシ…あのー……はあるの」
車椅子の肘かけと腰の間から，丸めたタオルを取り出した．歯科衛生士がタオルを受け取り，それを開くと赤い柄の歯ブラシが出てきた．
「歯ブラシを持ってきてくださったんですね．Eさん，ハ・ブ・ラ・シ」
「ハ…アア…ラシ」
「Eさん，もう一度，ハ・ブ・ラ・シといってみてください．」
「ハバ…ア…ラシ」
Eさんは，やっぱりうまく話せないわ，といったふうに苦笑いをした．

言語中枢

言語中枢は，96~97％の人が大脳の左側にあるとされています．左前頭葉下部（ブローカ領域）と左側頭葉上部（ウェルニッケ領野）が，主たる言語中枢です（図Ⅱ-17），

運動障害(p.14)と知覚障害(p.25)の項でも触れたように，ここは運動と知覚の中枢が局在しているところです．したがって，運動中枢なども同時に侵襲されていることもあって，言語障害の人は右片麻痺が多いということがいえます．

右片麻痺患者の60％くらいが言語障害を伴っており，「聴理解」「発話状態」「読解力」「書字能力」のいずれかに問題が起きています．

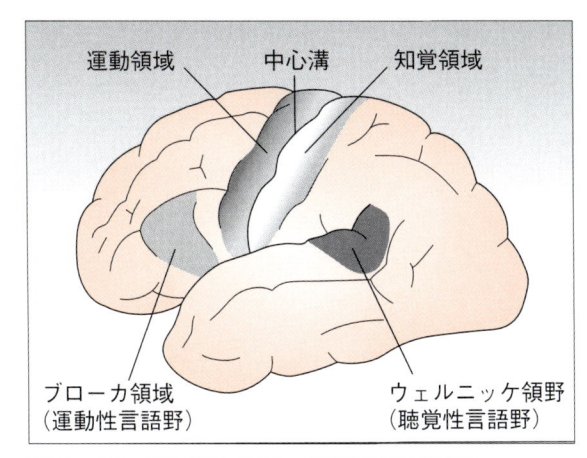

図Ⅱ-17 言語野と運動・知覚領野の所在

以下に失語の分類をしますが，いくつか併発していることも多く，Ｅさんがどれに該当するか確かめてみましょう．

1. 運動性失語（ブローカ失語）

とおりいっぺんの日常的な会話であれば理解はできるのですが，話し方の流暢性が欠けてしまっている状態です．失語の中で最も多く遭遇します．

口ごもったり，発話が途切れ途切れになったり，話の組み立てや抑揚に問題があります．

2. 感覚性失語（ウェルニッケ失語）

ブローカ失語とは逆に，発話は流暢性が保たれているのですが，錯語が多いのが特徴です．錯語とは，「ブラシ」を「ビラシ」，「入れ歯」を「かえ歯」というように言葉が不正確になってしまったり，「水でゆすいできた」を「水をたおしてきた」という具合に全く別の単語になってしまう状態をいいます．

さらに相手の話をあまり理解していないのも特徴です．相手の話を聞こうとせず，話し続ける状態が目立ちます．

3. 伝導失語

おもに復唱が障害される場合です．

たとえば「こんにちは」との問いかけに，「こんこんは」となってしまいます．

4. 健忘失語

単語が想起できず，なかなか出てこない状態です．

「歯ブラシを忘れてきました」を「うーうー，あのー，あれが，そうじゃない，あれの，そーしないできた」になってしまいます．人や物が何であるか知っているのに，名前が出てこないことを本人も自覚しており，「あー，もういいや」とみずからあきらめてしまうこともしばしばです．

5. 全失語

すべての言語にまつわる機能が障害されており，自発語はなく，何を質問してもうなずくか，首をかしげる程度で言葉による反応はない状態です．

また，「残語」といって，かろうじて1つか2つの単語しか発することができない場合もあります．

　　　　　「こんにちは」
　　患者「もしもし」
　　　　　「今日の調子はどうですか？」
　　患者「もしもし」

といった具合です．

失語への対応

①患者は，認知症や難聴になっているわけではない．
②失語は，ブラッシングの自立の支障にならない．
この2つを念頭においてください．

患者の人格は保たれているので，幼稚な言葉で接したり説明を怠ったりするような対応は，患者を傷つけることになります．また，なかなか通じないからといって，大声で話す必要もありません．

そして何よりもわれわれが胆に命じておかなければいけないことは，「失語症があるために口腔衛生管理が自立しない」ということはないということです．

失語症があるから「治療や口腔ケアができない」というのは，術者サイドの怠慢と誠意の無さをさらけだしているようなものです．

■術者側が単語を復唱することから会話の糸口を探ってみよう
―運動性失語，健忘失語への対応―

本人は会話が思うようにできないことは自覚しており，われわれの態度を敏感に察しています．患者の発する単語の中で，理解できたものをこちらが復唱するようにします．患者のほうでも，自分の意図するところが伝わっていることの確認にもなりますので，安心して会話を続けていくようになります．

患者「どうも――最近，あのーあのー口がねえ――．ずっとあのー」

>　　　「口ですか？」
> 患者「いや，……あ，そう．口のこぼすんだよね」
>　　　「口からこぼれます？」
> 患者「うん，そう」
>　　　「食事がこぼれますか？」
> 患者「あ，いや――あのーあれがね」
>　　　「唾液ですか？」
> 患者「あ，そう．そう」

■ 伝わったことへの意志表示をしましょう―感覚性失語，伝導失語への対応―

　ゆっくりと話し，なるべく「はい」「いいえ」で答えられるような質問をします．こちらからの指示が通ったときは「そうです．そうです」と指示通りであることを，しっかりと伝えます．

>　「Fさん，鏡を持ってください．」
>　　私は，患者の手に鏡を触れさせた．
>　「はい，はい，あーそうですか」
>　　と，いいながら鏡を握ろうとしない．Fさんは治療台に座るといつも反射的に目を閉じてしまう．私は患者のまぶたの縁を軽くたたいた．
>　「Fさん，目を開けてください．目ですよ」
>　「はい．はい．あーこれですね．はい．はい．」
>　目をひらいたFさんは，鏡があることに気付いてくれた．
>　「はい，そうです．口がみえますか？」
>　「はい，はい．あー，はいみえます，みえます」
>　「それでは，Fさん，自分で鏡を持ってください．」
>　私も鏡をのぞき込んだ．義歯が口の中に入っているのがみえる．
>　「Fさん，いま入れ歯が入っているんですが，どんな感じですか？」
>　「はい，は，は」
>　「Fさん，入れ歯です．入れ歯が入ったんですが，いかがですか？」
>　「はい，は，は，こうですか？」
>　鏡に写ったFさんの顔は，また目が閉じていた．

　「鏡を持ってください」といえば，そのまま鏡を持って自分の顔や口を写し出すものと私は思っていましたが，Fさんはそうはいきませんでした．まず，目をひらかせ注意を引き，次に鏡を持たせ，鏡の中の自分をみてもらうというのが順番でした．義歯を口に入れるのは，それからで良かったと思います．

また,「いかがですか?」という問いかけよりも「痛いところがありますか?」「気持ち悪い感じがしますか?」と具体性をもたせるべきだったのでしょう.

さらに,こちらからの問いかけが「はい」という返事の強要になっている場合があります.「口を閉じてください」と異なる性質の指示を送ったり,「痛いですか?」「痛くないですか?」と全く逆の質問を少し間をおいてするなりして,相互の意思が伝わっているかどうかを確かめます.

■問いかけはむだではない　−全失語への対応−

声や音のするものだけではなく,触れさせたりみせたり,冷たい熱いなど,患者の五感を刺激することを考えます.幸いブラッシングはブラシによる触覚,ブラシがこすれるときの音による聴覚,歯磨剤による味覚や嗅覚,あるいはうがい時の冷水による温度覚など五感に訴えているので,声かけをしながらそれぞれを意識させます.

> 「歯に歯ブラシがあたっている感じがしますか.痛いですか?」
> 「ほらシャリシャリ音がしていますよね.このくらいの感じで歯ブラシをあててもらうといいですね」
> 「Gさんは,ミントの香りは好きですか? 少し歯磨き粉を付けてやってみましょう.ミントの味はしますか?.」
> 「それでは,最後にうがいをしましょう.はい,ブクブクと音をたててしてください.冷たい水のほうがいいですか?.」

■もう一つの言語障害−構音障害への対応−

ペンフィールドの図(p.26)をみると,大脳皮質運動領野に口腔や咽頭の器官を司る部分があります.ここに分布する神経が病変におかされると,口唇,舌,軟口蓋,咽頭といった器官が思うように動かなくなります.

たとえば,「パピプペポ」といった発声のとき,口唇は閉鎖し,軟口蓋は挙上して口腔から鼻腔へと通じる通路(鼻咽腔)をふさいでくれています.しかし,口唇や軟口蓋が麻痺すると,口は開いたままになり,軟口蓋は挙上することができない状態となります.すると,発音はすべて「ハー,フ,フー,ヘ,フォー」といったような鼻漏れ声になってしまいます.これは,失語のように言語野の障害によるものではなく,運動領野の障害により発声の明瞭度,スピード,パワーが低下しているのです.このような言語障害を,失語とは区別して「構音障害」といいます.

構音障害の対応法として,軟口蓋挙上装置(palatal lift prosthesis)(図Ⅱ-18)を応用することがあります.これは,麻痺のために下垂したままの軟口蓋を作為的に挙

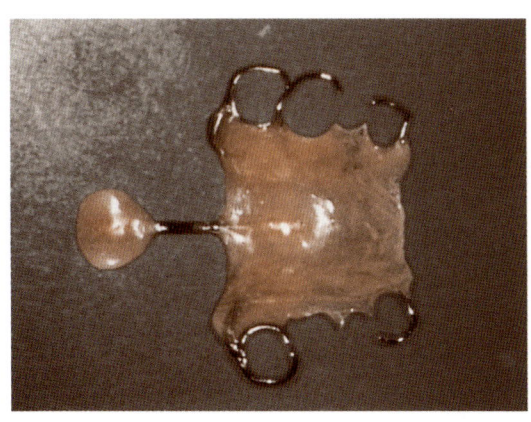

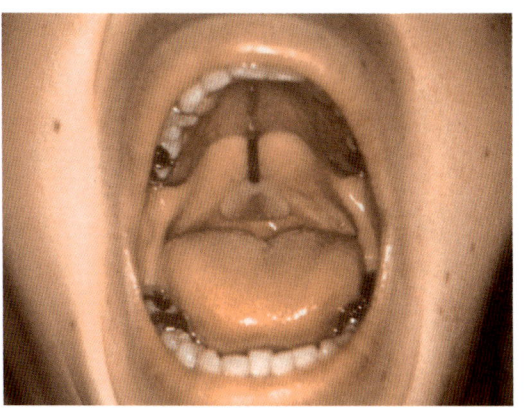

図Ⅱ-18 軟口蓋挙上装置（左）とそれを装着したところ（右）
本装置は，言語聴覚療法科または歯科で扱っている

上し，鼻咽腔の封鎖をはかるものです．装着と同時に発音の明瞭度がアップします．また長期装着により，咽頭方向に延長した部分が絶えず軟口蓋に接触しているため，それが刺激になり知覚が賦活されることも期待できます．

失語への対応法のまとめ

会話は，100％文が完成していなくても通じるものです．こちらの「なんとかして理解しよう」という姿勢は，患者も察知してくれます．意図するところが仮に伝わらなくても，その姿勢が伝われば，口腔ケアにおける失語のハードルはすでに越せたように思います．

2. 失　認　agnosia

「Hさんは，歯が痛いからといって訓練をしてくれないんですよ」と理学療法士から連絡を受けた．
　Hさんの口腔内をみると左側上顎歯列に食渣が帯状に付着していた．
「右側が痛くてね．穴があいているみたい．たまにズキズキするのよ．」
口唇をめくり右側の歯列を観察していった．ムシ歯らしきものはみあたらない．とりあえず溜まっている左側の食渣を取り除くことにした．ピンセットで食渣をつかみ除去していると，「おや」と思った．上顎の側切歯が欠けている．食渣を除去した後，口腔内写真を撮ることにし

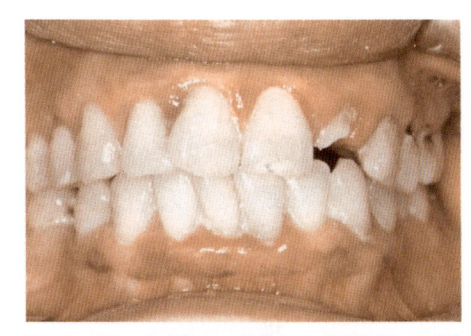

図Ⅱ-19　左側のみ発生した齲歯（ムシ歯）
上顎左側側切歯が欠けている

> た．
> 　　口角鉤で口唇をひらき，カメラをかまえ，接写用レンズをのぞき込んだ．再び私は「おや」と思った．シャッターを押す指を止めた．右側歯列はどの歯も白く輝いているのに，左側の歯は判で押したようにどれも歯頸部（歯のつけ根）が，黒い齲蝕になっている．
> 「Hさん，痛いのは左側のこの歯ではないですか？．」私は欠けた側切歯を指で触れた．
> 「あら，そうかしら．よくわからないわ」
> Hさんはいくら左側の顔が麻痺しているからといって，左右を正反対に間違えるものだろうかと，私は思った．

　Hさんは，右手が普通に動かせて，よくブラッシングをしています．事実，右側歯列はどれも白く光っていました．左側が麻痺しているとはいえ，左側に歯ブラシが届かないはずはありません．右側は盛んにブラッシングをしていますが，左側はほとんどしていないと考えたほうがよさそうです．ブラッシング意欲の高い人が，なぜこのようなことになるのでしょう．

　Hさんは，左側顔面および左側上下肢に麻痺があることは間違いありません．脳幹よりも上位の大脳が一側性に障害されているわけで，右側の大脳に病変が生じたことがわかります．

　言語中枢は左側にある（p.35）ので，Hさんは言語には問題がなさそうです．

　しかし，左片麻痺の人には，日常生活の自立を不可能にするほどの決定的な障害が残されていることがあります．それが失認です．

失認

1. 視覚失認

　目の前の物がみえないわけではないのですが，それが何であるのか認知することができないのを視覚失認といいます．

2. 触覚失認

　目を閉じて，ある物を触らせると，形，大きさ，材質などを認知することが困難になる場合です．触った感じがしないから物の認知ができないといった知覚障害とは異なるものですが，知覚障害を併発していない場合は稀で，両者の障害が認知をより困難にしていることが多いようです．

3. 聴覚失認

　言語以外の音，たとえばガラスの割れた音がしても何の音であるのか，また音楽であってもメロディーやリズムとして認識ができない場合をいいます．しかし，ウェル

ニッケ失語（p.35）との区別は困難で，併発していることのほうが多いようです．

4. 身体失認

麻痺側である片側半身の喪失感をもったり，自分の身体の一部を正しく指したり，名称をいったりすることができない場合をいいます．

視空間失認への対応

視覚失認にもいくつかのタイプがありますが，その中で口腔ケアに直接関係し，最も頻度の高い「視空間失認」（図Ⅱ-20, 21）について考えていきましょう．

視空間失認は，精査すると脳卒中片麻痺患者の20％近くにみられ，特に左片麻痺患者に多い傾向です．

左側に注意が向かず，食卓に並ぶ食事も右側の物だけに手をつけたり，左側の自分の身体を無視してしまうことがあります．まさにHさんはこのたぐいです．したがって，会話は通常に行え，利き手も使えるからといって油断はできません．左片麻痺患者は，口腔ケアを進めていく上で，なかなか学習効果があがらず，むしろ利き手交換を余儀なくされた右片麻痺患者よりも予後の悪いことがあります．

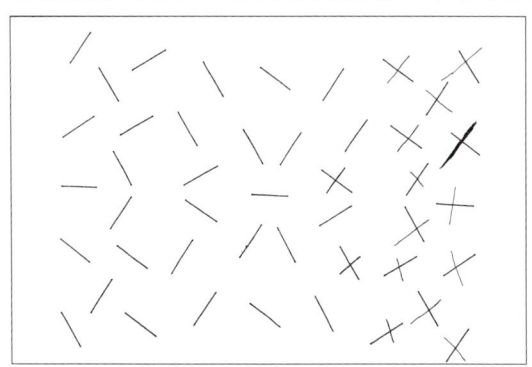

図Ⅱ-20　視空間失認のテスト
ランダムに並んだ線の中で右側のみにチェックをしてしまう．

図Ⅱ-21　手本（左）と視空間失認の患者による写生（右）
（東京都リハビリテーション病院作業療法科資料より）

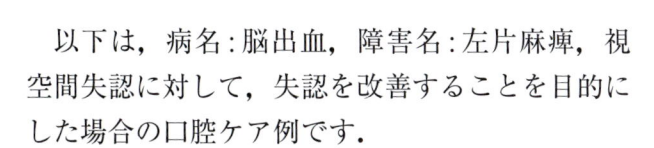

以下は，病名：脳出血，障害名：左片麻痺，視空間失認に対して，失認を改善することを目的にした場合の口腔ケア例です．

STEP 1 患側から語りかけてみます（図Ⅱ-22）．なるべく注意力が患側（麻痺している側）に向くようつとめます．

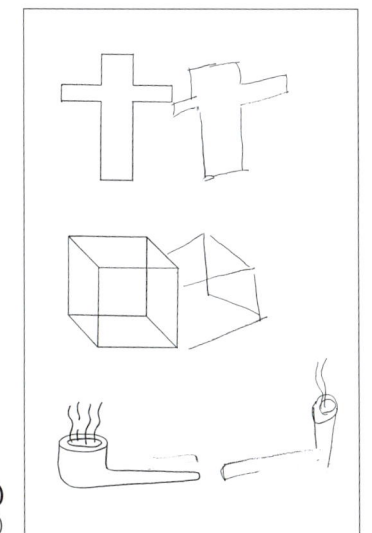

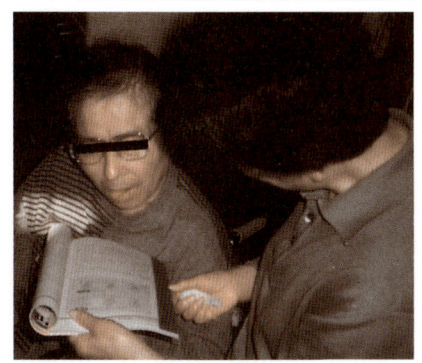

図Ⅱ-22　患側から語りかけ、注意を向ける

STEP 2
患側の口腔内が不衛生になりがちであるという認識をもってもらいます．鏡で，口腔内をみてもらいますが，鏡に写った姿の患側を無視している可能性があります．そこで，齲歯や，食渣が溜まっている部位を，本人の指で指してもらい，認識できていることを確認しながら行います．
「Hさん，鏡で口の中をみてください．左側にムシ歯で黒くなっているところがあるのがわかりますか？ 右手の人さし指で，そこのところを指してみてください．ここですよ．そうです．それでは，ここに歯ブラシをあててみましょう」といった具合です．

STEP 3
患者に対して tell（話す）show（みせる）do（する），そして touch（触れる）を基本とします．
指示したり声かけするときに，麻痺した上肢をテーブルの上に置き，術者が軽くその腕を叩いたり，さすったりしながら行うのも効果的です．

STEP 4
患側から健側へ，または健側から患側へと中心線を越える動きをさせます．
　　最初は，右上の臼歯（奥歯）をブラッシングします．
　　次に左上．
　　それが済んだら再び右側下の臼歯．
　　その次に左下．
　　最後に前歯を左右方向に．
といった手順で，絶えず患側を意識させるパターンをつくります．

　視空間失認に代表されるような視覚失認は，その物を触らせたり，聞かせたりして他の知覚に訴えてみます．すると使い出したり，名前を言えたりすることがあります．
　その他の視覚失認として，相貌失認（昔からの顔見知りであっても，相手が誰だかわからない），絵画失認（風景画であっても何を意味する絵だかわからない）などがあります．日常の介護においては，注意が向きやすい健側から語りかけるほうが能率が上がります．

失認のまとめ
　視空間失認の有無の確認は大切であると思いますが，触覚失認，聴覚失認，身体失認の鑑別診断まで施して口腔ケアを行うといった操作は，とりあえず必要ないように思います．現段階での口腔ケアは，どの失認であっても，繰り返し「学習」「訓練」を行うという姿勢で取り組むことになるからです．

「現段階で」というのは，将来的に口腔ケアを行う現場でも失認の鑑別診断を必須とし，各失認ごとの対応がプログラムされる日がくることを期待しているからです．

3. 失　行　apraxia

> Ｉさん担当の訪問看護師に手渡された容器には，義歯が入っていた．私はふたを開け，義歯を取り出してＩさんに装着してみることにした．
> 「Ｉさん，口をひらいてください．」上顎それから下顎に義歯をはめこんだ．次に噛み合わせの状態を調べようと思った．
> 「はいＩさん，今度は口を閉じてください．」
> 「は，は，は」
> 口を開けながら返事をする．
> 「口を閉じてください．」
> 少々声のトーンを上げて再び促した「は，は，は」を繰り返すものの，やはり口を大きく開けたままである．私は顎のオトガイ部をつかみ力を入れて，口を閉じさせようとした．
> 「Ｉさん，口です．口を閉じてください」
> Ｉさんは，あたかも私の力に抵抗するかのようにがっちりと口を開けて，閉じようとしない．
> 今後，口を何回も開けたり閉じたりしてもらわなければならないのに，毎回こんな調子では大変である．私はＩさんの背中で思わず溜息をついた．

失　行

麻痺による運動障害，失調（p.48），不随意運動や知能の低下がなく，また行うべきことは理解できているのに，指示された動作や行為ができない状態を「失行」といいます．

1. どうして「口を閉じてください」が指示どおりできないのだろうか？
　　　ー観念運動性失行ー

考えていること（観念）と，考えに基づく動作（運動）とがうまく連動しないことから起きる失行です．

たとえば，無意識でも起きる〝あくび〞や〝くしゃみ〞では口がすんなりと開いたり閉じたりするのに，指示により意識的に「開けて」「閉じて」の動作をしようとすると，それができないような場合です．従命（指示に従うこと）がきかないのです．

また，観念運動性失行は，下肢や体幹よりも上肢や顔面によく出ます．特に顔面の

動作が指示したとおりにできない失行を「口腔―顔面失行」とよんでいます．たとえば唇にご飯粒が付いたときは，意識があまり働かず無意識の動作となるからでしょうか，舌で口の中に取り込むことができるのに，「舌を突き出してください」と指示すると，返事ばかりで舌を出してくれないような場合です．その他にも「頬を膨らませてください」「口を開けてください」といった指示になかなか従えない状態となります．

さらに，口を開けていたのを，急に閉じるように指示されても，すぐに新しい動作に切り替えることができない場合もこれに含まれます．

2. ふたを開けたのに，歯磨剤を使わない！―観念失行―

ブラッシングは，チューブのふたを開けて，歯ブラシに適量の歯磨剤をつけ，それを口に運びブラッシングを開始するといった一連の動作です．

「歯ブラシをもってください」「口を開けて」といった個々の動作は指示どおりにできるのに，歯磨剤と歯ブラシを用意したときに一連の動作ができない場合があります．歯磨剤をそのままにしたり，歯磨剤のふたを開けてもブラシにつけることなくブラッシングを始めたりして，動作の順序が違ったり，途切れたりするのです．

これは，動作を開始する前の「こうしてからああしなければならない」といった，考えている（観念）段階での障害であることから，「観念失行」とよばれています．

3. 毎日指導しているのに，なかなか成果がでない―構成失行―

義歯を口に入れようとすると，上下や前後を間違えてなかなか入れられないことがあります．空間における3次元的な物の位置づけや，行為の構成に破綻をきたしているのです．これを「構成失行」といいます（図Ⅱ-23）．

「この歯の裏側」「この歯とこの歯の間」という指摘をしてみます．介助者に手を添えられながら，指摘どおりの部位に歯ブラシの毛先がいき，ブラッシングが行われるのですが，どうしてもその場限りになってしまいます．

さらに，次の動作に移ったときには，すでに前に行った動作の時間的な錯誤があり，「先ほどしたことをもう一回してみましょう」といっても全く別のことをしてしまうようなこともあります．学習効果がなかなか上がらないのです．

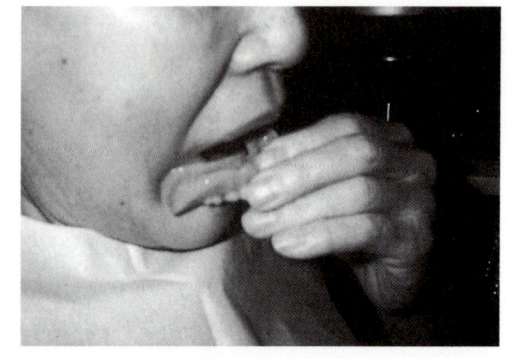

図Ⅱ-23 構成失行
上下逆に義歯を装着しようとしている

構成失行は，片麻痺の失行の中で最も多く遭遇し，加えて他の高次脳機能障害も伴っています．したがって，日常生活活動（日常生活動作，ADL：activities of daily living, p.150）がなかなか自立できないことがあります．

4. 着衣失行

着衣をさせると，麻痺側の腕だけが，どうしても袖を通らず終わってしまう場合があります．これは着衣失行といい，他に失行はないのにどういうわけか着衣にのみに表出されることがあります．片側性の身体失認や構成失行を伴っていることが多いようです．

失行への対応

訓練は，単純な動作から複雑な動作へと段階的に移行するというのが原則です，「口を開いてください」の指示のときは下顎を軽く叩いたり，「閉じてください」の指示のときは上下唇をつまむといったように，指示する側からのパターンを決めておくと，スムーズにいくようになる場合があります．

以下は，病名：脳出血，障害名：左片麻痺，視空間失認，構成失行の患者例です．

STEP 1 患者に歯ブラシを持たせます．

STEP 2 患者の好きなようにブラッシングをしてもらいます．
このとき，患者はどういう順番で歯ブラシをあてたか観察します．（左上奥歯→上前歯→左下奥歯など）

STEP 3 「ここはよく磨けていますね」から声をかけます．
磨けていない箇所がどうしても目立ってしまいますが，まず良く磨けている部分を探し，そこを指摘するところから始めます．

STEP 4 STEP 2で行ったブラッシングの順番どおりにもう一度行います．
このとき，磨いている部位や順番を患者と確認しあいながら，正確に行います，「いま，左の上，奥歯を磨いていますね．はい，その調子です．もう少し回数を多くやってみましょう．時間がかかってもかまいませんから」動作が始動し，その動作が正確に繰り返されるまで手添えが必要なこともあります（図Ⅱ-24）（介助磨き p.127）．

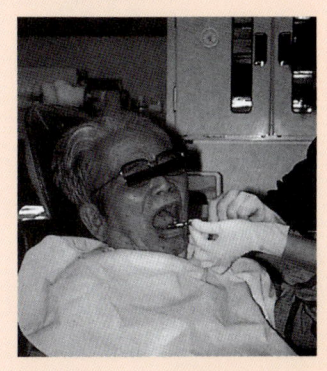

図Ⅱ-24 介助者が歯ブラシに手を添えてあげる

STEP 5

磨けない部位へのブラッシングを試みます．

　磨けた部位を起点に，その部位の裏側へ，あるいは隣の部位へと進めていきます．
「今度は，いま磨いている奥歯の裏側を磨いてみましょう．歯ブラシの向きはこうですよ．ちょっと手首を回して横に動かしてみてください」
　最初は，介助磨きが必要です．

STEP 6

一回ですべてをしてしまおうと思わないことです．

　まず，本人が自発的に歯ブラシをあてた部位を確実にブラッシングできるようにします．これに何日か費やすことになるでしょう．
「今日は右側だけ本人にブラッシングをしてもらい，残りは介助者が仕上げ磨きをする」「本日は右側だけ」といった具合に，一回で全部指導したり，終えてしまおうと思わないことです．

失行のまとめ

　観念失行や構成失行は，物に対する視覚失認との考え方もあり，失行の存在を否定する人もいます．失語のみであれば，日常生活動作にほぼ支障はないのですが，構成失行や視空間失認がからんでくると，なかなか口腔ケアの成果が上がらないことが多いです．そこで上述したようなステップを毎日繰り返すかたちになります．ある日突然，歯肉の状態が改善され，きれいに磨かれているようなときもあれば，前よりも悪化しているようなこともあります．成果が後戻りしたような場合でも，まず良いところをみつけ出し，これからも一緒に続けていきましょうといった意欲をつなげていきたいものです．

4．われわれは，高次脳機能障害をどこまで知れば良いのか

　歯ブラシと歯磨剤をみせても，歯ブラシをもったままブラッシング動作をとらないでいます．義歯をもたせると上下逆に口の中に押し込んでしまいます．
　さて，こうした脳卒中患者の態度をどう解釈しますか？

　いままで得た知識で推測してみましょう．
　おそらく視覚的および触覚的な失認をかかえているのでしょう．それとも，失語のために「歯ブラシをしてみてください」「入れ歯を入れてみてください」といった指示が理解できないのかもしれません．はたまた，ブラッシングをしようとしているのに，失行により動作がとれないでいるのかもしれません．

高次脳機能障害とはいっても失認と失行をかかえていたり，また失認とはいっても半側空間失認と身体失認とを同時にかかえていたりと，複数の障害をもっている場合があります．

　脳卒中患者に対して同じアプローチをし，異なる結果がでた場合に，高次脳機能障害の何が要因となっているのか，将来的に探っていく必要があるでしょう．もしかしたら，障害別にもっと能率的な口腔ケアの仕方があるのかもしれません．

POINT 麻痺と高次脳機能障害の関係

　自分の利き手を支配する側の大脳半球を優位半球といい，その反対側の大脳半球を非優位半球といいます．右利きであれば左大脳半球が優位半球ということになり，左利きならば右大脳半球です．

　失認と失行はおもに非優位半球の頭頂葉の皮質が障害されると起こりやすいとされています．概して失認，失行は左片麻痺の人に起こりやすく，失語は右片麻痺の人に起こりやすいということになります．

失　　調

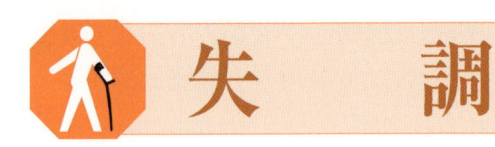

1. 運動失調—うまくコップを口に運べない

　Jさんがにぎった途端に，紙コップはにぎりつぶされ，あふれ出た水はエプロン全体に広がった．
　私は，そばにあったタオルであわてて水を拭き取った．
　今度はプラスチック製のコップを持ってもらうことにした．口に近づくにつれコップの揺れは激しくなった．コップを口に付けたものの，水を口に含もうとするときに再び水がこぼれ，一部が口の中に入った．
　ブクブクとゆすぐと，左の口角から一筋になった水が飛び出した．私はJさんの口元にガーグルベースンを寄せた．吐き出したが，水はごくわずかだった．
　「あはは，こびれたった」
　と外来の廊下に響きわたるような声でJさんはいった．
　水の染みたJさんのズボンは，治療が済むまでにはとても乾いてくれそうにない．

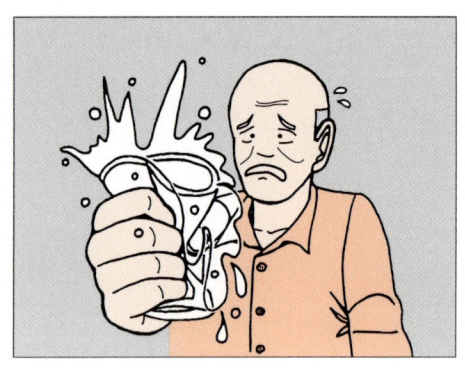

図Ⅱ-25　失調のため力の加減をコントロールするのが難しい

　「コップをもって口に運ぶ」といった一見なんでもない動作でも，コップを握るにあたっては適度な力，また口に運ぶにあたってはスムーズに，しかもほどよいスピードが必要です．こうしたさりげない一連の動きは，種々の筋肉がお互い支えたり支えられたりの協調により達成されています．
　手や足は動くので運動麻痺はありませんが，Jさんのように目的に合った運動がスムーズにできない状態を運動失調といいます．
　協調運動を司っているのは小脳です（p.10）．小脳や小脳につながる視床などに病変が生じたために起こる協調運動障害を箇条書きにしてみます．

1. 共同運動障害

　Jさんは，一度バランスが崩れて倒れそうになると，姿勢を回復することができません．そこでJさんの妻は，Jさんの歩行中は背後にまわって自分の腰を相手の体にあてがい，ふらっときたときに備えています．ですからいつもご主人の後をぴったりと付いて歩いている状態です．

　左右や前後のバランスがとれないために，倒れそうになっても自分で体を立て直せないような場合が共同運動障害です．

2. 平衡障害

　Jさんは，椅子から立ち上がろうとしたとき，体が前のめりになったり，逆に後ろに反るような形になったりしてふらつくため，なかなか立てません．歩くにしても杖を使っていますが，勢いあまって前につんのめりそうになります．立ったり歩いたりするのは，左右の平衡感覚が必要ですが，Jさんはそれが思うようにいかないのです．

3. 測定障害

　コップをつかもうとすると，コップに触れずに手が通り過ぎてしまったり，コップをつかめずに倒してしまったりします．このように，運動量が適切に調整できなくなることを測定障害といいます．

4. 振戦

　じっとしているときは問題ないのですが，コップをつかもうとすると，だんだんふるえが激しくなってきます．またコップをつかんでも，今度は口にもっていこうとすると再びふるえてきます．目標に近づくにつれ，ふるえが激しくなる場合を振戦といいます．

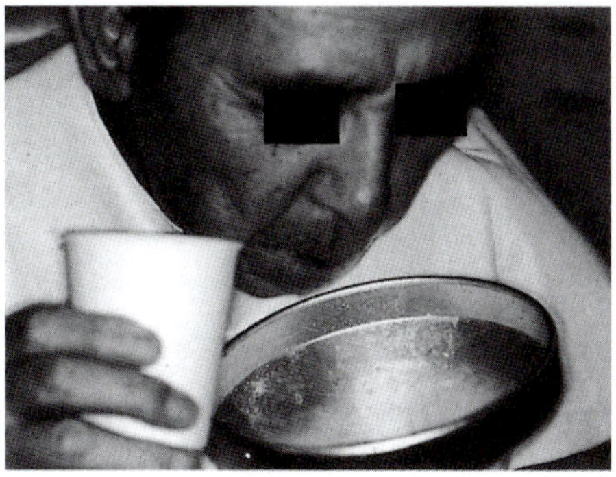

図 II-26 ほどよい力でコップを持てるか，口まで正確にコップを運べるか，うがいをした水を所定の場所に吐き出せるか，など「うがい」動作ひとつでもいくつかのチェック項目があります．

5. 変換運動不能

　歯ブラシを口に入れて前後に動かしてもらうと，前方に動かしすぎてそのまま口の

外に歯ブラシを出してしまったり，後方に動かそうとすると，入れすぎて喉のほうまでいってしまったりと反復運動が円滑にできません．

6. 小脳性構音障害

声の大きさの調節がきかないので，爆発的な大きさになってしまいます．また，構音器官（口唇，舌，頬，軟口蓋，咽喉頭の筋）の運動調節が思うようにきかないため，一つ一つの単語が不明瞭になります．

失調への対応

危険防止につとめることが，当面の課題です．立ち上がる動作にしても，介助者の監視は必要です．こんな訓練をすれば失調が消失するといったものは残念ながらありませんので，失調行動に対して本人と介助者の「慣れ」に期待していかなくてはなりません．

■頭部の姿勢

頸部に振戦が現れることはあまりないですが，筋緊張が低下し疲労しやすいので，同じ姿勢を保ちにくく，つい前屈姿勢になってしまいます．椅子にヘッドレストを付けて頭部を安定させるのも方法ですが，その前にみずからの力で頭部姿勢の保持ができるよう訓練します．時間と場所が許されるならば，四つんばいや仰臥位になってもらい首をもたげさせて積極的に頸部の筋力増強をはかることもあります．

前屈してきたら姿勢を正すよう指摘し，座位での姿勢保持につとめます．あるいは首の前屈，後屈，回旋などのリラクセーションをして（p.32, 91），インターバルを設けながら姿勢保持の時間延長をはかります．

■立ち上がり動作

「はい（フットプレート（p.21）から）足を降ろして」
「はい肘かけをしっかり握って」
「はい腰を前に曲げて」
「はい足に力を入れて，前に向かって立ち上がってください」

健常者にしてみれば，椅子から立ち上がるなどはなんでもないことですが，失調のある人には，一つ一つの動作をストロボ的に確認しながら行い，安全性を高めます．

■歩 行

失調の人には，4点杖，歩行器，ロフトランド杖（図Ⅱ-27）がよく用いられています．杖歩行をみていると，だんだん体が浮いてくるような感じで重心が高くなりがちなので一度動作をやめさせ，小休止してから再開させるのも良いと思います．

失調が重度な場合は，四つんばいや車椅子での移動になります．

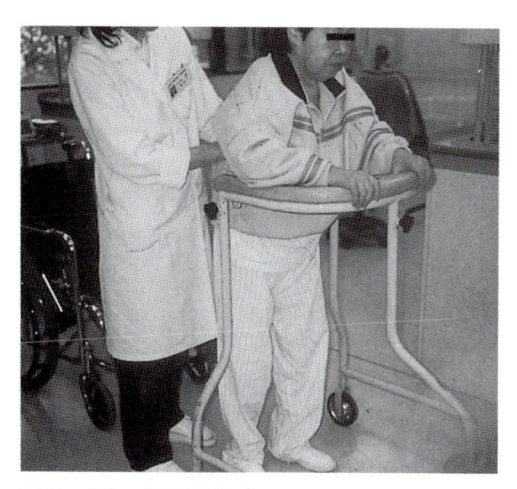

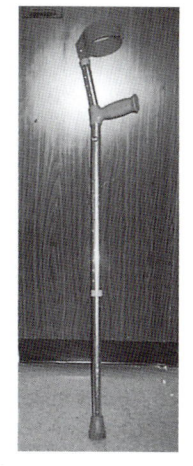

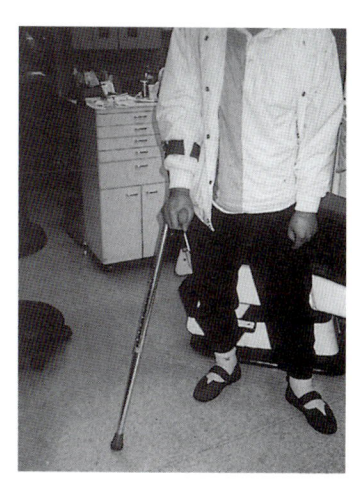

図Ⅱ-27　歩行器(左)とロフトランド杖(中)を使用しているところ(右)

■上肢の運動

　協調運動障害や振戦のある上肢を，日常生活に困らない程度に回復させるのはむずかしいようです．そこで利き手交換をすることによって機能の代償をはかります．

　両側に失調があれば症状の軽い側の上肢を実用手として訓練を行います．その際には作業療法士に相談すると良いのですが，肘から手首にかけてベルトを巻いたり（緊縛帯），重りとなるベルトを巻いたりして（重鎮負荷）作為的に振戦の減少を試みると有効なときがあります（図Ⅱ-28）．

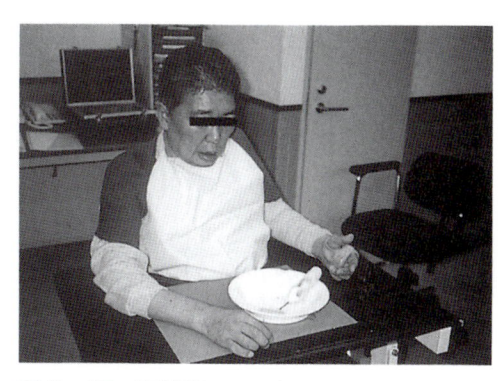

図Ⅱ-28　緊縛帯
肘から手首にかけて巻いて振戦の減少を試みる

　歯の裏側や，歯と歯の間に歯ブラシの毛先をすべりこませるような巧緻性の高い動作については，どうしても介助者の仕上げ磨きが必要になってきます．

　ブラッシングが自立するための訓練は，介助者が手添えをして前後あるいは左右に動かすような単純な運動を繰り返し行うことから始めてみます．それから介助者は添えた手をゆっくりと離し，本人のみでブラッシング動作ができるように誘導します．「いちに，いちに」といった声かけとともに，動作をリズミカルなものにしていきます（リズム訓練）．

■器具の工夫

　細く小さい物をつかむよりも，大きく太い物を持つほうが，失調は少なくて済むようです．したがって，歯ブラシの柄を太くするのは有効です．

歯間部や歯頸部といった，毛先磨きが必要とされるような部位へ電動歯ブラシをあてがうのも良いと思います．電動歯ブラシは柄も太く，失調のある人に有効です．

失調のまとめ

「立つ」ためには，筋肉，骨膜，関節などからの正常な知覚（深部知覚）情報が必要です．深部知覚が障害されると失調が起きます（深部感覚障害による失調）．また，めまいを強く訴える場合があります．これは耳にある平衡感覚の受容器といわれている三半規管に障害が生じているからであり，この場合も失調が起きます（迷路性失調）．

「めまいがする」「歩くのが怖い」といった理由で，活動量が減ってしまわないよう安全性を確認しながら日常生活活動（p.150）の習得をこころがけます（余談になりますが，小脳性失調のある方には明るい性格の人が多いという印象をもっているのは筆者だけでしょうか）．

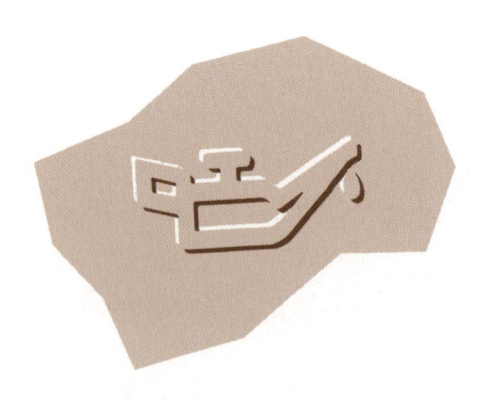

意識障害

　Lさんの妻は毎日，Lさんの朝食が始まる前に病院にいき，帰るのは夫の夕食が済むのを見届けてからにしていた．そこまでしなくてもと私は思ったが，妻の思いは「普段，傍にいてやらないと，本人は寝てばかりいるので，そのまま寝たきりの状態になってしまうのではないか，何も自分ではできないので看護師さんに迷惑がかかるのではないか」ということであった．

　ある日，夕食の時間が済んだころ，私はLさんの病室にいった．Lさんはベッド脇で車椅子に腰かけていた．妻はもう帰宅したのだろうか，そこにはいなかった．

　Lさんは，口を半ば開けたまま背中を丸め，上体を左側にやや傾くようにして目を閉じていた（**図Ⅱ-29**）．

「Lさん，こんばんは」

Lさんの肩をゆすりながら話しかけると，まぶたがゆっくりと開いた．

「入れ歯の具合は，いかがですか？ おいしくお食事は召し上がれましたか？」

Lさんの目は私のほうを向いているが，それ以上の応答はない．

すると，Lさんの妻が小走りに病室に入ってきた．

「あら，先生，どうもすみません．家に電話しにいっていたものですから」

私は，先ほどと同じことを妻に聞いた．

「ええ，調子はいいみたいですよ」

それからLさんの妻は，少し腰をかがめて，夫の耳に向かって大きな声でいった．

「歯医者さんがいらしてくれたわよ．入れ歯は痛くないですかって？」

「痛い」

「まあ，痛いの？ 食事中はそんなこといってなかったのに」

私も腰をかがめた．

「どこが痛いんですか？ 上の入れ歯ですか，それとも下の入れ歯ですか？」

Lさんは，またぼそっといった．

「腰，痛い」

「えっ，腰？ ああ腰が痛いのね．訓練が終わってからずっと，座らせたままだったから」

Lさんの妻はかがめた腰を伸ばし，苦笑

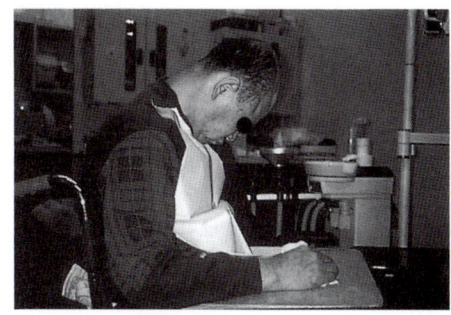

図Ⅱ-29　傾眠状態

> いをしてみせた．
> 「それじゃ，Lさん，ベッドに移りましょうか」
> 「先生すみません，面倒かけちゃって．全く痛いだけはしっかりいえるんだから」
> 66歳になる妻の声は，明らかに今日一日の疲れが出ていた．

　まず，意識が覚醒しているかいないかが問題になります．そして覚醒しているとしても覚醒している「量」と意識内容の「質」が問題になります．

　知覚障害（p.25）を，思い出してください．手足や顔面の刺激は知覚の神経線維を伝導し，視床に達してさらに大脳皮質の感覚野に至り，刺激を感じるのでした．

　視床に達する前に，脳幹（p.17）を経由します．脳幹の中脳から橋の上部にかけては，神経線維が網状に集結しており，脳幹網様体とよばれています．

脳幹網様体

　意識の中枢はこの脳幹網様体にあるとされており，覚醒した状態に保ちます．ここは，意識における「量」の中枢であるといえます（**図Ⅱ-30**）．声をかけたり，体を揺り動かすなどして目を覚ますような状況であれば，少なくとも脳幹網様体は障害されていないと思われます．逆にこうした刺激にも反応しない場合は，「昏睡」状態にあるわけで，脳幹網様体の障害を疑わなくてはなりません．

　また，大脳皮質の働きにより意識の内容が決まります．ここは，意識における「質」の中枢です．いくら覚醒していても，計算力や判断力，悲しい，嬉しいといった感情が消失してしまっている場合は大脳皮質の障害が疑われます．

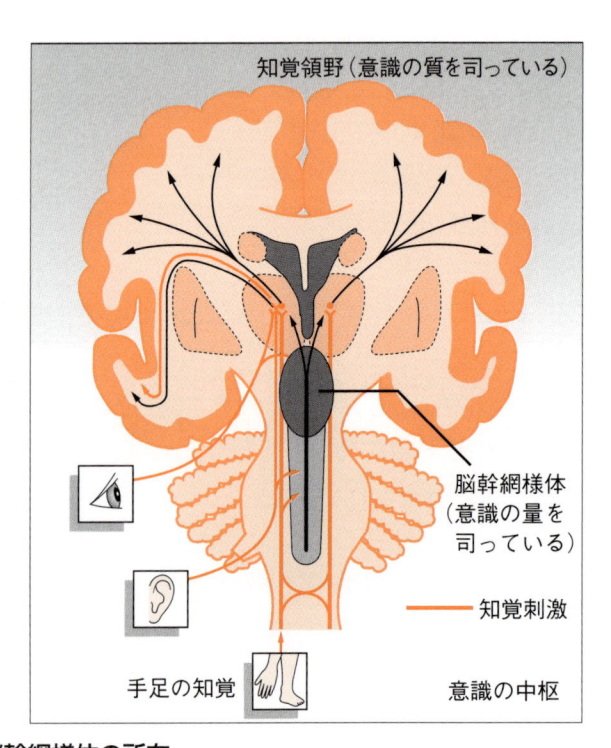

図Ⅱ-30　脳幹網様体の所在
　脳幹網様体は，意識水準を覚醒状態に保つ中枢である．（参考文献[5]より一部改変）

1. 意識障害の分類

　意識障害は，概して4段階に分類することができます．

1. 覚　醒
　意識が覚醒していても，場所，人，時間の認識について不正確な「見当識障害」や，「記憶力」，「計算力」などに障害が残っていることがあります．

2. 傾　眠
　普段は目を閉じて眠りこんでいる状態ですが，呼びかけに反応したり，命令に応じた動作を行ったりします．しかし，刺激がなくなると，またすぐに眠りこんでしまいます．脳卒中慢性期の患者ではよく遭遇する症状ですが，こちらからの声かけに反応するところが鍵です．Ｌさんの意識は，傾眠状態のようです．

　傾眠を含めて覚醒状態における意識障害は，脳幹網様体よりも上位の部分に病変が起きたことによる症状であると考えられます．したがって，意識障害の他に運動麻痺や知覚麻痺，あるいは高次脳機能障害（p.34）を伴っていることが特徴です．

3. 昏　迷
　呼びかけてもなかなか反応しませんが，呼びかけを続ければ反応する状態です．疼痛刺激には反応し，手を引っこめたり払いのけたりします．

4. 昏　睡
　呼びかけを続けても反応せず，自発的な運動は全くない状態です．つねったり，針でつつく程度では反応しませんが，胸を拳で強く押すような，かなり痛い刺激だと反応します．

　昏睡や昏迷は，おもに脳卒中の急性期段階で遭遇します．回復期や維持期（生活期）（p.150）の脳卒中を対象としていても，発症直後のことは患者とよく話題になりますので，分類の名称だけでも専門的に知っておくと良いと思います．

　脳内出血を発症した直後は急に意識がなくなり，脳梗塞の場合は徐々に意識がなくなります．また，意識がなくなるときに，クモ膜下出血や脳内出血では，頭が痛いといって倒れていきます．さらにクモ膜下出血の場合は，ハンマーで殴られたような後頭部の痛みから始まって，やがて頸部の硬直が起こり首を曲げようとすると激しい痛みを訴えるのが特徴です．

意識障害への対応

■覚醒時の質的な意識障害に対して
　質的な意識障害が認知症と異なるのは，誤りを指摘すると自分の誤りに気付くところです．どうしても誤りを訂正する必要のあるときは，なるべく明るい雰囲気の中で，

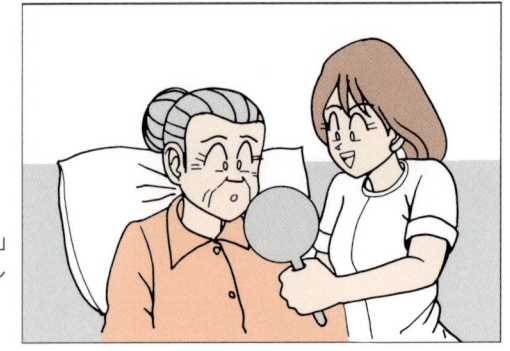

図 Ⅱ - 31　「ここで，歯ブラシをするのは初めてです」
「この間，こうして鏡を見ながら私と歯ブラシをしませんでしたっけ？」
「あらー，そうだったかしら」

「昨日，私と歯ブラシをしなかったでしたっけ？」といったように断定することなく聞いてみます．少々回りくどいですが，訂正を促すような語りかけをします（図Ⅱ-31）．

■傾眠に対して

本人は，痛みに関する質問には「はい」といったり，首をふるなどして意思表示をしてくれます．したがって，ブラッシングの介助をしているときなどに「Lさん，いま痛くないですか？」を，ある程度間をおきながら繰り返し聞いてみます．それは，逐次Lさんに応答させて意識状態を覚醒に保たせるためです．

傾眠への対応に限ったことではありませんが，本人の五感に訴えることを考えます．そのためには，やはりわれわれは本人に「tell, show, do+touch」です．

■昏迷，昏睡に対して

覚醒させるために，疼痛刺激を与えます．昏迷や昏睡は脳幹網様体レベルの障害なので，大脳皮質は病変におかされていません．したがって，最も強い刺激である疼痛刺激を盛んに送り，脳幹をこえて視床や大脳皮質に知覚を惹起させるのです．痛いと感じる回路がつながることによって回路の中継点である脳幹網様体が活動し，覚醒することが期待できます．

意識障害のまとめ

1. 覚醒状態における意識障害は，脳幹網様体よりも上位の部分に病変が起きたことによる症状であると考えられます．したがって，意識障害の他に運動麻痺や知覚麻痺，あるいは高次脳機能障害を伴っていることが特徴です．
2. 数字的あるいは時間的にとんちんかんな応答になると，患者が発する声に聞く耳をもたなくなりがちです．仮に時間的な記憶の誤りがあったとしても，これは口腔ケアを遂行するうえでは些細な問題です．ですから誤りを指摘し訂正させるのは，二の次と考えても良いのではないでしょうか．ブラッシングを例にとれば，本質はブラッシング行為をしたことなのであって，それをいつしたか覚えていないといったことを責める前に，行為そのものを覚えていてくれたことを，おおいに評価すべきだと思います．
3. 急性期リハビリテーションが重要視されています．なるべく早期のうちにリハビリを開始して廃用症候群に陥るのを防ごうとの目的です．しかし，急性期での昏睡は脳の修復期間でもあり無闇に意識を覚醒させようとするのは逆効果になりかねません．寝ている人をその都度おこして口腔ケアを始めるのではなく，意識がない状態で口腔ケアを始めてその最中に目が覚めたなら「起こしてしまってごめんなさい．今，お口のお手入れをさせていただいています」と語りかけるのもよいでしょう．

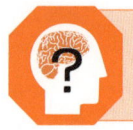

認知症

　Mさんが実家に電話をすると，電話の向こうでため息まじりに父がいった．
「いま，母さんに一緒に死のうといってやったところなんだ」
　母と四六時中顔を合わせている父に，疲れが出ているらしい．Mさんは「またか」と思った．
　翌日実家に出向いた．母はいつものように座椅子に座っていた．
「どなた様でしたっけ」
　Mさんの顔をみるなり，目を丸くした．
「僕だよ」
「まあまあ，久しぶりね▲▲さん」
　Mさんから視線を反(そ)らせながら母はいった．▲▲さんとは，母の弟の名である．

　5年前に軽い脳梗塞を患ったMさんの母は，ほとんど麻痺を残さず数日で退院した．しかし，その後，数字を扱うことができなくなり，買い物には全く出なくなった．徐々に認知症の症状が現れ，孫の顔をみても，「どこの赤ちゃん？」と聞いてくる「母さんの孫だよ」といっても，「うへー」といって驚くばかり，母の記憶は，弟たちと暮らしていた娘時代に戻っている．Mさんは，母にとってそのころが一番幸せな時代だったのだろうかと思ったりもした．
　それでも実家をでるとき，いつも線路づたいの道を駅がみえるところまで見送ってくれた．「風邪引かないようにね」なんて言葉を，さよならがわりにしてくれた．

　迎えた年の夏は，昼夜途切れることのない暑さが，連日猛威をふるっていた．母は夏がこせるだろうか．進行する認知症の終末はどうなるのだろうか．Mさんは毎夜，床に入ると考えた．父がさきに逝ってしまう，両親と同居する，母だけ施設に預けて父と同居するなど，あらゆる場面を想定して準備はしておこうと思った．しかし，そんなことで気持ちの平穏は得られなかった．どれが現実になっても，いまの自分たちの生活が破綻してしまうことはわかっていたから．

　Mさんの職場に，彼の妻から電話がかかった．
「お母さんが倒れて病院に運ばれたんですって」
　とうとう，というより，やっぱりという感じだった．

> 3日後，集中治療室で母の臨終を告げられた．死に顔をみているMさんの頭の中には，ここ数年，母の認知症にふりまわされたことへの思いなど微塵もなかった．
> かがみこみ，ベッドに横たわる母の耳にささやいた．
> 「生んでくれてありがとう」
> 本当の素直な気持ちだった．
> そっと頬に触れた．母に触れるなんて初めてのような気がした．

1. 認知症の種類

認知症は大別すると，脳卒中後の血管性認知症と脳の萎縮変性によるアルツハイマー型認知症とがあります．その他，萎縮・変性に含まれるレビー小体認知症，前頭側頭型認知症などがあります．

1. 血管性認知症

Mさんのお母さんのように脳卒中に引き続いて起きる認知症です．症状はまだらであり，昔はまだら痴呆ともよばれ，記憶障害は部分的です．言語障害や，運動障害，知覚障害といった機能的な障害を伴うことが多く，再発するたびに，段階的に認知症症状が進行していきます．

2. アルツハイマー型認知症

いまだ原因は不確定ですが，脳の萎縮と脳細胞の変性により，物忘れや妄想を初候として徐々に認知症症状が表面化してくるものです．脳血管性認知症の場合は，運動障害など機能的な障害を伴っているので，車椅子や臥床の生活を強いられていることが多いのですが，アルツハイマー型認知症では，その多くは歩きまわることができます．

2. 認知症の周辺症状

認知症が示す行為や意識（質量ともに）バリエーションに富んでいるために，対応法を体系立てるのはなかなか困難です．そこで，まず患者はどうしてこんなことをするんだろうと悩むよりも，認知症としての症状を1つでも多く知っておくことのほうが，認知症に直面したときに，冷静な対応ができると思います．

代表的な認知症の12の行動例を，以下に記載します．

1）徘徊

一人で外出したものの，道に迷い帰宅できない．

2）失禁，不潔行為

トイレの場所がわからなくなってしまったり，下着をつけたまま排泄したりする．便を手でいじる（弄便）．

認知症

「痴呆」という用語についてはかねてより侮蔑感を感じさせるなどの問題が指摘されてきた．このため厚生労働省の検討会で〝痴呆〟という用語は変えるべきとして検討された結果，「認知症」が最も適当であるとの報告書が2004年12月に出された．

3) 食事の問題（拒否，過食，異食）
　①食事拒否：頑として口を開いてくれない．
　②過食：さきほど食事を済ませたばかりでも，「いつになったら食事が始まるの」と訴える．
　③異食：食べ物以外の物，たとえば石鹼（けん），たばこ，小銭などを口に入れてしまう．

4) 攻撃的（拒否的）行動
　自分の意思に反する指摘や指導に対して怒り出す．
　たとえば整容について
　①入浴，洗髪：服や下着を脱がされるのをいやがったり，湯をかけられるのを怖がったりする．
　②口腔清掃，洗顔：義歯を外そうとすると，介護者の手を払いのけ怒鳴りつける．歯磨き動作をいっこうにしようとしない．義歯を外して清掃し，再び口腔内に戻そうとすると「それは私の入れ歯ではない」といいはる．
　③爪切り，ひげ剃り：爪を切られるのを拒否する．ひげの剃り方を忘れていて，ひげ剃りを渡してもその動作をとらない．
　④目，耳，鼻の清拭：自分では全くしようとせず，人にどこをいじられるのも嫌う．
　⑤着衣：着脱ができない．着慣れた服を洗濯せず，いつまでも取りかえようとしない．

5) せん妄，二次的転倒・骨折
　大半は絶えず落ち着かないでそわそわしているが，反対に何事にも無気力，無反応だったりする．
　車椅子から立ち上がり歩こうとして転倒したり，ベッドで立ち上がりそのまま歩き出して転落したりする．

6) 妄想・幻覚・錯覚
　物を盗まれたという妄想（盗難妄想）では，特に身近にいる人をよく疑う．

7) 異物錯誤・作話・仮性作業
　ポットをそのままガスコンロに乗せて，火をつけ沸かそうとする．日常生活用品の用途を誤認し，思わぬ事故を起こす．

8) 不安・焦燥
　夕方の暗闇がせまってくると落ち着きがなくなる（たそがれ症候群）．自宅にいても「帰ろう」といい出す．

9) 抑鬱・意欲低下
　もの忘れがひどくなってしまったことや，せっかく親切にしてもらったのに，それが娘であることを告げられてもわからないことなどを絶えず悲観している．

10) 睡眠障害（夜間不眠，覚醒リズム障害）
　昼夜逆転の状態となり，夜間どうしても眠れず妄想を引き起こす．

11) 性的異常行動
　異性に対して，異常な態度をとる．介助者が異性であったような場合に，つらくあ

たったりもする．
12) 自己防衛

何をしても「痛い，痛い」を連発し，その場から逃避しようとする．

3. 認知症の中核症状

　以上述べてきた症状は，認知症の周辺症状といわれるもので，天婦羅でいえば"衣"にあたる部分です．では"身"である中核は何か．それは，「記憶障害」と「知的能力の低下」です．血管性や脳萎縮変性の認知症に共通している脳の障害部位は海馬です．これは記憶を司る中枢で，脳の深部にあります（図Ⅱ-32）．

　海馬は，脳梗塞の虚血状態には特に弱く，さらにアルツハイマー型における脳変性初発部位になります．またここで言う知的能力は，主に高次脳機能のことを指しています．すなわち周辺症状は，たぐり寄せると記憶障害と高次脳機能障害に端を発しているのです．

　たとえば，口腔ケアをしようとして，本人の口腔内に歯ブラシを入れようとしても"口を開いてくれない．開かないどころか，拳を振りかざして殴ろうとする．"といったことがあります．でもこの態度は当然のことなのです．記憶障害の世界にあって，いきなり見も知らぬ人が自分の口の中に歯ブラシや指を入れてこようとしているわけです．歯ブラシを振り払うのは当然の行為だと思います．もし自分の手が思うように動かなければ頑として口を開けようとはしないでしょうし，それでも口に歯ブラシを入れてこようものなら，大声を出して噛み付いたり唾を吐いてやったりするでしょう．しかし，われわれはこのような態度をとる認知症の症状を「攻撃的態度」とよんでいるのです．

　排便時に便を手でこねるようにしたり，壁になすりつけたりします．同居している家族は，そんなものを見たら「何てことをするんだ」と怒りや情けなさでパニックです．しかし，分析してみるとこれは高次脳機能障害の失行です．パンツを下ろす，便座に腰をおろす，用を足す，ティッシュで拭く，水を流すといった一連の行為の順序，組み立てができなくなっているのです．汚物をきれいにしてしまいたい一心で，手っ取り早く，それこそ自分の手で便を取り除こうとしているのでしょう．われわれは，これを「弄便，不潔行為」とよんでいます．

　このように中核症状が根っ子にあって，先の12の周辺症状が表出されていきます．

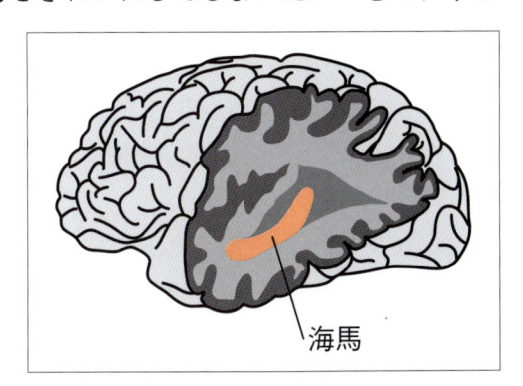

図Ⅱ-32　脳を開いて海馬を露出させた図

口腔ケアを利用した認知症へのかかわり

「認知症に対する口腔ケアは，どうすれば良いか？」ではなく，「口腔ケアを認知症症状の対応にどう利用したら良いか？」を考えていきましょう．なぜなら口腔ケアとしての手技手法はすでに確立されており，それを認知症へのアプローチに利用しない手はないと思うからです．

そこで，口腔ケアを認知症高齢者に行うにあたって，デイケアとしての取り組みを紹介します．

デイケアは，「病院や施設に定期的に訪れ，治療のみならず生活指導，社会資源の活用，患者を取り巻く環境の整備などを行う包括的な医療である」と定義されています．

これは，①患者の精神機能の活性化，②家族への援助，を柱にして展開するものです．

認知症患者への口腔ケアの例

1）挨拶・導入

認知症へのかかわりについては，導入がその後のすべてを決めるといっても過言ではありません．

　①患者とわれわれ双方の名前の確認，自己紹介

　「○○さん，（初めまして）△△と申します」

最初からマスクはせずに，しっかりとこちらの顔と口の動きを見せます．

　「おくつろぎのところ申し訳ありません．今日は，口のお手入れをさせてください」

　「さきほどお食事を済ませたので，口をきれいにしてからお部屋に戻りましょう」など．

いきなり口腔ケアが始まるのは，本人にとって抵抗があると思います．口腔ケアを始める際には「申し訳ありません」「失礼します」といった謙譲的な姿勢で接します．口のお手入れといっても唐突ですから，あらかじめこちらが歯ブラシやスポンジブラシを持って口をゴシゴシと磨く仕草をし，これから始まる口腔ケアのイメージを視覚的につかんでもらいます．

　②tell, show, do + touch

　　目線を同じ高さか，むしろこちらが見上げるようにして（図Ⅱ-33），挨拶し（tell），歯ブラシを見せて（show），ブラッシングの仕草（do），そのとき警戒するような様子が解けているようであれば，本人に触れます（touch）．タッチ

するにしても，いきなり口腔内に歯ブラシを挿入するのではなく，語りかけの時に，車椅子であれば本人の膝頭や手に触れて，「決して私は、あなたに害を及ぼす者ではありません．少しでもお役にたちたいと思っています」という雰囲気を伝えます．

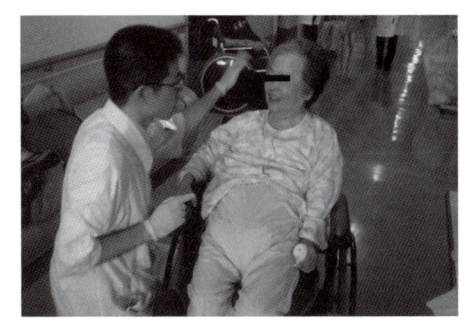

図Ⅱ-33 目線を同じ高さにして

2）実施開始

①口腔に最初にタッチするときには，最大の不快である"痛み"が生じないように，口唇に水で湿らせたスポンジブラシをあてがったり，軽く叩いたりするところから始めます．

②口唇の緊張が解けたときに，「失礼します」と声かけしながら，ブラシを挿入します．しっかりと開口しなくても，口角から口腔内にスポンジブラシや歯ブラシを挿入することは可能です．嫌な顔をされたときには，「ごめんなさい．少しだけ辛抱してください．すぐに口の中がさっぱりして気持ちよくなりますからね」と謙譲的な態度を通します．

3）環境の整備

①戦争体験（戦地に実際に赴いた人は少なくなりました．本人の幼少期ということになります），②当時の流行歌，③郷土の名物，④現役の頃していた仕事　⑤好きな食べ物　などを本人から教えてもらうといった姿勢で話を聞きます．あらたまって「今日はNさんが好きだった思い出に残る曲の紹介をしてください」といってもなかなか話し出せるものではありませんが，何かがきっかけで本人から話題を提供してくれるようなことがあれば，口腔清掃をいったん中断してでも耳を傾けるべきです．

4）次回に繋（つな）がる挨拶

「○○さん，口のお手入れは終わりました．頑張りましたね」

本人は，頼んでもいないのに口腔ケアをさせられたのです．われわれのケアを少しでも受け入れてくださったことに，労（ねぎら）いと感謝の気持ちを伝えます．

「お口はさっぱりしましたでしょう？おいしく食事が召し上がれますからね」

頑張ったあかつきには良いこともあるといったことも必ず伝えます．

前回口を開けるのに抵抗があったのが，今回はスムーズに開いてくださったり，口腔清掃の時間が長めに保てたりできたときには，こちらからも「あり

がとうございました」の気持ちが湧いてくることでしょう．
「次回もまた口のお手入れに来ますね」
会釈でもしてくださるようものなら，口腔ケアは完結です．

　認知症口腔ケアを実施するにあたり，本人の家族や介護者への配慮を欠かすことはできません．本人を取り巻く環境次第で，同じ周辺症状であっても受け取り方が negative にも positive にもなり，もっと端的にいえば暗くも明るくもなるのです．

介助者（家族）への対話内容の例
1）介助者（家族）自身に関する話
　①家族構成，キイパーソン（本人に関する取り決めなどに影響のある人）は誰か
　②介助者の体調はどうか
　③家族一日のライフサイクルについて
　④何が一番悩みか
　⑤ここで行った口腔ケアプログラムを，家庭はどこまでできそうか

2）患者についての話
　①どんな状況で混乱を起こすのか
　②落ち着いているのはどんなときか
　③何ができて何ができないか
　④昔の性格はどうであったか
　⑤周辺症状の対応に，何を試み，何がうまくいったか

　やっと残暑が途絶えた頃，Mさんの母は亡くなった．脳梗塞の再発だった．
　以来，Mさんは認知症高齢者を扱ったテレビ番組や新聞のコラムを避けるようになった．もう二度と触れたくないと思ったのだ．
　母が死に，初めての夏を迎えた．Mさんは，実家の仏壇がある部屋に足を運んだ．そこには，黒髪を光らせわずかに微笑む母の写真があった．しばらく手を合わせてから振り返り，母がいつも座っていた座椅子に目を移した．去年の今日，Mさんの母はまだそこに座っていた．
　「全く知らない人が，いきなりドアを開け部屋に入ってきたら，それはびっくりするだろう．きっと母は，僕がこの部屋に入ってくるたびに，びっくりもし，怖くもなっていたにちがいない」
　Mさんは，座椅子に座ってみた．その途端，認知症になった母の気持ちが無

性に知りたくなった．
いろいろな情報メディアで介護や福祉，老後について取り上げない日はない．それらをみると生前母の行動に該当するものが，いくつもあることに気付いた．
「夕方になると，そわそわし出して『さ，そろそろ帰りましょう』といい出したのは，たそがれ症候群だったんだ．掃除機をもったはいいが，使い方がわからず，そのまま立ちすくんでいたのは，脳卒中の後遺症だったのかもしれない」
　Ｍさんは，晩年の母の姿を記憶の中から1つ1つ拾い集めていた．
「いま，母が生きていだら，傍でもう少し長く母の行動を見つめていられたかもしれない．母の話をもう少し長く聞いていられたかもしれない．…でも仕方がなかった．あのころは，あれが精一杯だったのだから」

認知症のまとめ　～Feeling～

事例によりさまざまですが，どの認知症にもある程度共通していることを，3点ほどまとめて示します．

1. Feeling

「私は，△△です」を何度唱えても，名前は忘れられているかもしれません．「どうせ覚えてはいないのだから，何を言っても仕方がない」でしょうか．たしかに名前や日にち，何をしたかなど記憶にとどめてもらうのは困難でしょう．しかし，「優しそうだ」「怖そうだ」「痛そうだ」「楽しそうだ」といった「～～そうだ」の記憶は，深層の部分で核として蓄積されていきます．フィーリングの世界です．認知症の人とのかかわりを継続していくと，明らかに人によって，あるいはそのときの雰囲気によって態度を変えていることに気づかされます．数字や名前を記憶にとどめておけないからこそ，本人は感性をより鋭敏にして状況を判断しているのです．われわれがむやみにとる態度や言葉遣いは当然傷つきもし，反対に誠意が通じたときには喜びも得ています．

2. 否定しない

本人は，真剣です．嘘は言っていません．われわれにとって妄想や幻覚であっても，本人にとっては真実なのです．それをわれわれの価値観に合わせて修正する必要がどれだけあるというのでしょう．娘なのに妹と思われているのであれば，妹になれば良いのです．妹になることは，今この一瞬を心地よく暮らしてもらうのに十分な代償となるはずです．

3. 疾患としての扱い？

1972年に出版された有吉佐和子の長編小説「恍惚の人」は，認知症を世に知らしめる先駆けとなりました．認知症介護の家族の苦悩ぶりは，半世紀近くたった今，より深刻に問題を提起しています．その年の日本人の平均寿命は男性69歳，女性74歳でした．認知症はきわめて珍しかっ

たのです．現在は人生90年です．認知症の人口は300万人とも400万人ともいわれています．一部若年性のアルツハイマー型はあっても，明らかに認知症は超高齢社会により産み出されたものです．認知症としての診断技術を開発し，予防法や治療薬が日々検討されていますが，加齢がなす業(わざ)であれば，これは病気ではなく，摂理ではないでしょうか．「治す」というベクトルには，自ずと壁が立ち塞がります．そこで必要とされるのが「ケア」になるのだと思います．

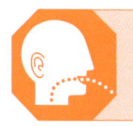

摂食嚥下

たとえ適合した義歯が装着されても，あるいは齲蝕や歯周病が完全に処置されたとしても，さらに舌や咽喉頭の形態に異常はなくても，脳卒中患者の場合「噛めない」「飲み込めない」といった訴えが依然として残ることがあります．これが摂食嚥下障害です．摂食嚥下障害に口腔ケアは必須です．

何ごともそうですが，正常な生理を知らなければ異常や障害を語ることはできません．そこで，まず正常な「摂食嚥下」について考えていきましょう．この章では，器官や神経など解剖学的な用語が多く出てきます．摂食嚥下を考えていく者にとっての共通言語ですので，覚えないまでも一度は触れておきましょう．

1. 摂食嚥下の生理と病態

嚥下運動は口腔期，咽頭期，食道期の3期に分けられます．しかし，「食」における一連の動きを問題にした場合，それを障害の医学としての見地に立つと機能のみならず行為としてとらえたほうが合理的です．そこで「食」の行為を摂食嚥下として，先行期，準備期を含めた5期に区分します（**表Ⅱ-1**）．

表Ⅱ-1 摂食嚥下運動のステージ

I. **先行期（認知期　anticipatory stage）**：食物が口腔に入る前の時期で，何をどのくらい，どのように食べるか決定し，行動する段階．
II. **準備期（咀嚼期　preparatory stage）**：食物を補食し，つづいて咀嚼してから嚥下運動が行われるまでの時期．
III. **口腔期（oral stage）**：口腔から咽頭へ食塊を送る時期で，随意運動から不随意運動へと移行する．
IV. **咽頭期（Pharyngeal stage）**：食塊を咽頭から食道へ移送する段階で，反射運動となる．
V. **食道期（esophageal stage）**：食道から胃への蠕動運動である．

（Leopold, 1983より）

1. 先行期（認知期）

1）先行期とは

食事をどのようにして口に運んでいるか「認知」を含めた「行為」を問題にします．

右片麻痺でしたら，利き手交換をして左手でスプーンやお箸を扱うことになりましょう．両側性片麻痺でしたら，介助者により全介助を受けているかもしれません．

また，私たちはこれから摂取しようとしている食物の硬さ，味，匂い，食べるはやさ，口へ運ぶ量，噛む力などを認識し予想して，口に運びます（**図Ⅱ-34**）．

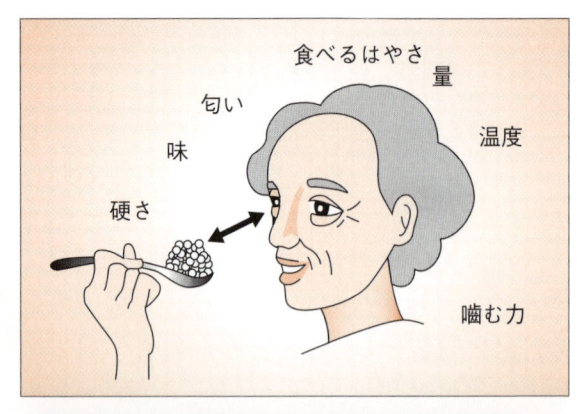

図Ⅱ-34 先行期
食べる前に何をどのように食べるか判断する

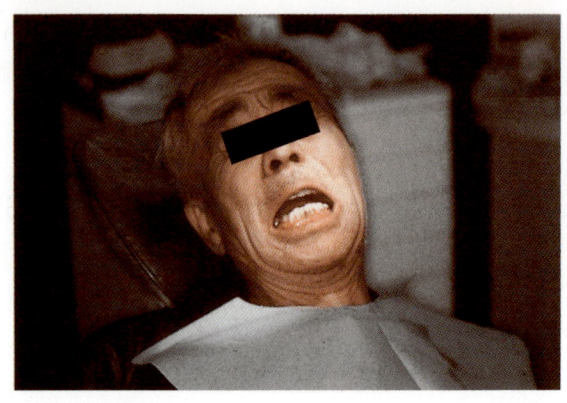

図Ⅱ-35 先行期の障害例（感情失禁）
感情が抑え切れずにすぐに泣き出してしまう

　たとえば，かた焼せんべいとハンバーグでは，明らかに口へ運ぶ量もはやさも異なっているはずです．このように何をどのように食べるか判断し，口に食物を運ぶまでの行為の段階を先行期とよびます．

2）先行期の障害

　おもに認知を司る部分に障害が起きると（失認：高次脳機能障害の項記載），食物を熱い，冷たい，硬い，軟らかいの区別なく一本調子で口に運びます．むせている最中でも，次々と口に食物を運ぶ「ガツガツ食べ」が目立ちます．

　また，情動制御機能が障害されていると，語りかけの内容によっては，すぐに泣きだしたり（感情失禁）（図Ⅱ-35），反対に部屋全体に響きわたるような脅迫的な笑いをし続けたりすることがあります（切迫笑い）．食事中にこうしたことが起こると，ムセを助長したり，食事の中断を余儀なくされます．

　先行期障害は，直接生命に危険が及ぶわけではありませんが，摂食行為や認知機能に障害があるために，介助者には多くの負担を強いることになります．口腔や咽喉頭に障害はなくても，介助力が備わらないために経管離脱がかなわないということは頻繁です．

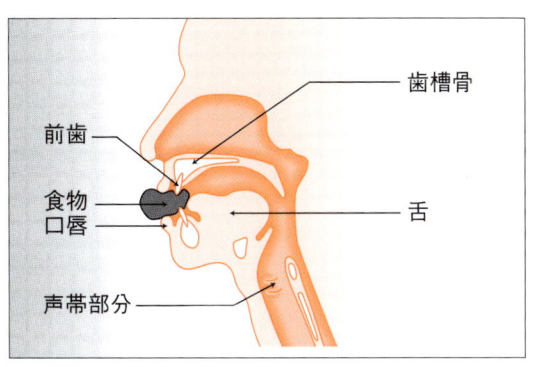

図II-36 準備期
前歯により食物を切断し口唇で捕えている

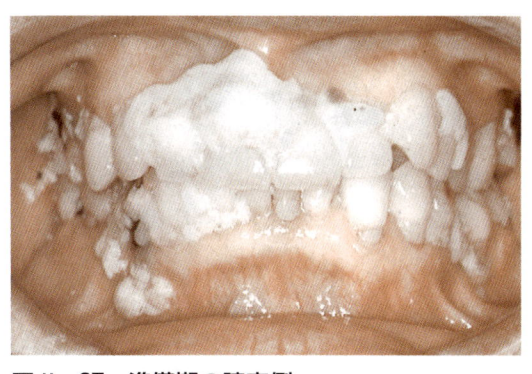

図II-37 準備期の障害例
口腔前庭に食物がそのままの形で付着している．おもに麻痺側の停滞が著しい

咀嚼

2. 準備期（咀嚼期）

1）準備期とは

　食物を前歯で咬み取り（咬断）口腔内に取り込みます（捕食）（図II-36）．続いて，食物は舌により奥歯の噛み合わせの面（咬合面）に運ばれます内側から舌，外側から頬が適度な力で食物を支えることにより，咬合面上で粉砕，臼磨が行われます．さらに唾液と混ぜて（混合），食塊（唾液と混合された食物が一回で飲み込める状態となったもの）が形成されます．このように，食物を咀嚼し食塊を形成する時期を準備期とよびます．

2）準備期の障害

　口唇，舌，頬などに麻痺があると，口の中に食物をうまく取り込めません．また口から食物をこぼしたり，絶えず流涎があります．盛んにモグモグと外見上はしているのですが，口を開けてみると，舌の上や口腔前庭に食物がそのままの形で残っています（図II-37）．これは，舌が奥歯まで食物を運べない，運べたとしても咬合面上に食物を保持しておくことができないために起こるものです．

3. 口腔期

1）口腔期とは

　食塊を口腔から咽頭へ移送する時期です．形成された食塊は，ほぼ舌中央部の舌背のくぼみに位置しています（図II-38）．そこから後方に食塊が送られ軟口蓋後端の両脇（口蓋弓）や舌根，あるいは咽頭の後壁（これらを嚥下反射誘発部位とよびます）に物が触れると，嚥下反射が起こります．軟口蓋の上面は鼻咽頭方向に引き上げられはじめ，咽頭筋の収縮によって生じる隆起が軟口蓋に接近してきます．このように随意運動から不随意運動へと移行し，嚥下反射が開始する時期を口腔期とよびます．

2）口腔期の障害

　嚥下反射の誘発部位に知覚的な麻痺が生じると，当然反射はスムーズに起きません．したがって，モグモグしたり，飲み込む仕草をするのですが，口を開けてみると，依

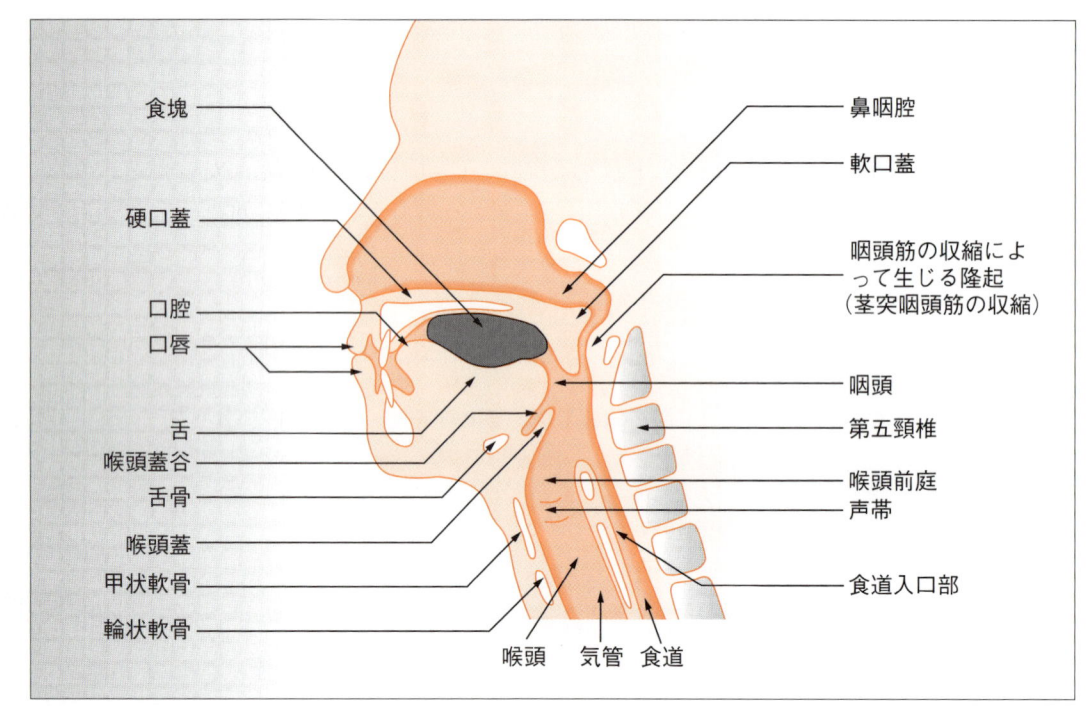

図Ⅱ-38 口腔期
食塊が舌中央部のくぼみに位置しているところ

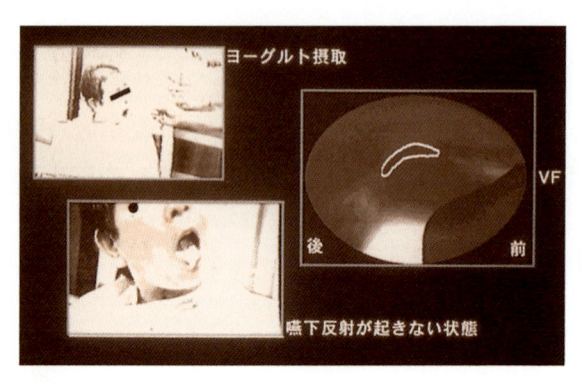

図Ⅱ-39 口腔期の障害例
何回も飲み込む仕草をするが、開口すると、口蓋に付着した食塊が舌の上に落下してくる

然として食塊が舌の上に残っていたり、なかなか飲み込まなかったり（嚥下躊躇）します（図Ⅱ-39）.

4. 咽頭期
1）咽頭期とは
　舌骨が最大挙上し，喉頭が上方に向かう（喉頭挙上）一方で，舌根部が後下方へ向かうことにより喉頭蓋が下がり，喉頭口をふさぎます．その喉頭蓋が下がったところへ食塊が下降してきます（図Ⅱ-40）.

　喉頭の上前方への挙上により輪状咽頭筋が弛緩し，食道入口部は開大して，食塊は咽頭から食道に入っていきます．瞬間的に口唇により口腔が閉鎖，上方は軟口蓋によ

り鼻咽腔が封鎖，前方は喉頭蓋により喉頭が閉鎖されています．このように食塊が咽頭から食道に送りこまれる時期を咽頭期とよびます．

2）咽頭期の障害

健常者であれば嚥下反射が起こり，口腔から咽頭，次の食道に至るまで食塊は0.6秒ほどで通過していきます．この短時間に**図Ⅱ-38，40**に記した器官が絶妙のタイミングで作動するわけです．しかし，この中の1つでも，感覚や運動に障害があってタイミングがずれたり，動かなかったりすると，食塊が気管へ流入してしまうことがあります．これが，誤嚥（aspiration）です．誤嚥とまではいかなくても，喉頭蓋谷に

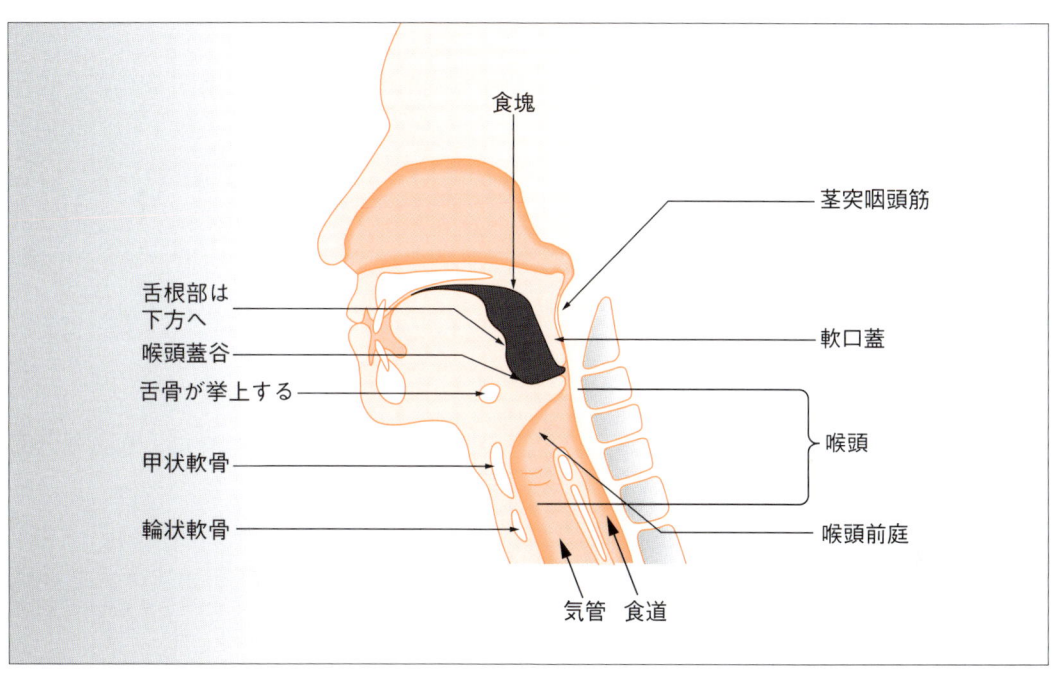

図Ⅱ-40　咽頭期
食塊が喉頭蓋谷に達したところ

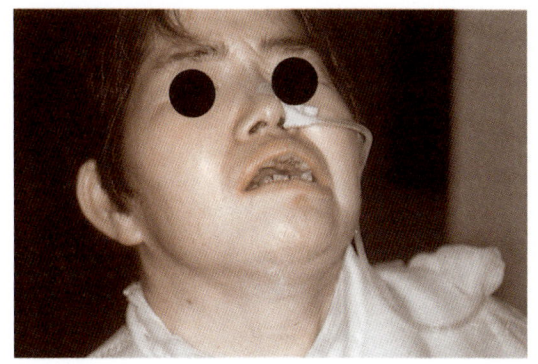

図Ⅱ-41 嚥下障害のために2年間経鼻管栄養のみで管理されてきた患者

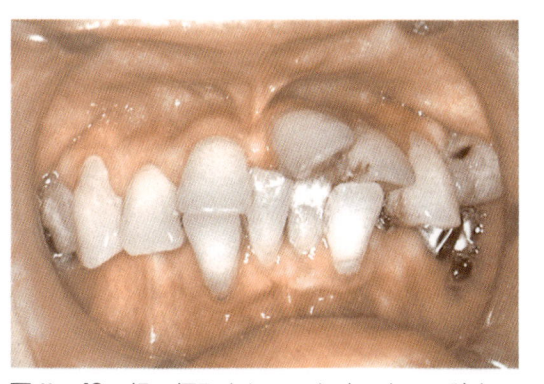

図Ⅱ-42 経口摂取をしていなくても，口腔ケアがなされていなければ，歯周炎は進行する．全歯残存しているが，どれも動揺が著しく，噛むと下顎の歯が上顎の歯を突き上げ，上顎の歯は外側に開いていってしまう

食塊が残留した状態を咽頭部残留（pooling），食塊が喉頭口から声帯を超える手前まで入り込んでしまった場合を喉頭侵入（penetration）とよびます．

摂食嚥下障害の中には誤嚥をしても，全くむせない場合があります．これが**不顕性誤嚥**（silent aspiration）です．食事中は，ほとんどむせていないのに　①発熱を度々繰り返すようになった　②痰が多くなった　③食後に声質が変わる　④食事が疲れる　⑤食事にかかる時間が長くなった　⑥失禁頻度が増加した　などの症状が目立つようであれば，むせない誤嚥を疑うべきです．

5. 食道期

1) 食道期とは

食道と胃との境界に下食道括約筋があり，ここを通過することにより嚥下が終了します．下食道括約筋は，通過した食物が胃から食道に逆流するのを防いでいます．このように，食道口から入ってきた食塊が食道の蠕動波に乗って胃へ運ばれる時期を，食道期とよびます（図Ⅱ-43）．

咽頭後壁の蠕動波により食塊はさらに下方へと移送されます．咽頭筋下部（輪状咽頭筋）が弛緩しているために，食塊は開大した食道口から食道へ入り，胃に到達します．

2) 食道期の障害

咽頭と食道の境には食道括約筋があって，食塊が食道に入り込むと封鎖が起きます．

しかし，この封鎖が不完全であったりすると食道―胃内容物の逆流が生じます．これには，細菌，胃酸，消化液が含まれているために，口腔内に逆流すれば歯は短期間で溶解してしまいます（図Ⅱ-44），また気管のほうへ逆流すれば誤嚥性の肺炎を引き起こすことにもなります．

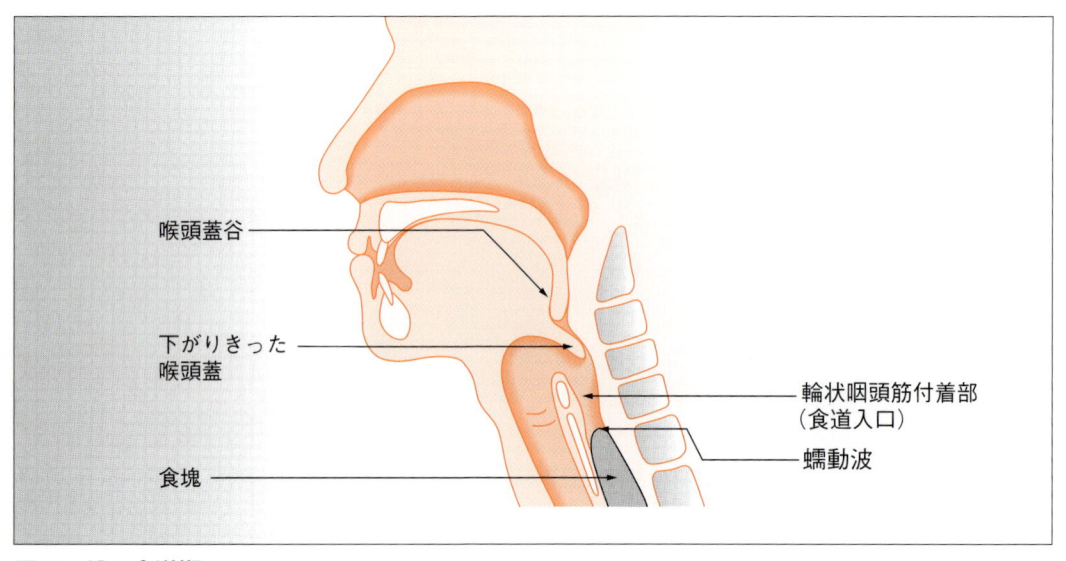

図Ⅱ-43　食道期
食塊が食道口を通過したところ

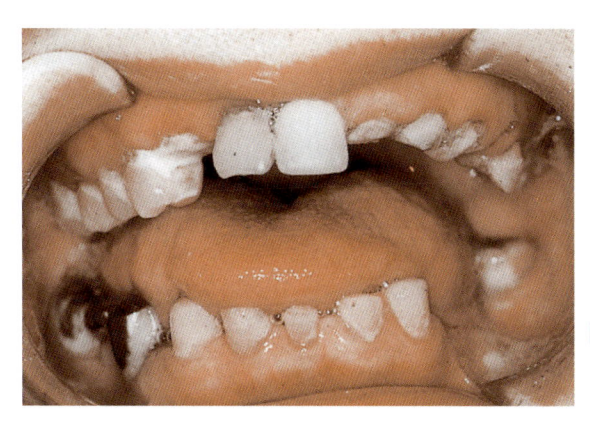

図II-44 食道期の障害例
胃散の逆流を頻発したために, 歯は脱灰している

摂食嚥下の生理と病態のまとめ

　脳卒中を発症した直後（急性期）に誤嚥を有する者は，全体の40〜80％です．発症して3カ月以上経過すると，それが10％以下になるといわれています．しかし，慢性期に入ってからは，誤嚥はしていなくても，先行期，準備期，あるいは口腔期に問題があって，日常の食事に不都合を訴えている者は，25％ぐらい存在します．

　したがって，脳卒中慢性期患者の3割強が，大なり小なり何らかのかたちで食事に苦労していると思われます．

　「摂食障害」という障害名は，昔から精神科領域で，拒食や過食のような心因性障害として扱われています．本章で扱ったのは，それと区別するために，器官の機能障害によることから，「摂食機能障害」あるいは「摂食嚥下障害」とよんでいます「摂食機能」といった場合の「摂食」は，5つの時期全般を指しますが，「摂食嚥下」といった場合の「摂食」は，狭義に解釈して先行期と準備期を指します．

2. 嚥下のメカニズム

　Nさんのムシ歯処置が今日で終わった．
　「次回から，食べるための訓練をしていきましょう，何でも食べられるようになったらいいですね」私は車椅子に乗り移ったNさんにいった．
　「いや，何でも食べられるようにならなくていいの．お新香だの，おみおつけだの，あたり前のものが食べられるようになればいいんですよ．ステーキだなんて金だせばいくらでも柔らかいものが食べられるじゃないですか．そんな物，毎日食べたいだなんて思いません」
　Nさんは味噌汁を吸うと，どうしてもむせてしまう．だから味噌汁は怖くて口にできない．食べるものといえば5分粥．おかずはゼリー状にしたりミキサーにかける．野菜や魚の区別がつかないままに，栄養だけを考えて食事をしている．

> 「味噌汁が吸えて，たくあんが食べられるなら，両手両足じゃ困るけど，片手片足ならもぎ取られてもいいや」
> Nさんの苦痛は，毎日毎食のことで，おそらくこれからも続くだろう．笑ってみせるNさんの言葉は，決して冗談とは思えなかった．

1. 嚥下反射が起きるメカニズム

　嚥下のメカニズムは，運動障害（p.14）と知覚障害（p.25）で述べてきたことの組み合わせです．これから記す5つの神経の名前は，ぜひ覚えておきましょう．

　嚥下中枢は，延髄の脳幹網様体（p.54）にあるとされています．口蓋弓，奥舌あるいは咽頭の後壁（図Ⅱ-45）に食塊が触れた刺激は，知覚神経により延髄に達します．すると，延髄が即座に嚥下運動の命令を下してゴクンといった嚥下反射が起こります．

　顔面領域からの刺激の伝達については，すでに知覚障害の項で述べました．嚥下のメカニズムを理解するために，顔面を支配する知覚と運動の神経についてもう少し詳しく考えてみましょう．

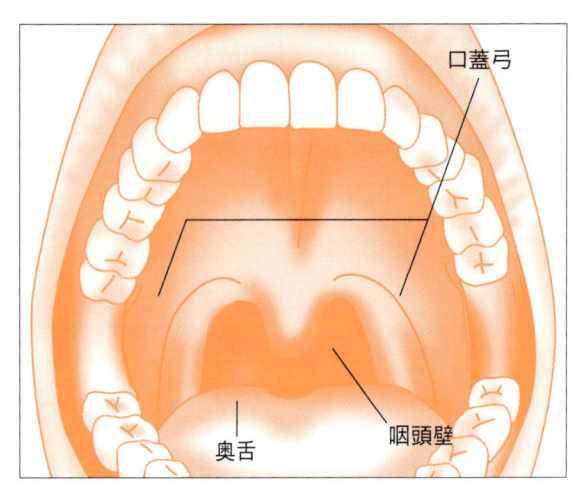

図Ⅱ-45　嚥下反射誘発部位（開口したところ）
嚥下反射誘発部位は人によって差があるが一般的には図で示した部位に存在する率が高い

1）嚥下にかかわる知覚神経について

　顔面領域からの刺激は，脳神経により伝えられ脳幹に入る（p.54）と述べました．脳神経は12種類あり，そのうちの1つに**舌咽神経（第9脳神経）**があります．これは，奥舌と咽頭および軟口蓋に与えられた刺激を脳幹に伝導する役目をもったものです．

　また，軟口蓋に与えられた味覚刺激は，**迷走神経（第10脳神経）**が脳幹へ伝える役目をしています（表Ⅱ-2，図Ⅱ-46）．

　この両神経により伝えられた刺激を脳幹の延髄網様体が受け，ただちに嚥下をするよう運動神経に命令を下します．刺激を受けてから運動をするまでの一連の機構は，反射ですので不随意に起こっていることです．

　三叉神経は，歯肉，舌，口腔粘膜などの知覚（一般体性感覚のうちの温痛覚や触覚）

を担当していますが，嚥下反射を起こすのに知覚面からは，間接的にかかわっていると解釈しておきましょう．

また，顔面神経は舌前方2/3の知覚（特殊感覚のうちの味覚）に関与していますが，これも知覚面からは直接嚥下反射にかかわるわけではありません．

表II-2　嚥下反射にかかわる知覚神経の支配領域

舌咽神経	舌の後ろ1/3，軟口蓋後部，口蓋垂，咽頭，喉頭蓋の一般体性知覚（温痛覚，触覚）と内臓知覚（嘔吐など）舌の後ろ1/3の特殊体性知覚（味覚）
迷走神経	軟口蓋後方，咽頭の味覚

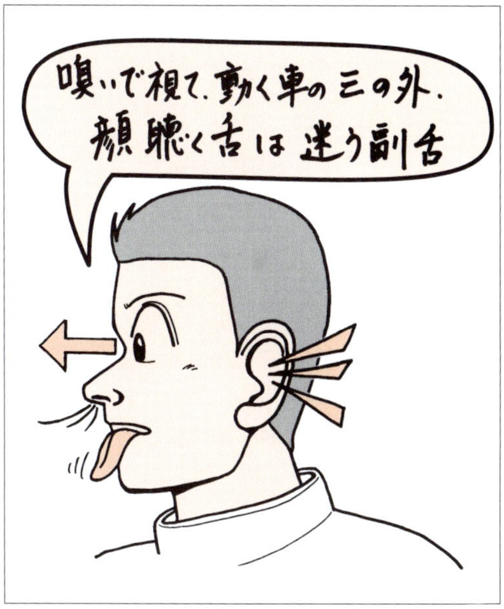

図II-46　12の神経
①嗅神経，②視神経，③動眼神経，④滑車神経，⑤三叉神経，⑥外転神経，⑦顔面神経，⑧聴神経，⑨舌咽神経，⑩迷走神経，⑪副神経，⑫舌下神経（右図は覚え方）

吹き出し：嗅いで視て．動く車の三の外．顔聴く舌は迷う副舌

2) 嚥下にかかわる運動神経について

嚥下運動を起こす運動神経にはどういうものがあるでしょうか．これには，先ほどの舌咽神経と迷走神経を含めた5つの脳神経が働いています（**表II-3，図II-47**）．

まずは，第5脳神経の**三叉神経**です．これは，咀嚼筋の運動を司り，顎の開閉運動や前後左右の動きをさせます．嚥下運動では下顎を引き上げ閉口させたり，食塊を送り込む際の舌運動に関与します．特に舌の挙上にかかわっています．

次は，第7脳神経の**顔面神経**です．顔面神経は，顔面の表情筋や頸部筋の運動を司ります．口唇をすぼめたり，笑ったり，困った顔をするなどの表情を作り出しています．嚥下運動では口唇の閉鎖にかかわります．

3番目は，第9脳神経の**舌咽神経**です．前項で，嚥下反射を起こすための知覚伝導の役割を担っていることを記しましたが，咽頭の一部の筋肉の運動も司っています．

舌咽神経が麻痺しているかどうかは，口を開け，咽頭に触れたときに，「ゲー」という嘔吐反射（咽頭反射）が起きるかどうかでわかります．知覚と運動の両面から嚥下に直接的にかかわっている神経であるといえます．

4番目は，第10脳神経の**迷走神経**です．この神経は，走行があまりにも多岐にわたっており，顔面領域だけでなく心臓や消化管にまで及んでいるために「迷走」という名が付きました．軟口蓋，咽頭筋，さらに声帯を含む喉頭筋をも支配しており，まさに

表II-3　嚥下反射にかかわる運動神経の支配領域

三叉神経	咀嚼筋（下顎を引き上げ閉口させる），顎舌骨筋と顎二腹（舌骨を挙上させる）
顔面神経	顔面の表情筋（嚥下時の口唇閉鎖）
舌咽神経	咽頭筋の一部
迷走神経	軟口蓋，咽頭，咽頭の筋
舌下神経	舌運動

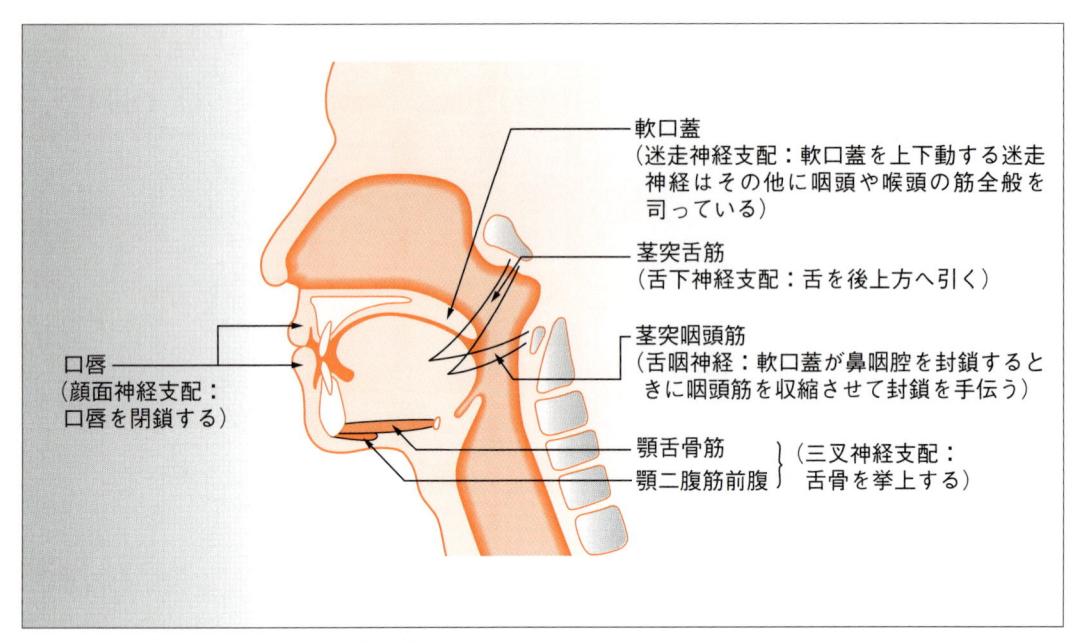

図II-47　嚥下にかかわる筋と支配神経

嚥下運動の中心的な役割を果たしています．

5番目は，**第12脳神経の舌下神経**です．これは知覚には関与しておらず，純粋な運動神経で，舌の運動を司っています．

2. 随意的な嚥下運動を起こすメカニズム

反射でなく，随意的に嚥下を起こすこともできます．それは，大脳皮質運動領野がゴクンという動作を行うよう，これら5つの脳神経に命じる場合です（**図II-48**）．

まとめ

以上記した5つの脳神経の中には，純粋な運動神経と，運動と知覚の両方の混合神経とがあることに注意してください．

こうした神経の名称は人間が勝手に付けたもので，人間を創造された神様もこんな名称を1つ1つ覚えるのは面倒くさいことでしょう．

しかし，5つの神経の名前と役割を覚えておけば，医療関係者の間でそのつど初めから話をしなくて済むので，摂食嚥下障害に悩む人に効率的に対応することができます．

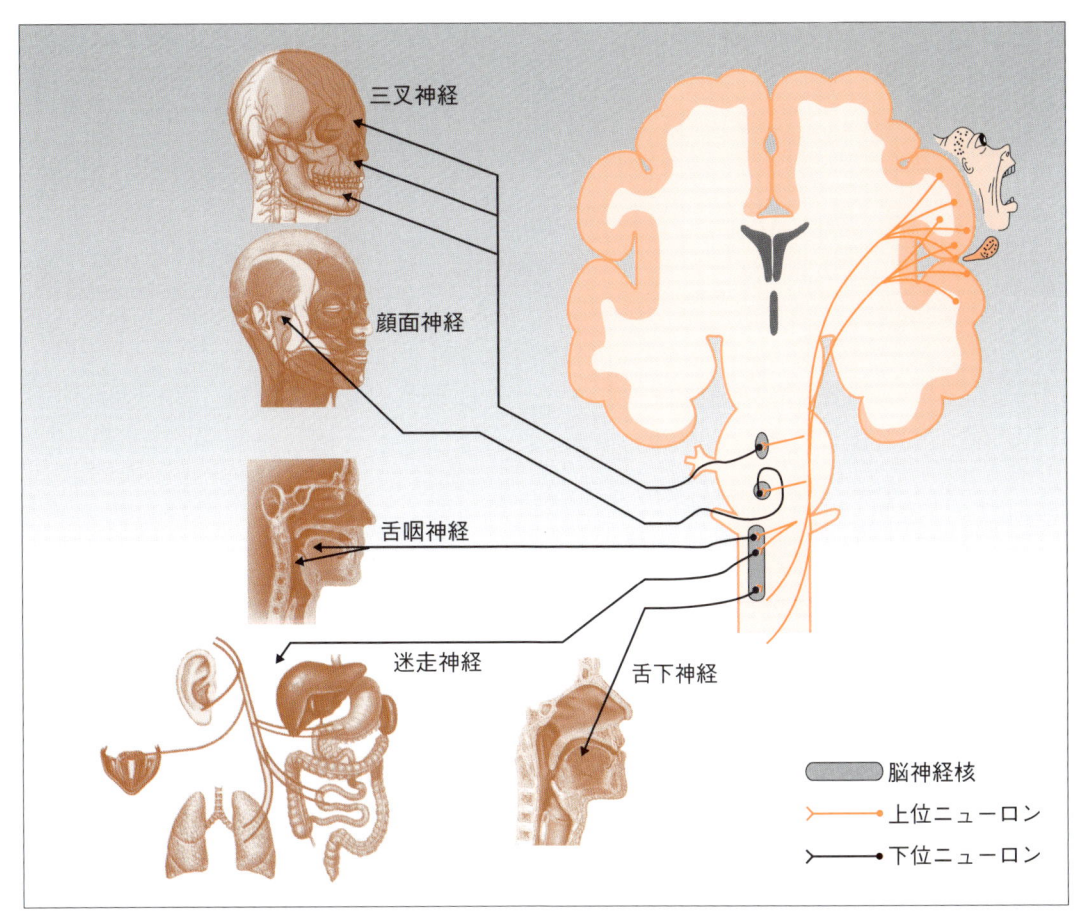

図Ⅱ-48 大脳の皮質運動領野の図

3. 摂食嚥下障害が起きるメカニズム

運動障害の項で記した4つの病変の発生パターンで，摂食嚥下障害が起こるメカニズムを特徴づけることができます．

1. 球麻痺の症状

延髄は下からみると球状にみえることから，直接延髄に病変が生じた場合の麻痺を球麻痺とよびます．延髄は脳神経が収束しているところなので（図Ⅱ-49, p.27），ここに病変が生じると，複数の脳神経が両側性におかされる率が高くなります．

球麻痺は，嚥下に関与する5つの神経が，ダイレクトにおかされているのです

図Ⅱ-49 脳幹の構造

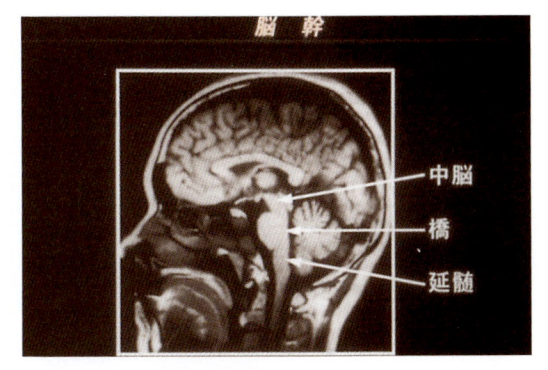

から，嚥下反射は起きません．咽頭，顔面，口腔の筋力は弛緩性に麻痺してしまい，経口摂取の可能性として，当座は姿勢を工夫しながら重力に任せて流動食を流しこんでいくしかない状況です．

仮性（偽性）球麻痺

2. 仮性（偽性）球麻痺の症状

仮性球麻痺が球麻痺と異なるところは，嚥下中枢である延髄が障害されていないので，嚥下反射が残っていることです．しかし，「嚥下反射が起きるメカニズム」の項（p.74）で述べたように，大脳皮質からの回路がおかされているため，随意的にゴクンという嚥下動作をするのが困難になります．

奥舌にまで食塊が到達すれば嚥下反射が起こるはずなので，首を少し伸展させて奥舌にゼリーを運ばせ，それからうなずくように首を動かすと嚥下が起こることがあります．

また，奥舌に食塊が到達しているのに，なかなか嚥下反射が起きないこともあります（図Ⅱ-50）．これは，大脳皮質の知覚領野に達する神経回路がおかされているために，刺激を感じるまでに時間がかかることによるものです．だらだらと流れてきた食塊が咽頭後壁ぐらいまでに達したときに，突如として嚥下が起こったりします．

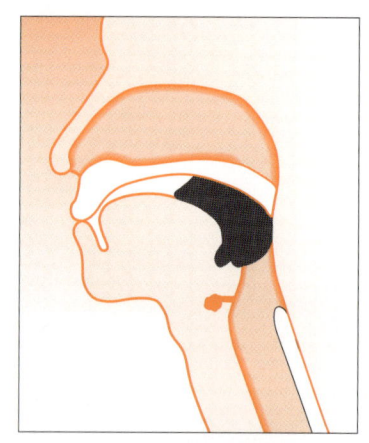

図Ⅱ-50 仮性球麻痺の例
奥舌や後部軟口蓋に食塊が達してもなかなか嚥下反射が起きない．

3. 一側性大脳病変（片麻痺）

完全片麻痺（p.14）を思い出してください．一側性の大脳病変が生じると，病変と反対側に麻痺が生じるといったことを述べました．

しかし，顔面には「両側性支配」という生理があります．たとえば，軟口蓋の運動は，右と左の両方の大脳皮質運動領野から送られてきた迷走神経が支配しています．

そこで，一側の大脳に病変が起きても，反対側の大脳はおかされていないために，そちら側が代償してくれるので，軟口蓋に障害は現れないことになります．

先の5つの脳神経のうち，三叉神経を除く顔面神経，舌咽神経，迷走神経，舌下神経の4つが両側性支配です．したがって一側性大脳病変が生じても，これら4つの神経が支配する筋（p.76：顔面の表情筋，咽頭筋の一部，軟口蓋，咽頭，喉頭の筋，舌）には，症状が出ないことになります．

ベッドサイドで簡便に摂食・嚥下機能をおしはかる手段として，顔面神経について言及します．

表情筋を司る顔面神経は両側性支配であると述べましたが，同じ顔面でも，目の位置を境にして顔面上部と顔面下部とでは状況が異なります．顔面上部は両側性の支配なのですが，下部は反対側大脳皮質運動領野のみの一側性支配なのです．ですから，

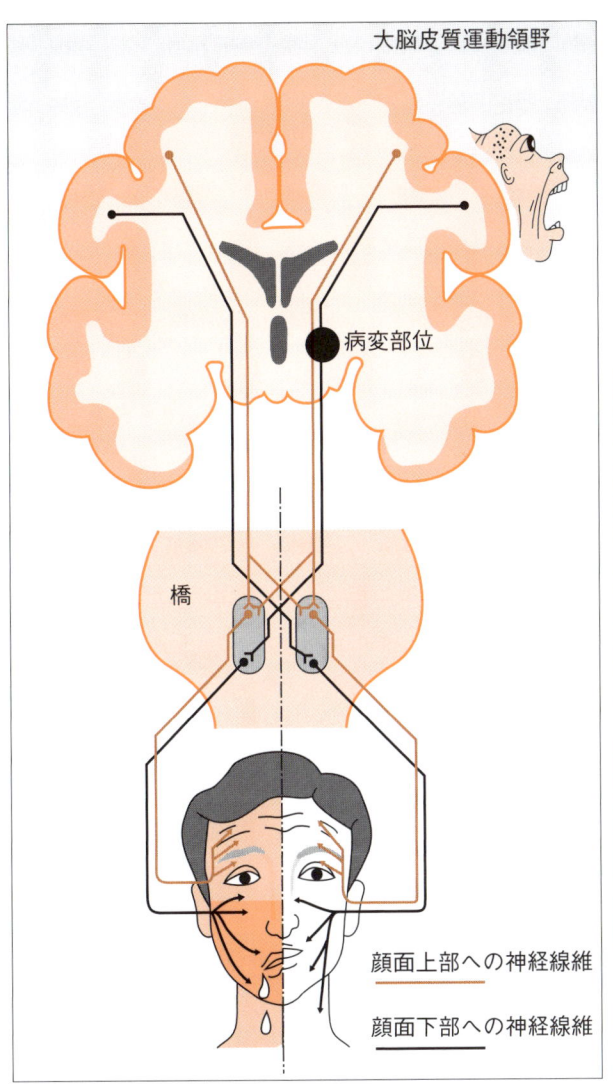

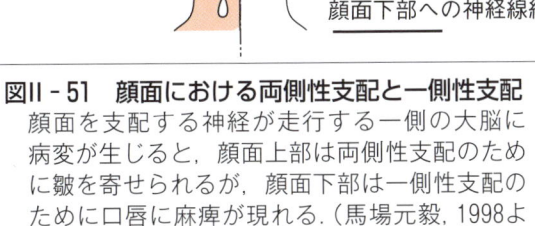

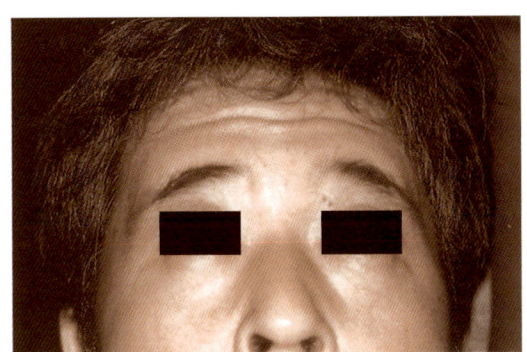

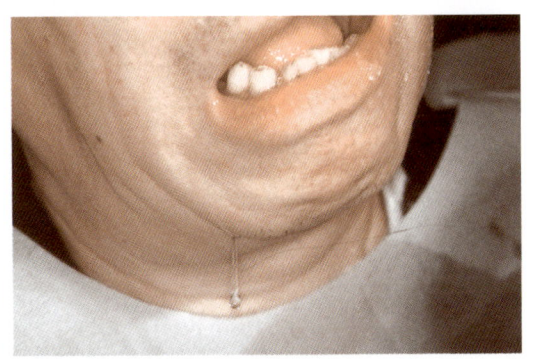

図Ⅱ-51　顔面における両側性支配と一側性支配
顔面を支配する神経が走行する一側の大脳に病変が生じると，顔面上部は両側性支配のために皺を寄せられるが，顔面下部は一側性支配のために口唇に麻痺が現れる．(馬場元毅，1998より一部改変)

図Ⅱ-52　一側性大脳病変の場合
皺は寄せられるが，口角から流涎がある．

　一側性に病変が生じた場合は，顔面下部は麻痺が生じるために，口唇閉鎖ができなくて絶えず流涎していたり，口唇が下垂している顔貌を呈します．しかし，上部は麻痺が出ないので，目を上に向けると額に皺を寄せることができます（図Ⅱ-51, 52）．
　逆をいえば，額に皺を寄せられない場合は，球麻痺か仮性球麻痺か，あるいは脳幹よりも末梢の部分に病変が生じている証拠になり，誤嚥の疑いをもつべきでしょう（図Ⅱ-53）．

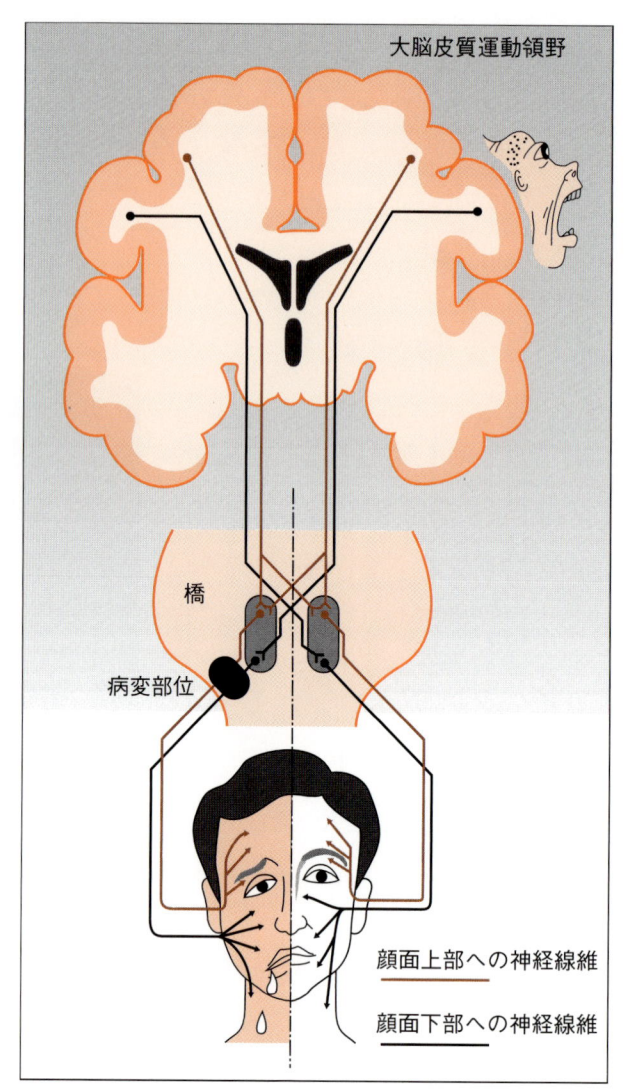

図Ⅱ-53　球麻痺の顔面所見
額に皺を寄せられない場合は延髄か，それより末梢に病変が起きたと考えられる（馬場元毅，1998より一部改変）

顔面麻痺

　以上より，一側性の大脳病変の場合は，顔面下部に麻痺が残りますが，誤嚥を伴うような嚥下障害については，ほとんど心配がないといえそうです．しかし，これは理論上のことであって，実際はNさんのような問題が，一側性大脳病変の脳卒中に絶えず付きまとっています．

　顔面領域で見当がつかなければ，下肢にたとえてみましょう．交通事故により片足切断を余儀なくされたとします．この人は，残された片足でピョンピョンと跳ねることができます．

　しかし，脳卒中の片麻痺患者は，非麻痺側の下肢で，片足切断患者のような飛び跳ねる動作はできません．これはなぜでしょう？

両側性支配は，左右の神経が相互に促進，抑制しながら協調していると考えられます．一側性大脳病変では，こうした協調効果の減少や，筋の萎縮があるために片足跳びは難しいのです．非麻痺側といっても全くの健康な状態だということはなく，障害を考慮にいれる必要があります．
　Nさんは，準備期，口腔期の障害です．誤嚥は認められず，医学的リスクは少ないので臨床上見過ごされがちです．しかし，口腔ケアを進めていくと，Nさんは以下のような訴えをするようになりました（図Ⅱ-54）．
①片側のみで噛んでいる．
②口から食物や唾液をこぼす．
③食事を丸飲みしている．
④麻痺側の口腔前庭に食物が溜まる．
⑤食事に時間がかかる．なかなか食事を飲み込まない．
⑥味噌汁や水によくむせる．
⑦麻痺側の頬をよく噛んでしまう．
⑧顔がしびれて，食事をとる気になれない，味がしない．

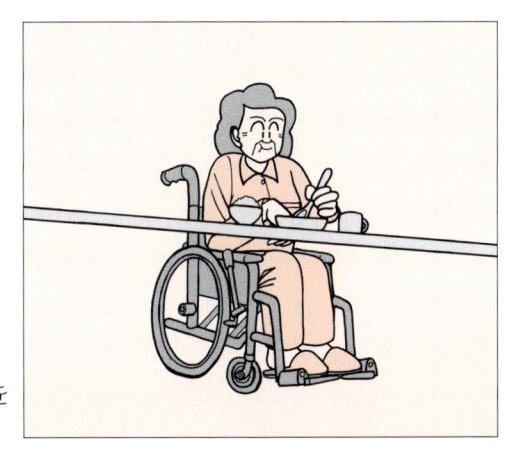

図Ⅱ-54　食事風景
誤嚥はしていなくても，食事には何かしら不便を感じているはずである．

　たとえば，片側噛みは，単に物を噛みづらいということにとどまらず，片側の負担過重による顎，頸部の痛みへと結び付きます．食事に1時間以上を費やす場合は，毎食のことですから，介護者の負担も考えると問題は深刻です（図Ⅱ-54）．
　そこで，どうしても「嚥下障害」だけでなく，「摂食嚥下障害」としての取り組みが必要になってきます．

4. 交代性片麻痺

　脳幹は，上位から中脳，橋，延髄の総称です．中脳あるいは橋の片側に梗塞が起きた場合には，顔面は梗塞病変と同側に麻痺が生じます．一方，手足を支配する神経は延髄下端の交叉部ではじめて反対側に交叉していきます．したがって，顔面と上下肢とは麻痺側が反対になるのです．これは延髄が障害を受けていない証拠で，嚥下反射の中枢は正常に機能しており，誤嚥を伴うような摂食嚥下障害はないはずです．ただし口腔には片側性の麻痺がありますし，舌の運動を司る舌下神経が核の部分で障害を受けているので病変側と同側の舌に萎縮が生じ，咀嚼運動をより困難にしています（p.17　図Ⅱ-5参照）．

4. 誤嚥性肺炎

　高齢者の死因のおもなものに肺炎がありますが，同じ肺炎でも食物や唾液が誤って気管に入ってしまったために起こる肺炎を「誤嚥性肺炎」といいます．

　原因として考えられるのは，①食物をそのまま誤嚥したことによる場合，②のどに形成された細菌叢からの分泌物を，食事や唾液と共に誤嚥したことによる場合，③胃や食道から逆流した内容物を誤嚥したことによる場合です．

　誤嚥性肺炎の発生については，「ミクロレベルの量も含めると想像以上に胃−食道内の逆流がある」「健常人でも特に睡眠中，50％の人が唾液をはじめとした分泌物を気管に吸入している」「経口摂取している病人よりも，経管栄養のみで管理されている人のほうが誤嚥性肺炎になる確率が高い」といった報告などがあり，実態がつかみにくい感じがします．

　Susan E. Langmoreら（Dysphagia 13：69-81）は，誤嚥性肺炎の予測因子として，脳卒中をはじめとする神経・筋疾患，胃腸疾患，慢性肺疾患，糖尿病などの患者189名を対象に次のような調査結果を報告しました．

　肺炎を起こした患者の81％に嚥下障害があり，嚥下障害と誤嚥性肺炎との因果関係は高率で認められました．しかし，一方で肺炎を発症しなかった人の47％が誤嚥をしていたというのです．したがって，誤嚥をしているから即誤嚥性肺炎であるとは結論づけられないようです．

　また，液体は誤嚥しやすいのですが，同じ誤嚥をするのでもゼリーやムースなどの固形食のほうが，液体を誤嚥したときよりも3倍肺炎になる確率が高いことを示しています．おそらく液体のほうが肺での排泄，吸収機構がききやすいのでしょう．

　さらにブラッシングをしていなかった人は肺炎を起こした人の40％であったのに対し，肺炎を起こさなかった人では12％がしていなかったということから，ブラッシングは誤嚥性肺炎予防に効果があることを再確認しています．また，肺炎を起こした人の齲歯の数は，平均5本であったのに比べて，起こさなかった人は2本であったと報告しています．このことは歯垢内の細菌も肺炎の起因菌として重大な因子になっていることを予想させており，歯垢内のグラム陰性菌が，誤嚥性肺炎を起こした肺から多数検出されたという事実と呼応するものです．

　誤嚥性肺炎の発症は，最終的には，誤嚥物と全身的抵抗力との力関係が決め手となるようですが，その予測因子として図Ⅱ-55のようにまとめることができます．

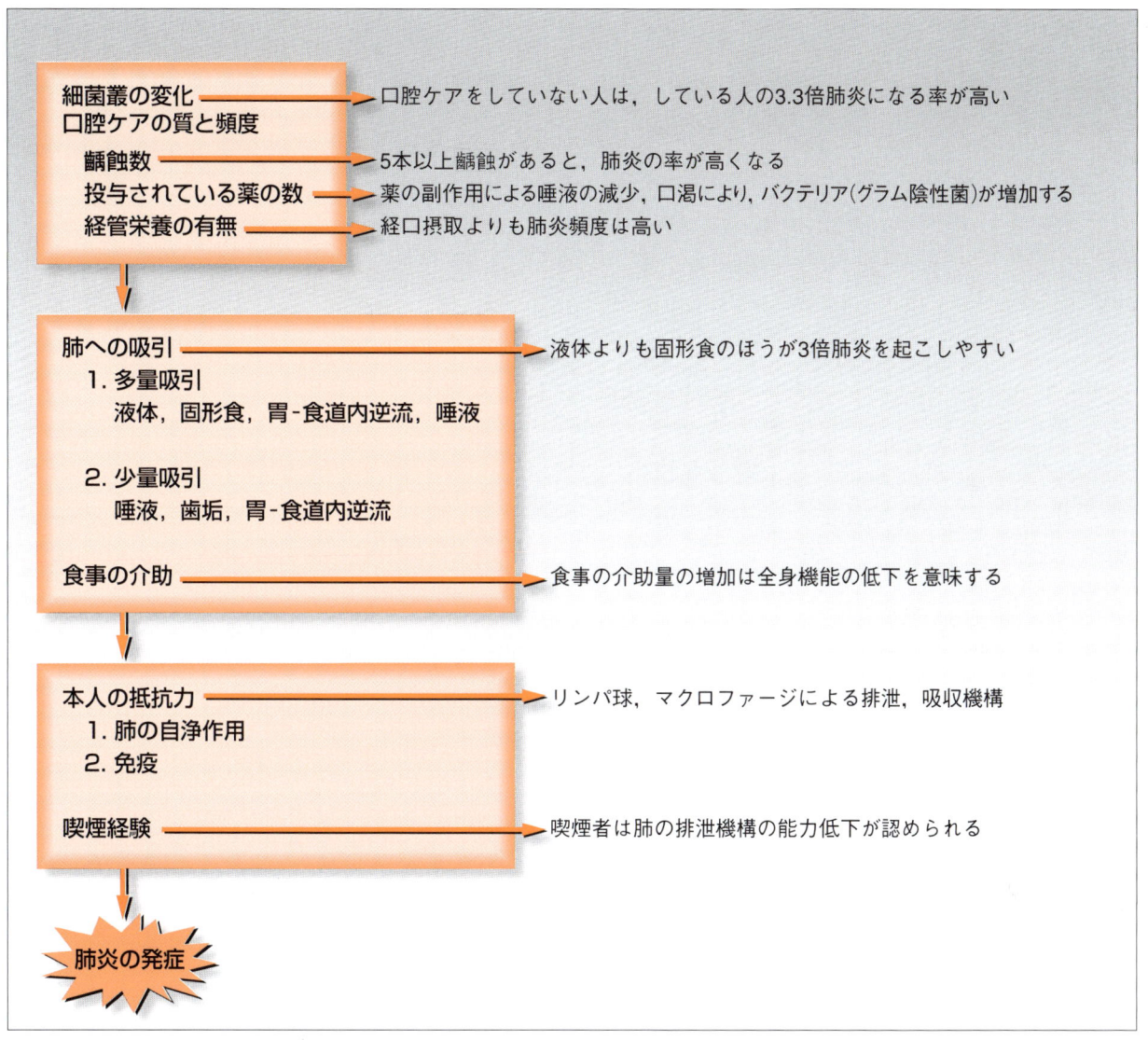

図II-55 誤嚥性肺炎の予測因子

細菌叢の変化／口腔ケアの質と頻度 → 口腔ケアをしていない人は，している人の3.3倍肺炎になる率が高い
齲蝕数 → 5本以上齲蝕があると，肺炎の率が高くなる
投与されている薬の数 → 薬の副作用による唾液の減少，口渇により，バクテリア(グラム陰性菌)が増加する
経管栄養の有無 → 経口摂取よりも肺炎頻度は高い

↓

肺への吸引 → 液体よりも固形食のほうが3倍肺炎を起こしやすい
1. 多量吸引
   液体，固形食，胃-食道内逆流，唾液
2. 少量吸引
   唾液，歯垢，胃-食道内逆流

食事の介助 → 食事の介助量の増加は全身機能の低下を意味する

↓

本人の抵抗力 → リンパ球，マクロファージによる排泄，吸収機構
1. 肺の自浄作用
2. 免疫

喫煙経験 → 喫煙者は肺の排泄機構の能力低下が認められる

↓

肺炎の発症

摂食嚥下障害への対応

　急性期，回復期，および維持期（生活期）の過程で，急性期において誤嚥を有する摂食嚥下障害は6割とも8割ともいわれていますが，回復期から維持期にかけては7〜8％ほどになります．要するに大半の誤嚥は脳卒中発症後に自然治癒しているのです．一方，脳卒中の7割は片麻痺（交代性片麻痺を含む）で占められており，急性期を脱してからは，口腔相障害を主な症状とする摂食嚥下障害にシフトしていきます．額に皺が寄せられるということであれば，経口摂取の機能は携えており，しかもミキサー食ではなく，形のある食事メニューの摂取が可能であると思われます．
　球麻痺は，核・核下性麻痺であるために，舌根部，口蓋弓，咽頭後壁といった嚥下反射誘発部位そのものに麻痺があるため嚥下反射が惹起されなかったり，嚥下様の動

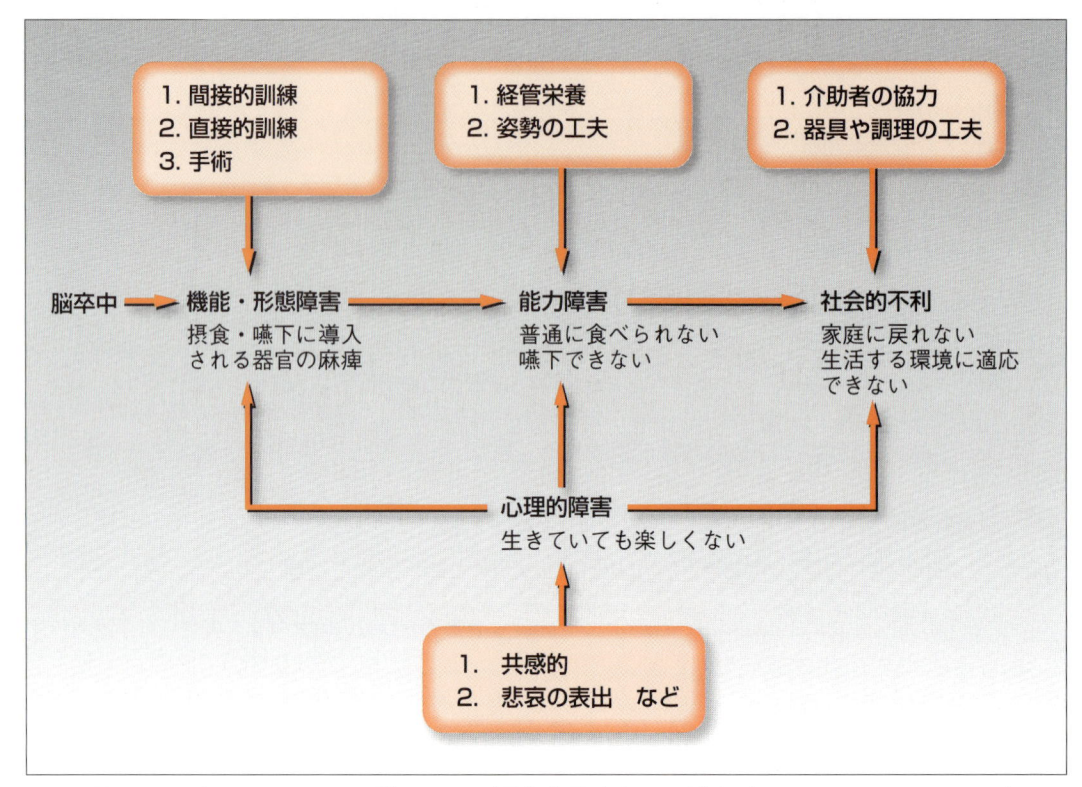

図II-56　リハビリテーション医学における摂食嚥下障害への対応（藤島一郎，1997より改変）

きがあってもそのまま気管に流入し誤嚥したりします．

　仮性球麻痺は，球には病変がないので嚥下反射は惹起されますが，口唇，舌，頬などを司る運動野に病変があるために，食物処理を行う際に口腔内での運動命令に支障が生じ，丸呑みしてしまったり，嚥下のタイミングがずれてしまったりすることから誤嚥を生じる可能性があります．

　障害の医学としての立場をとるならば，摂食嚥下障害も4つの側面からアプローチをすると効率的です．

　図II-57の間接的訓練とは食物を用いないで行う基礎的な訓練であり，直接的訓練とは食物を用いての訓練です．摂食嚥下障害における間接的訓練と口腔ケアにおける

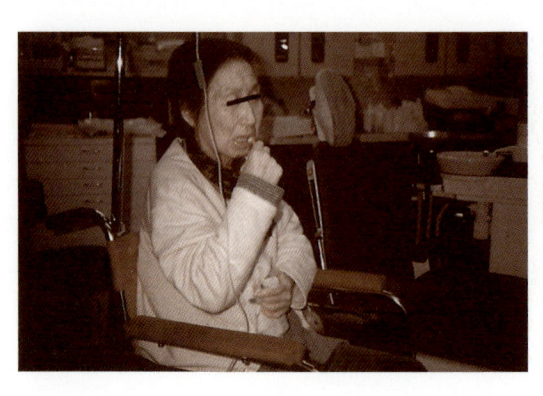

図II-57　ブラッシングは，摂食嚥下障害の口腔にとって，歯肉や口腔粘膜のマッサージ効果があり，廃用（p.94）の予防が期待できる．左の写真のように点滴により管理され経口摂取をしていない患者でも，ブラッシングをしなければならない

口腔ケア　機能・形態面へのアプローチは重複するものが多くあります．摂食嚥下障害患者に対しては，口腔ケアそのものが，摂食嚥下障害のアプローチの一環であり，口腔ケアは「口腔清掃」のみならず「口腔機能維持，改善」の両輪からなると解釈したほうがよいと思います．

訓練をするにあたっては，以下のステップを踏んでいきます．

STEP 1 一般的な摂食嚥下の生理的および病理的メカニズムの理解

STEP 2 当患者の摂食嚥下の問題点の明確化

STEP 3 診断，評価をした上でのゴール設定．訓練プログラムの立案

STEP 4 ゴールを目指してプログラムの施行

STEP 5 再評価および方法とゴールの再検討

STEP1 と STEP2 は，いままでの記載で理解できると思います．

STEP3 における評価は，複数の人が同一患者の評価をしたときに，結果がほぼ一致することが望ましいのですが，評価法自体は，医療チームごとに独自のものであってもかまわないと思います．なぜなら，診療所，病院，福祉施設，在宅など各々の場面で，対象患者が異なるために，実際の医療現場ごとに適した評価法が生まれてしまうのは必然的なことだからです．

現在のところ嚥下障害の診断，評価のゴールドスタンダードとなっているのはビデオレントゲン造影検査（videofluorography；VF）です．検査は VF のある医療機関に依頼しますが，DVD に録画が可能なので，あとはじっくりと検討することができます．各器官の動きやタイミングはどうかを観察し，問題のある器官の強化，リズム性の獲得に向けて訓練プログラムが組まれます．

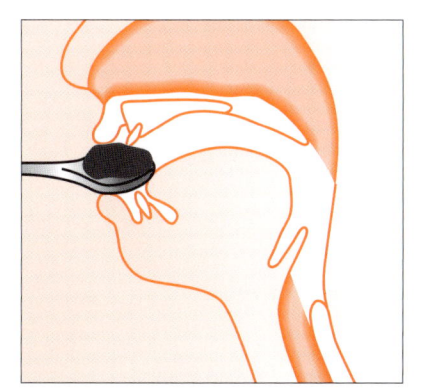

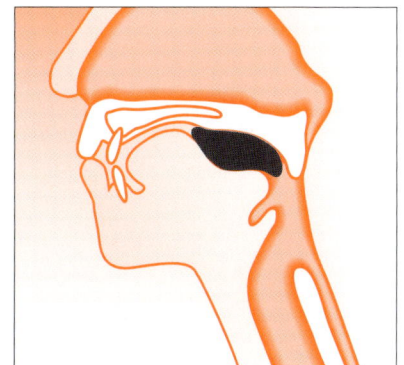

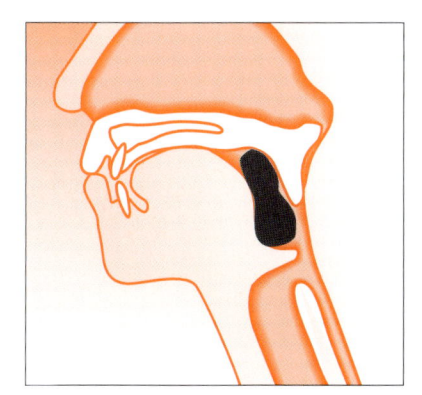

図II-58　食塊の口腔から咽頭への流れ

本装置は放射線被曝のことを考えると汎用はできません（**図Ⅱ-59**）．その点，ビデオ嚥下内視鏡検査（Video-Endoscopy；VE）は，被曝の心配はありませんが，咽頭部の所見に限られること，嚥下の瞬間は画像がホワトアウトを起こし嚥下直前と直後の所見で判断せざるを得ないことなどが欠点としてあります（**図Ⅱ-60**）．

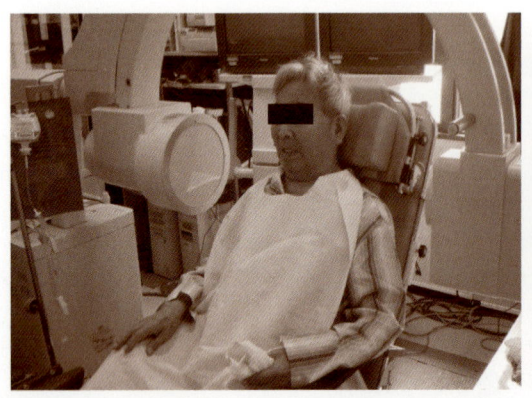

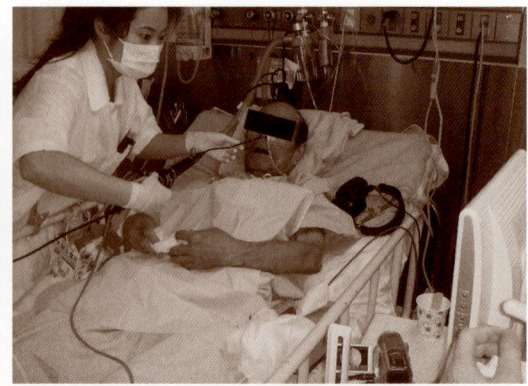

図Ⅱ-59　ビデオレントゲン造影検査（VF）風景　　図Ⅱ-60　ビデオ嚥下内視鏡検査（VE）風景

　口腔ケアを実施するにあたって，VFやVEの画像イメージは習得しつつ，視診，触診，聴診を主な診断手法として身につけるべきだと思います．
　Step4については，間接的訓練を**表Ⅱ-4**に記しました．これらはこのまま口腔ケアの手技，手法となるものです．

表Ⅱ-4　間接的訓練項目

1．先行期（認識期）の問題への対応
①食前の体操，リラクセーション
②食前のブラッシング
③声かけ，口腔周囲の刺激
　（食物を口唇に触れてみる）

2．準備期（咀嚼期）の問題への対応
①感覚異常の除去
②ブラッシング
③ストレッチ
④筋刺激
⑤筋力増強訓練
⑥咬合訓練
⑦顎関節可動域訓練

3．口腔期の問題への対応
①構音訓練
②寒冷刺激法（thermal stimulation）
③筋の再教育
④バイオフィードバック
⑤鍼治療*
⑥軟口蓋電気的刺激法*

4．咽頭期の問題への対応
①咳嗽訓練，呼吸訓練
②押し運動（pushing exercise）
③輪状咽頭筋弛緩法（mendelsohn maneuver）
④嚥下の意識化（think swallow）
⑤息こらえ嚥下（pseudo supraglottic swallow）

5．食道期の問題への対応
①姿勢保持のための筋力増強訓練
②空嚥下
③開口訓練
④頭部挙上訓練　　　　＊治療的アプローチ

Step5は，訓練を重ねていくうちに，訓練の効果を再評価してみたり，ゴール設定の見直しをはかったりするものです．訓練効果については，障害が改善されないと効果がないと判定されがちですが，場合によっては現状維持であったり，低下はしているもののそれが緩やかである場合も訓練の成果と認識していきたいと思います．

摂食嚥下障害のまとめ

摂食嚥下障害というと，どうしても「誤嚥」が焦点になります．しかし，誤嚥にまつわる障害は正しい摂食嚥下の知識を得ていれば，口腔ケアをするにあたって注意こそすれ臆することのないものであること，また摂食嚥下障害があるからこそ，積極的に口腔ケアを行わなければならないことはご理解いただけると思います．

摂食嚥下障害の問題点，方法，評価，ゴールは障害の4つの側面（機能面，能力面，環境面，心理面）それぞれに設けられるものです．本書では，口腔ケアをリハビリテーション医学と同様の理念で捉えています．

口腔の清掃や機能訓練を重ねていくうちに壁にあたったり迷うようなことがあったら，こうした考え方の基本に戻ってみてください．きっと新たな道が開けるはずです．

III 口腔ケアの手技

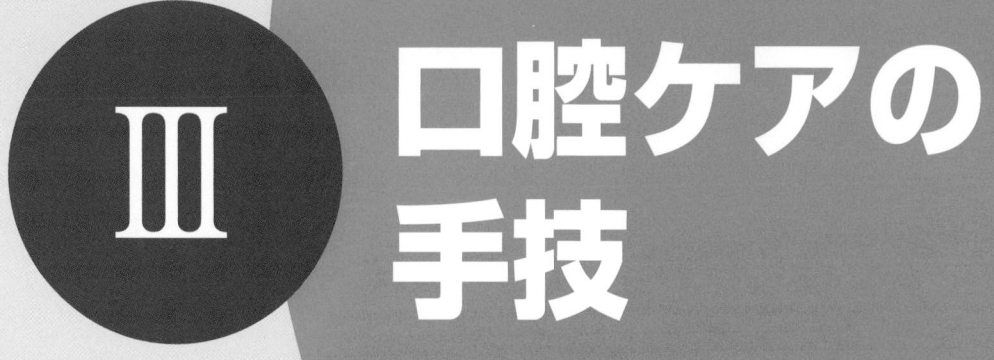

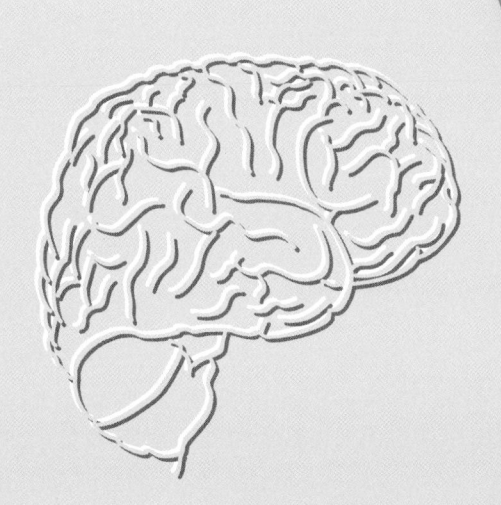

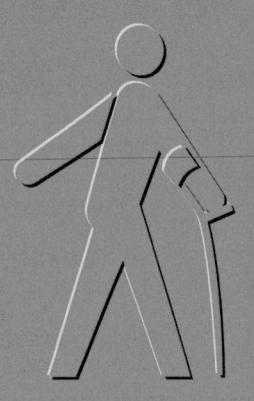

これから，口腔ケアの具体的な手技について記します．
読者がいま担当している患者さんですとか，
いままでこの本で接してきた患者さん，
たとえば「右片麻痺で失語のあるAさん（p.14）」に直面した場合を想像してみてください．
前項までのところで，「右片麻痺（運動障害）と失語」についての理論と対応は，
すでにおわかりいただいているはずです．こうした知識をベースに，
これから記す「手技」を行っていきます．「この手技はあの人に使えそうだ」とか，
「この手技は簡便なので介助者の方にもしてもらえそうだ」などと
考えながら取り組んでいただければ幸いです．

機能・形態面へのアプローチ

　麻痺で思うように動かなくなった器官に直接働きかけ，麻痺を少しでも改善していこう，あるいは廃用（p.94）を予防していこうという努力が，「機能・形態面へのアプローチ」です．

❓ ブラッシングだけで解決されますか？

　口腔内を清潔に保つためにブラッシングが必要だということは，誰も否定しないでしょう．

　しかし，いままでご紹介した人達が，それほど簡単にブラッシングができるものでしょうか？　それ以前に，ブラッシングだけで口腔衛生は保たれるのでしょうか？

　われわれは日常の臨床の中で，脳卒中発症以来，数カ月間ブラッシングを全くしていなくても齲蝕に罹患していなかったり，齲蝕の進行がある時点で止まっていたりする患者をみることがあります．一方で，嚥下障害のためにいっさい経口摂取されず，しかも毎日ブラッシングをしていても歯が溶けるように崩壊していたりするような患者に遭遇します（図Ⅲ-1）．

口腔内自浄作用

　これは，患者自身の生理的な自浄作用が，口腔衛生に深く関与していることの表れだと思います．活発な自浄作用を促すには，麻痺した機能の改善が不可欠です．

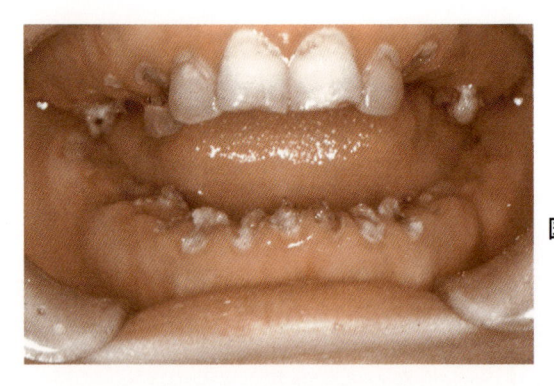

図Ⅲ-1　脳幹出血発症後6カ月の患者口腔内
6カ月間経口摂取はできず，胃瘻（p.182）で栄養の確保を行ってきた．家族によるブラッシングもされていたが，口腔内は絶えず酸性に傾き，歯は脱灰が進んでいる．

基礎的訓練

1. 口腔ケアの基礎的訓練

　機能の改善は，毎日のように繰り返し努力することにより成果が期待できるものです．ですから，ときにはリハビリテーションにおける訓練といった意味合いが強くなることもあります．そこで，機能面にアプローチをする具体的な手技を便宜上「基礎的訓練」と称しました．

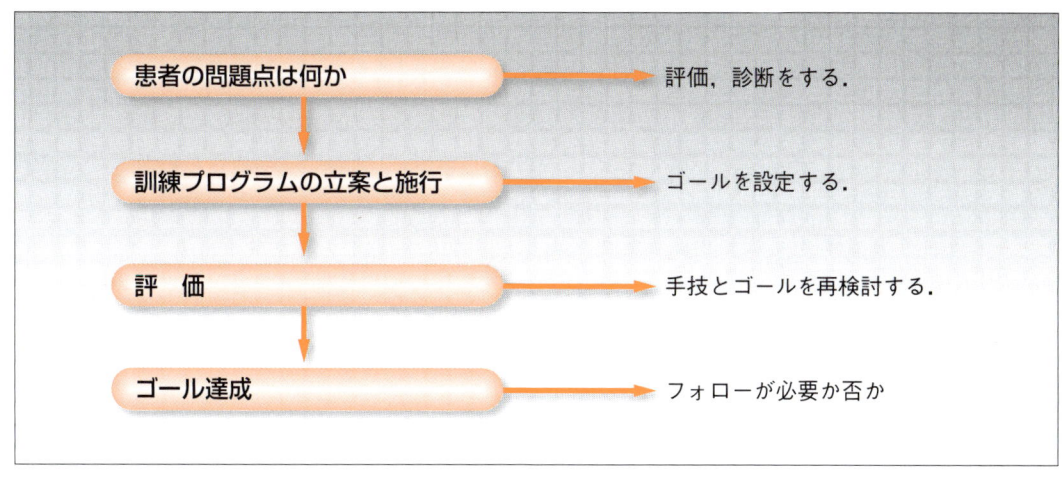

```
患者の問題点は何か        → 評価，診断をする．
        ↓
訓練プログラムの立案と施行  → ゴールを設定する．
        ↓
評　価                    → 手技とゴールを再検討する．
        ↓
ゴール達成                → フォローが必要か否か
```

図Ⅲ-2　口腔ケアにおけるアプローチの流れ

　訓練は，やみくもに片端からするのではなく，患者にとって本当に必要なメニューを選択しなければなりません（**図Ⅲ-2**）．

問題点　　そこで，これから紹介する基礎的訓練の記述は，項目ごとに「患者のここに問題があれば，この訓練をする」といった進め方になっています．

　仮に複数の訓練法が患者に必要であっても，いっぺんに行おうとせず，本人の受け入れやすいものから，またその場の雰囲気でわれわれが行いやすいものから始めれば良いと思います．機能訓練用の器具も多数開発されていますが，ここでは術者の手指で直接患者に触れながらの手法を紹介します．その理由は，ツールを使っての訓練をするにしても，まずは術者が自分の手指を通じて患者の筋肉や関節に触れ，問題を直接感じてもらいたいといった意味合いがあります．

　評価については，摂食嚥下障害の項でも触れましたように，ケアの現場に適した評価法を各自作成していけば良いと思います．現場相互の評価法が異なっていても，両者の評価基準の相関性を求めれば，同じ土俵で議論することは可能です．

　ゴールについては，当座は経験に頼る部分が多いでしょうが，評価を積み重ねていくうちに，おのずと客観的なゴール設定ができるようになるはずです．たとえば，ADL評価（「在宅ケア」p.150）を元に，口腔ケアにおける将来の自立度を推測することができるようになるかもしれません．あるいは，運動障害，知覚障害，高次脳機能障害などの評価から，それが可能になるかもしれません．

1. リラクセーション，マッサージ

　車椅子に乗ったAさん（p.14）を例にとります．
　①車椅子生活なので，同じような姿勢を長時間強いられていることになります．
　②背後にまわってAさんの両肩を揉むと，その硬さや厚さに左右差があることに気付きます．

③麻痺した側は当然だとしても，非麻痺側の左側上肢も，健康であったときより運動量は減っているはずです．運動しなくなることで機能の低下が進み，機能が低下すれば，ますます動かさなくなるといった悪循環を引き起こし，非麻痺側であっても二次的な障害をもつ可能性があります（廃用 p.94）．

以上の3点は，顎顔面口腔領域にもいえることです．発症を境に人と接する機会が減ったり，食べ物が制限されるようになれば，会話や食事中に盛んに動いていた口腔の廃用は進みます．

また，口腔は決して全身から独立したものではなく，その一部にすぎないことを考えれば，上肢体幹の麻痺は少なからず口腔機能に悪影響を及ぼしていることでしょう．

その逆もあるかもしれません．そこで，以下に記したような手法で，口腔のみならず頸部，上肢，体幹にもリラクセーションやマッサージを行います．

1）頸部

（1）後頭部に風池（ふうち）という中枢性顔面神経麻痺の経穴があります．ここを親指，人指し指，あるいは中指の腹の部分をなるべく広くとって揉んでいきます（図Ⅲ-3）．

*補足
経　穴
経　路
気，血
東洋医学

POINT マッサージの手技

それぞれの名称は知らなくても，マッサージをするときには誰もが適宜行っているものですが，改めて整理してみます．

①軽擦法（stroking）：手掌で患部を一定した圧で末梢から中枢へなでる方法
②強擦法（friction）：深部組織に対して母指を患部へ垂直にあて，小さい円を描きながら揉む方法（図Ⅲ-4）
③揉捏法（kneading）：親指と他の指で筋肉をつかみ，末梢から中枢へ揉み上げる方法
④振戦法（vibration）：指先で局部を垂直に圧迫しながら振戦を伝える方法
⑤叩打法（beating）：握りこぶしの小指側で軽く叩く方法，あるいは手のひらをカップ状にしてポンポンと音がでるように叩く方法

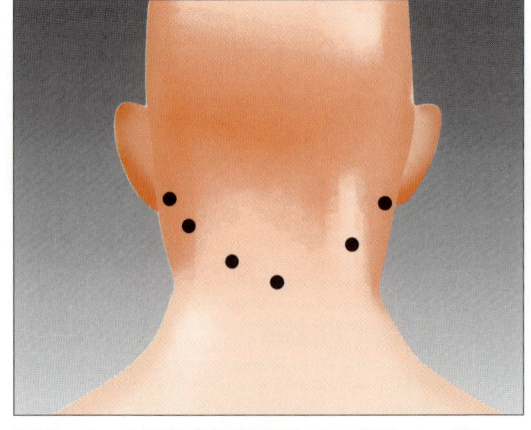

図Ⅲ-3　中枢性顔面神経麻痺の経穴の一部
●の部分に指で圧を加え，マッサージを行う

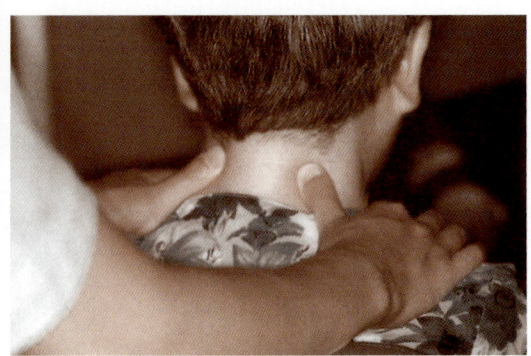

図Ⅲ-4　頸部のマッサージ

(2) 前屈，後屈，横向き，左右への倒し，回旋（頸部可動域の改善）

まずは患者自身で動かしてみます．自分で動かせる限界の位置を20秒間ほど保ってもらいます．その間，本人には意識的にゆっくりと呼吸をしてもらいます．本人がその位置で20秒間保てなければ，術者が頭部に手を添えて行います．

呼吸をする

POINT Spurling Test

まず本人に頭部を麻痺側に倒してもらいます．それから多少痛みが出るでしょうが，われわれが，手でさらに頭部を倒すように圧迫してみます．このとき，麻痺側上肢に疼痛やしびれ感が放散する場合があります．これは椎間孔の狭小化，脊柱管狭窄により神経根に圧迫障害が存在している証拠です（図Ⅲ-5）．このように，頭部を側屈したり回旋したりして麻痺側上肢の状況を観察し，神経根の圧迫障害を判断する方法をSpurling Test（スパーリングテスト）といいます．もし，放散性の痛みを訴えるようならば頸部の運動（図Ⅲ-6）は，本人自身で行える可動域の範囲にとどめるべきです．

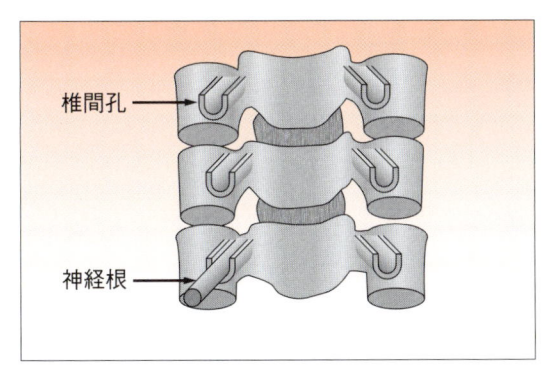

図Ⅲ-5 頸椎の構造

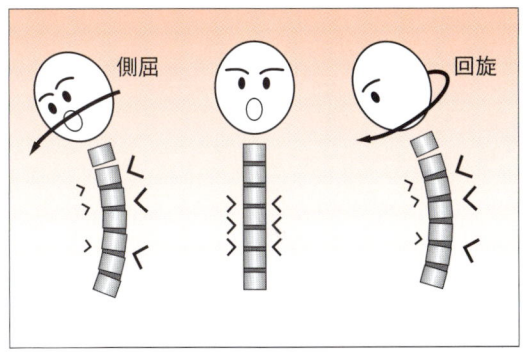

図Ⅲ-6 頸椎運動による椎間孔の変化
首を回旋させたり，横に傾け（側屈）させたりすると，椎間孔が圧迫され上肢に疼痛やしびれが生じることがある

(3) アイスマッサージ

顎下部から後頸部にかけてアイスクリッカー®でさすります（図Ⅲ-7）．アイスクリッカーがなければ，ビニールに氷を包み，それをタオルで巻いたものを使います．

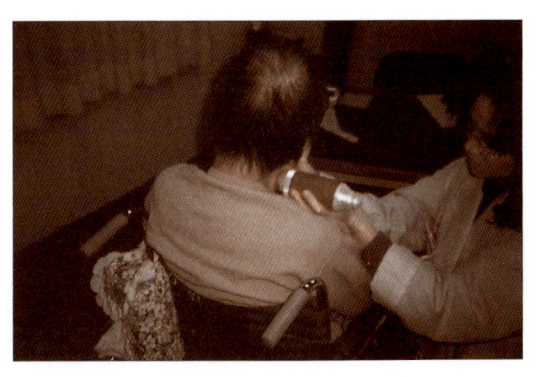

図Ⅲ-7 アイスクリッカーによりマッサージを行っているところ

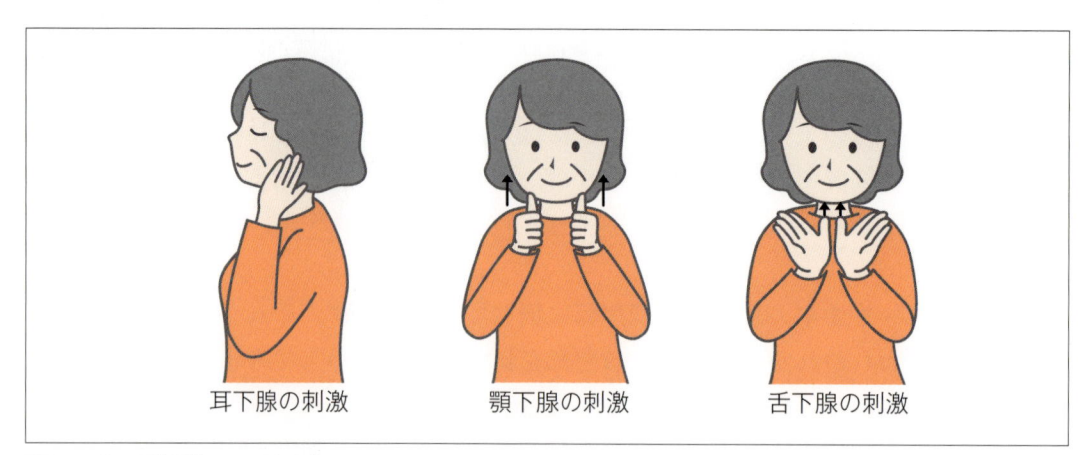

耳下腺の刺激　　　　顎下腺の刺激　　　　舌下腺の刺激

図Ⅲ-8　唾液腺マッサージ

　皮膚がわずかに赤くなるくらいまでさすってみます．流涎のある人には，顎下部をアイスマッサージすると唾液腺を収縮させ，通常は流涎量の減少が期待できます．しかし，これが適度な刺激となって余計に唾液が分泌されてしまうといったこともあるので，ケースバイケースのようです．

(4) 唾液腺マッサージ

　「口渇」を訴える場合に，三大唾液腺である耳下腺，顎下腺，舌下腺の相当する部位にマッサージを施し，唾液の分泌を促します．耳下腺に対しては掌や指の腹を使ってゆっくりと回すようにして"軽擦"します．顎下腺には下顎角の下部を指の腹で軽擦，また舌下腺に対してはオトガイ頤部に親指の腹を使って軽擦や強擦を行います（**図Ⅲ-8**）．唾液腺マッサージは唾液腺に働きかけて唾液を絞り出すのですが，マッサージによってリラックス効果を与え，副交感神経を刺激することにより唾液分泌を促すといった意味合いもあります．

❓ 廃用とは

　座位や立位は，抗重力姿勢といって，全身の器官が大なり小なり重力に対抗している姿勢です．ところが，臥床は，重力に逆らう働きは不必要になります．これは関節や筋を動かさないで済むだけでなく，呼吸，循環器系，中枢神経系の各器官までもが不活性の状態となってしまいます．過度な安静により器官の機能レベルが低下するために，ますます動かなくなるといった悪循環を引き起こすことになります．これが廃用です．廃用を防ぐには，まず離床のために座位の耐性を築くことが基本になります．

2) 肩部と背部

　頸部から下降して**図Ⅲ-9**のようなラインをマッサージしていきます．特に前屈姿勢でいることの多い患者にとっては，後背筋の起始部あたりを押すのは効果的です．

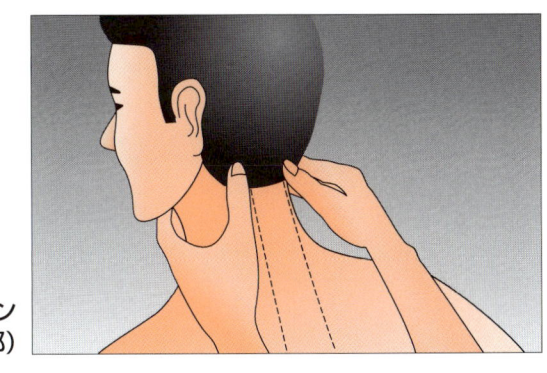

図Ⅲ-9　頸部から背部へのマッサージのライン（点線部）

👉POINT　押すのは，われわれの深呼吸のリズムで行います

マッサージ

　背中や肩のマッサージでは，強擦法（p.92）が有効です．術者は，親指で自分の呼気に合わせて，ゆっくりと10秒くらい押し続けます．次に吸気に合わせて徐々に力をぬいていきます．これを数回繰り返します．

3）上肢

　一般的に脳卒中を発病して間もないときは，麻痺側上肢は，筋が弛緩した状態にあります（弛緩期）．みかけ上は，腕がだらんと垂れ下がったような状態です．これは，顎，顔面領域にも表れ，たとえば，顎関節があくびや大きく開口した時のみならず，普段の会話中に頻繁に外れてしまうことがあります（**図Ⅲ-10**）．そして，しばらくすると屈筋群が過度に緊張する時期が訪れます（痙性期）．みかけ上は，肘が屈曲したまま，固くなった状態です．

弛　緩

　(1) **弛緩期においては**，いずれくる痙性の度合を少なくするための工夫が必要です．そこで，痙性が起こりやすい肩関節，肘，手指に注目して，肩甲骨の挙上（**図Ⅲ-11**），腕の外旋（**図Ⅲ-12**），手指関節の伸展を他動的に行います（モービライゼーション）．これは，痙性予防のほかに，麻痺側上肢に刺激を加え，体の一部であることの意識をもたせることにより，徐々に自動的な運動の賦活を期待するものです．

　また車椅子にラップボードを置いて，肘をのせた状態で麻痺側を支える姿勢をとり

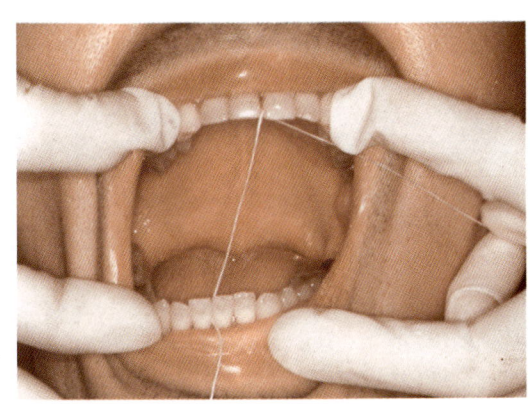

図Ⅲ-10　顎関節脱臼
筋の弛緩は口腔，顔面にも表れる．何気ない会話中でも顎関節が脱臼してしまう

図Ⅲ-11　肩甲骨のモービライゼーション

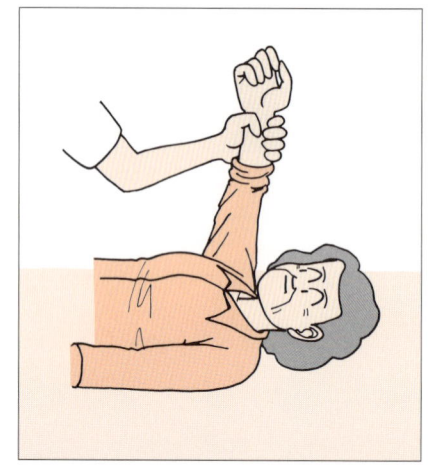

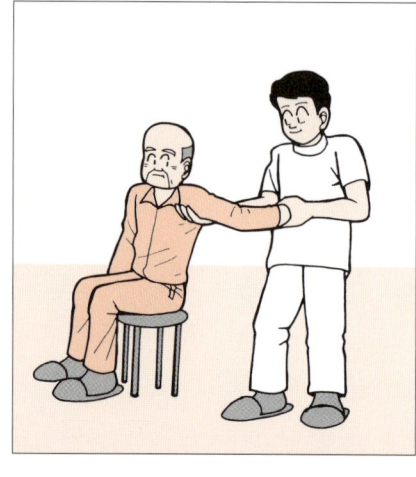

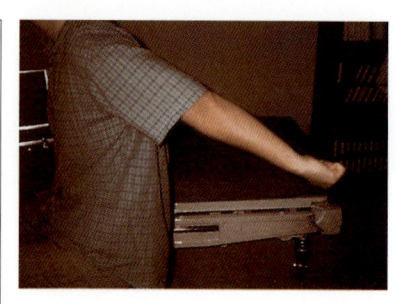

図Ⅲ-12　腕の外旋位の挙上

ます（図Ⅲ-13），麻痺側上肢に意識をもたせる方法として，両手を組み合わせて，非麻痺側の腕の力を借りながら，両腕を挙上します．ベッド上でも可能なので，自発的な体操として習慣化に努めます（図Ⅲ-14）．

痙性　　　(2) **痙性が認められる時期の患者**においては，肘，手首，指を伸ばした状態で肩よりも下，次に同じ高さ，さらに肩よりも上といった順番で，それぞれの位置が保てるように訓練をします（プレーシング）．これは，屈筋群の過度の緊張を防止する試みです．最初は介助しながら行いますが，そのうち介助者はそっと手を離して，自分でプレーシングができるようにします（図Ⅲ-15）．これらができるようになれば，外転，外旋を加えていきます（図Ⅲ-16, 17）．

＊補足
前角細胞

肘は折りたたみナイフ現象（p.20）があって，伸展させるのが難しいですが，揉みながら，患者にあまり痛い思いをさせない程度に徐々に行います．少々痛いけれど気持ちが良いといったところ（痛気持ちいい）を限界の目安にします．

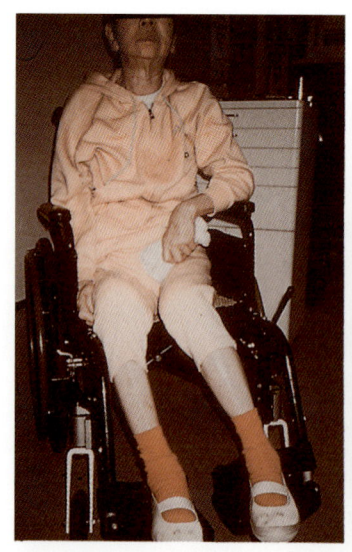

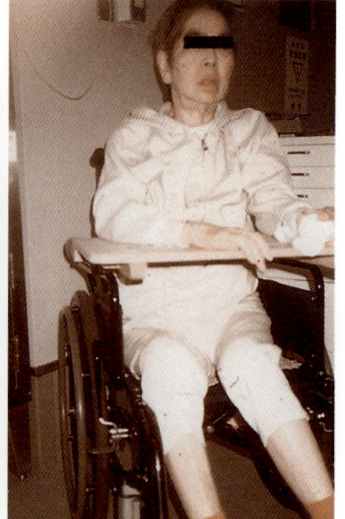

図Ⅲ-13　ラップボード上で麻痺側上肢を支える
左の状態では麻痺側（右側）に上体が傾いてしまう．
そこで右のようにラップボードを使用する

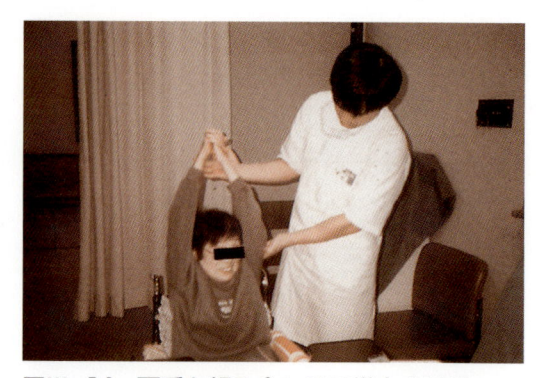

図Ⅲ-14　両手を組み合わせて挙上させる

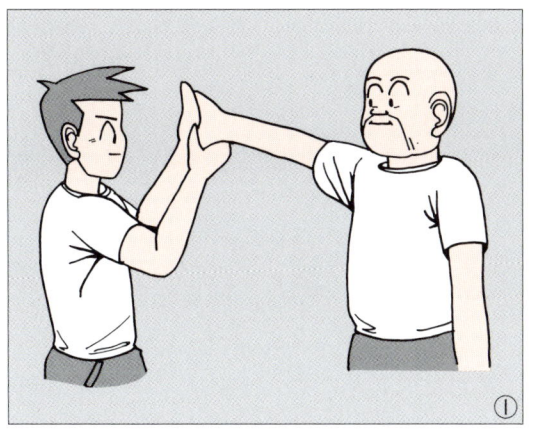

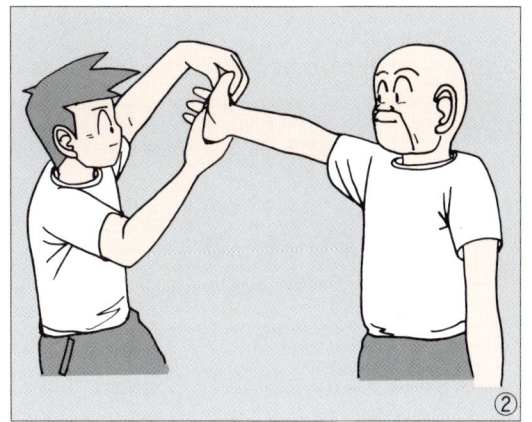

*補足
錐体路

*補足
錐体外路

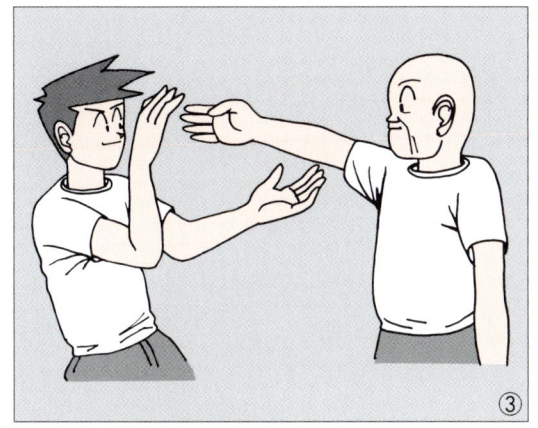

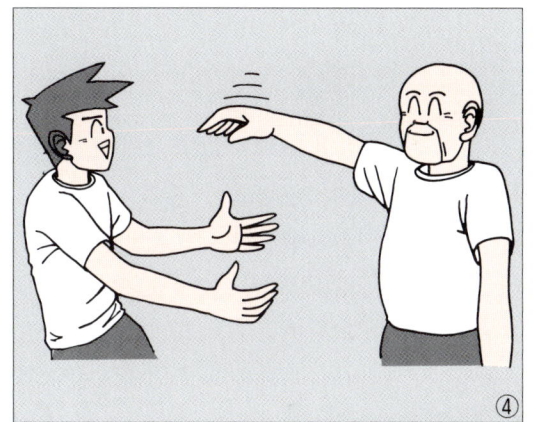

図III-15　痙性の対応
①肘，手首，指を伸ばした状態にする
②介助者は軽く手を添えるようにする
③介助者は徐々に手を離す
④自分でプレーシングできるようにする

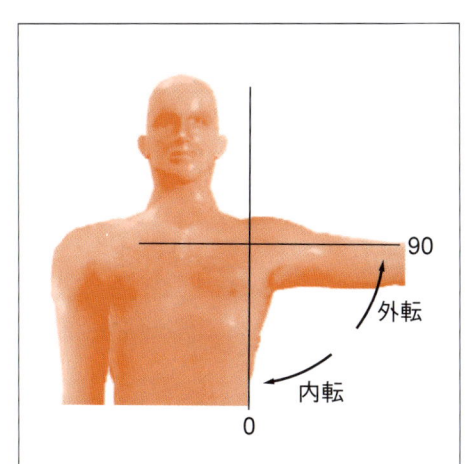

図III-16　肩の内転と外転

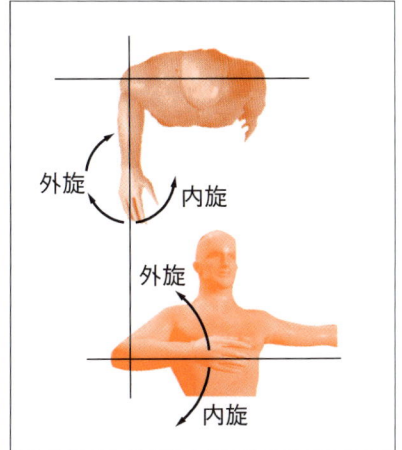

図III-17　前腕の内旋と外旋
他動的に行うときは「痛いけれど気持ちが良い」程度にする

機能・形態面へのアプローチ

肘や肩の関節の可動域は，廃用が進んでいるか，現状維持か，あるいは改善されているかを判断する目安になります．このことは，少なからず顎顔面あるいは咽頭領域の状態と同じ傾向にあると思われます．

図を描いて疼痛点をマークしたり，可動した状態をスケッチして，次回以降の参考にするのも良いでしょう．

4）体幹，腰

体幹や腰の前屈，後屈，左右へのひねり（側屈），回旋を行います．介助者は，本人の背後にまわって脇の下からかかえるようにして動作の介助をします（**図III-18**）．

一日の大半を車椅子上やベッド上で過ごしている人にとっては，腰をひねるだけでも新鮮な感じを抱くことがあるようです．肩を持っての介助は，強い痛みを伴う（p.30）ことがあるので注意が必要です．

❓ 非麻痺側は健（康）側か？

片麻痺の場合，非麻痺側のほうも詳しく検査すれば筋力が低下していたり，組織学的に筋萎縮が認められます．非麻痺側の機能低下については，廃用がおもな原因と考えられます．また，運動領野を発して反対側に交叉しない神経もあり，その非交叉率は20％以上であるといわれています．そこで非交叉性の神経—筋間の栄養代謝の減少も考えられます．こうしたことから非麻痺側は，麻痺していないわけでも，健康なわけでもないことを心得ておく必要があります．

筋萎縮

2．口腔感覚異常の除去

感覚異常には，おもに過敏，鈍麻，消失とあることを述べました（p.30）．対応法はどれも段階的にステップを踏んでいきます．

過敏に対しては，いきなり歯ブラシをあてては痛がるので，指で触れることから始めます（ガムラビング）（**図III-19**）．奥歯の歯肉から前歯の歯肉にかけてさするようにして行い，頬の内側，口唇へと順次進みます．次に，綿球や脱脂綿，スポンジブラシ

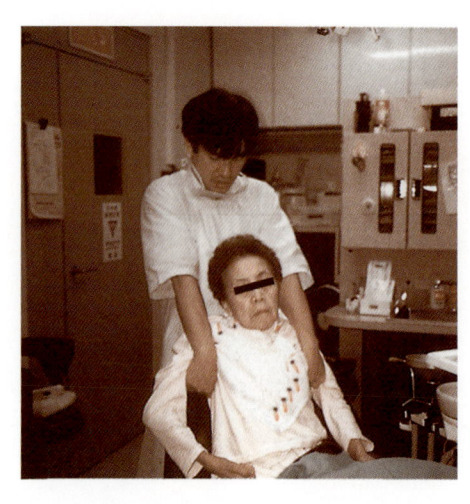

図III-18 体幹の後屈（介助者は本人の背後にまわって動作の介助をする）

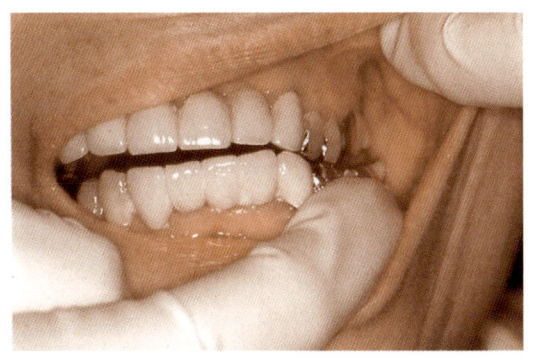

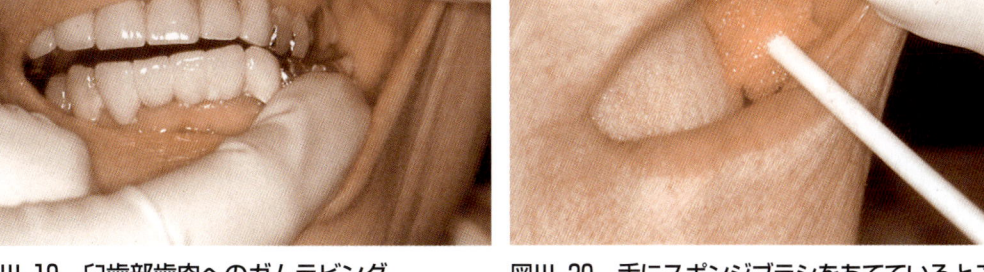

図III-19　臼歯部歯肉へのガムラビング　　　　図III-20　舌にスポンジブラシをあてているところ

（図III-20），軟毛ブラシ，普通のブラシへと徐々に移行していきます．
　口腔内に刺激が加わると，唾液の分泌が盛んになってきます．そこで，脱脂綿に移行したときは，食渣や唾液の拭き取りに慣れてもらうことも目的とします．

脱感作

❓ 障害児の脱感作とは意味合いが異なります．

　生後，嚥下障害のために経口摂取が不可能であった障害児の場合は，口腔への刺激不足により過敏が生じることがあります．たとえば，3～4歳になって体力がついてきたので経口摂取を始めようとしても，それまで食物を口から与えられた経験がないために，口に含んだものを異物として吐き出してしまうのです．このような過敏を取り除くことを「脱感作（だつかんさ）」といいます．
　一方，脳卒中の場合も発症してしばらくの間，経口摂取ができなかったために障害児のように過敏症状を呈することがあります．しかし，急性期間中それも2～3カ月程度，経口摂取や口腔ケアが行われなかっただけで，感覚異常が出現するでしょうか．それよりも脳卒中における感覚異常は，病変が視床（p.27，29）付近をおかしたために，感覚制御機構が狂った結果であると考えたほうが良いと思います．

咳嗽訓練

3．咳嗽訓練

　口腔清掃をするにあたって，まず自発的な咳を行うことを習慣化させます．
　患者の腹部に手を置いて息を吸ってもらいます．腹部がへこむのを確認してから「えへん」としっかり声を上げながら息を吐くことを指示します．患者の呼気に合わせて，腹部を押し，咳の誘導をはかります．
　むせは本人にとっては苦しいことですが，これは，食物が気管への流入するのを防ごうと，生体の防御機構が働いている証拠でもあります．したがって，むせたときはあせらず，喉頭蓋谷や梨状陥凹に溜まっているものを排出するための介助をします．
　むせたとき，摂食嚥下機能障害の疑いのある人にうがいをさせるのは，逆効果になることがあります．うがいをしたことにより，かえって咽頭部に水が残留し，むせや誤嚥を助長してしまうのです．

❓ むせたときの介助方法

①カッピング：てのひらをカップ状にして，喉頭蓋谷や梨状陥凹部に相当する後頸のつけ根中央部あたりを軽く，ポンポンポンと音がするようにたたきます（図III-21）．

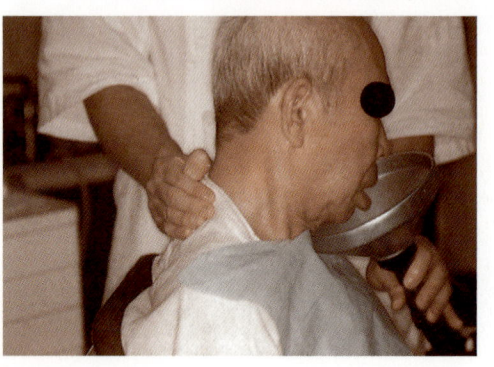

図III-21　カッピング
てのひらをカップ状にして後頸のつけ根あたりをポンポンと音がするようにたたく

②バイブレーション：本人の呼気に合わせて，カッピングよりもこまめに振動を断続的に加えます．

③ハッフィング：うがいをして吐き出したら，一度口を大きく開いて「ハー」と強く呼出させます．あるいは，むせが落ち着いたら，最後にもう一度ハッフィングをさせます．

4. 振動刺激訓練

廃用（p.94）を防止するために，電動歯ブラシを使い，頬，歯肉，口唇，舌にその振動を与えます．刺激することにより，血流を盛んにさせ，代謝の高まりを期待するものです．人によっては痛みを訴えるので，本人の反応をみながら行います．

1）頬

電動歯ブラシの背を頬の内側にあてます．振動を与えながら上下あるいは前後に頬を内側から外側に膨らますような感じでゆっくりとあてていきます（図III-22）．デジタル表示のタイマーを患者にみせながら，片側1分間ずつ行います．

開口が十分できない患者の場合でも，口角から電動歯ブラシを口腔内に入れて頬に

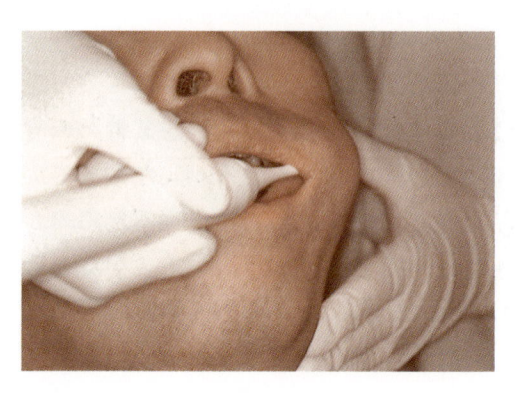

図III-22　電動歯ブラシの背を頬内側にあてているところ

振動を与えます．

2）歯肉

感覚は，臼歯部歯肉よりも前歯部のほうが鋭敏です．そこで臼歯部歯肉から電動歯ブラシをあてていき，前歯部歯肉へ徐々に移行していきます．

3）舌

舌を突き出してもらい電動歯ブラシの振動を舌に与えます．振動を与えると舌を引っ込めてしまったり，本人では舌を突き出せないような場合は，術者がガーゼで患者の舌を把持しながら行います（図III-23）．

舌中央部，左側，右側とに分けて奥から前方に向かってあてていきます．

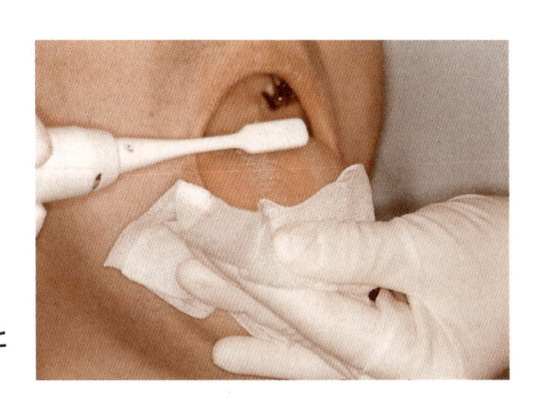

図III-23 舌に電動歯ブラシの振動をあてているところ

POINT 食前の口腔ケア

振動刺激を与えることにより，唾液分泌も促されます．たとえば口渇が目立って，食事がおいしく食べられないといった場合には，食前に電動歯ブラシで刺激を与え，口腔内を湿潤させてから食事を始めるという「食前の口腔ケア」があって良いと思います．

? 廃用（disuse）症候群とは？

廃用（p.94）の結果，複数の障害を併発したものを，廃用症候群といいます．

①筋萎縮：筋肉を全く使わないでいると，筋肉の容積が1日に3％減少してしまいます．したがって，歩けたはずの高齢者を3日臥床させておけば，4日目には歩行ができなくなってしまうのではないでしょうか．

顔面の筋肉についても，廃用は考慮しなければなりません．脳卒中になれば，会話量や表情の動きが減少し，その上食事内容も限られてくるからです．

②拘縮：関節周囲の軟部組織が変性して，関節の可動域が制限されます．顎関節の拘縮は，当然，開口制限を生じます．

③易骨折：運動の負荷がかかりにくくなるために，骨代謝が行われず骨密度が減少してきて，骨折しやすくなります．

④精神機能低下（精神的廃用）：廃用が進むにつれて活動量が減り，精神的な刺激も減少するために，認知症がすすんだり，抑うつ状態になったりすることがあります．

5. 顎関節可動域訓練

顎関節の拘縮により開口制限が生じた場合に，顎関節可動域訓練を行います（図Ⅲ-24）．

1）即時的な効果を期待する場合

開口器を使用して，患者には多少痛みを我慢してもらいながら開口量を増していきます．しかし，開口量はその場で増加しますが，効果は一時的で，翌日にはまた元に戻ってしまうことが多いようです（図Ⅲ-25, 26）．

2）持続的な効果を期待する場合

顎関節を中心にした顔面のマッサージ，電動歯ブラシによる振動刺激，ストレッチ，鍼，レーザー治療などを行います．すぐに効果は表われませんが，日々継続することにより，徐々に開口量が増してきます．それが3カ月後か，あるいは1年後かはわかりません．しかし，一度効果が表われると持続的であることが期待できます．

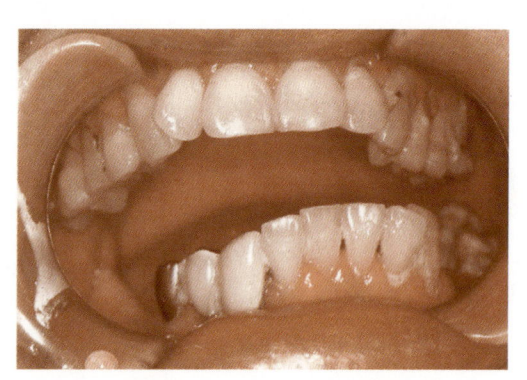

図Ⅲ-24 拘縮により開口量が1横指となった状態
開口すると下顎は麻痺側に偏位する

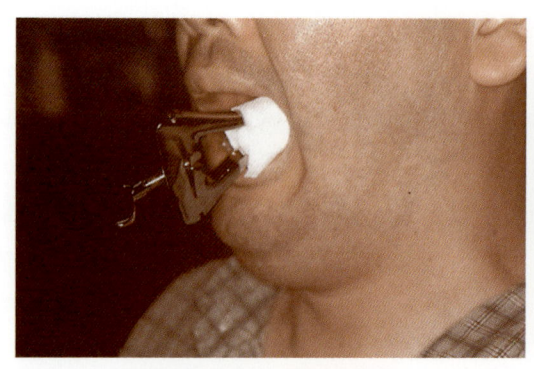

図Ⅲ-25 万能開口器による開口訓練

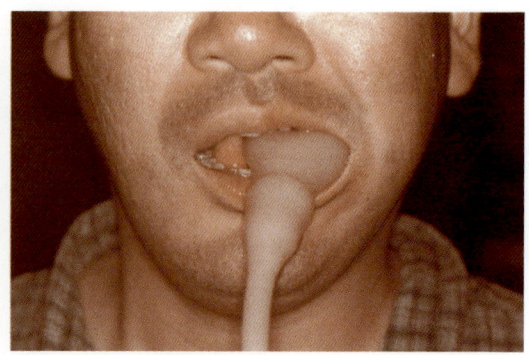

図Ⅲ-26 送気式開口器

POINT 効果の即時性と持続性

即時性効果

　開口制限があるために，日々の生活の中で「義歯を入れられない」「思うように口腔清掃ができない」「食事が不自由である」などの問題がある場合は，効果がその場限りであったとしても，開口訓練をする価値があります．

　義歯の着脱時の前に開口訓練を行い，一時でも開口量が増加すれば，当然義歯の着脱はしやすくなります．そうしたことを毎日継続していけば，やがて当初よりも数段楽に義歯の着脱が可能になっていることに気付くでしょう．

6. 筋ストレッチ

　ストレッチの目的は固くなった筋の柔軟性を高めることにあります．ストレッチをしている間は，呼吸は鼻から吸って，口からゆっくりと（吸う時間よりも多くの時間をかけて）吐くといったことを心がけます．

　それでは，口唇，頰，舌にストレッチを行ってみましょう．

1）口唇

　下唇を中央部，左側，右側と3等分し，それぞれに介助者が親指と人指し指で，"縮めて伸ばして"を行います．縮めたままの状態で10数えて，それから伸ばしたまま10数えます．上唇にも同様に行います（図III-27）．

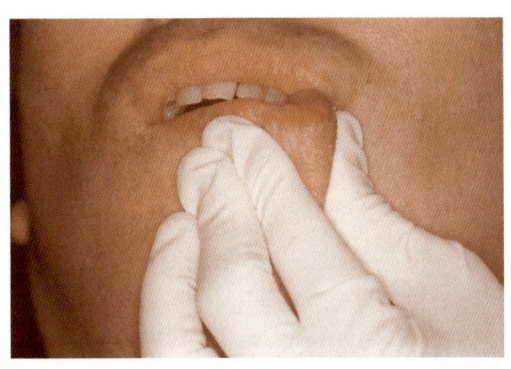

図III-27　下唇のストレッチ

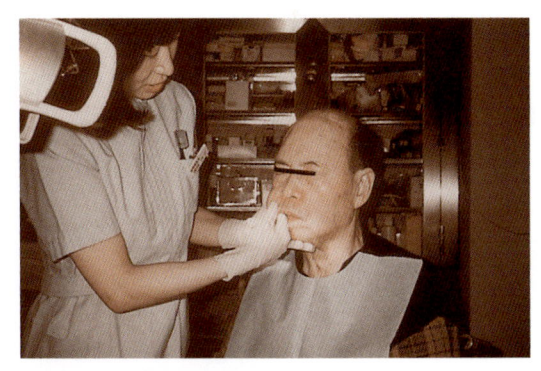

図III-28　頰のストレッチ

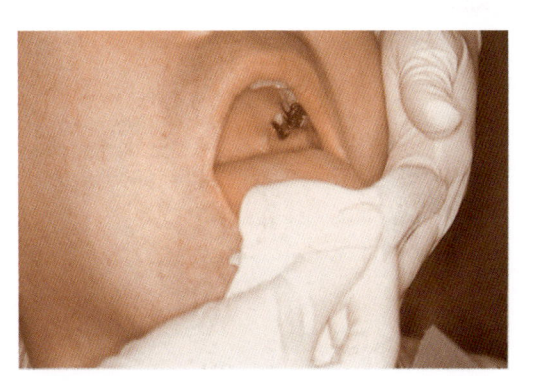

図III-29　舌のストレッチ

2）頬

口腔内に空気を溜めて，頬を膨らませたりすぼめたりします．本人ができない場合は，介助者が口腔内に指を入れ，人指し指の腹全体を使って頬を内側から外側に向けて押し出すようにします（**図III-28**）．

3）舌

前方，側方，上下に突き出す動作をさせます．自分でできないときは，ガーゼで介助者が舌を把持して行います（**図III-29**）．

POINT 10カウントの意義

ストレッチは決して痛いのを我慢して行うのではなく，普通の呼吸ができて，多少痛いけれども気持ちが良いといったぐらいを目安にします．しかし，本人は耐えていることには変わりがないので，いつまで耐えれば良いのかわかってもらうために介助者は声を出して10数えながらストレッチを行います．リズム性も上がり，訓練に良い影響が出ると思います．タイマーや砂時計を患者にみせながら行うのも良いでしょう．

リズム

7. 咬合訓練（タッピング運動）と筋の再教育

片麻痺患者の左右の咬筋をつまむと，厚さが左右異なっていることがわかります．

あるいは，しっかりと噛んでもらったときに，咬筋の中腹あたりを触れると，麻痺側の咬筋がほとんど盛り上がってこないこともあります．これは咬筋に筋萎縮が生じている証拠ですが，噛む力（咬合力）に左右差のあることの表れでもあります．

このような場合には，筋刺激訓練と筋ストレッチに加えて本法を行います．

木製の舌圧子や割り箸を，片側の咬合面（奥歯の噛み合わせの面）に乗せ，最大に開口させてから木片を噛ませます（**図III-30**）．こういった動作を左右10回ずつ行います．開口と閉口の動作を一つ一つ確実に行い，なおかつ噛むということを意識化するために，最大に開いてから閉じるといったことを心がけます．

木片のかわりに，するめいかやガムを使うのも有効です（**図III-31**）．これは，摂食嚥下障害の直接的訓練に含まれるものですが，噛むにつれて味がしてくるので唾液の分泌を促し，噛む動作と嚥下とが誘発されることが期待できます．嚥下障害のある場

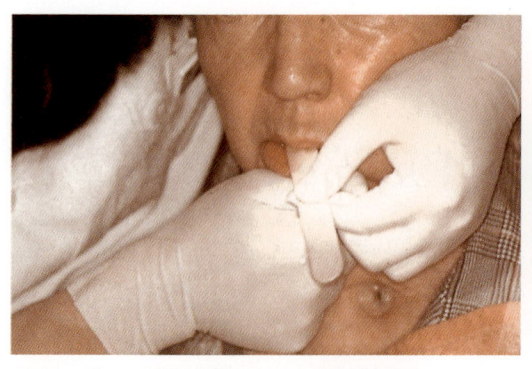

図III-30 木製の舌圧子での咀嚼筋強化

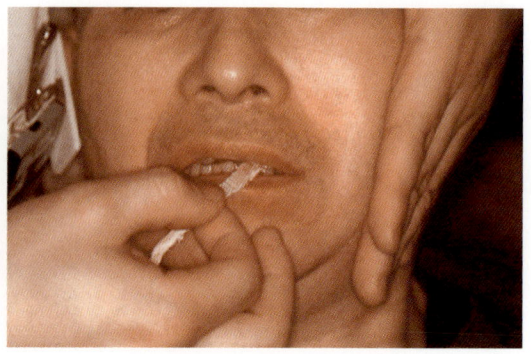

図III-31 するめいかを使っての訓練

合は，あたりめの端を術者がつかんで噛ませたり，ガーゼで食べ物をくるみ，糸で結んだものを噛ませたりします．

麻痺側ばかりではなく健側でも噛ませます．これは，麻痺側を補い，より効果的な咀嚼を獲得するために，健側を再教育することが目的です．

再教育

弛緩性麻痺が顕著な場合に，顎関節が容易に脱臼してしまう場合があります．特に意識が低下していたり，経口摂取や会話の機会が極端に少なかったりすると，脱臼が習慣的になってしまいます（本書ではこのような顎関節脱臼は習慣性というよりも"廃用性顎関節脱臼"とよばせてもらいます）．そういうときこそ義歯を装着し，術者は患者の下顎（頤部）を把持して，カチカチと音がするように数十回上下の歯を噛み合わせるトレーニングを施します．咀嚼筋を使うことで筋力増強をはかり，顎関節脱臼を予防するのです．

POINT 片側噛みの理由

脳卒中患者の片側噛みの理由には，以下の3つが考えられます．
①麻痺側では噛まず，噛みやすい健側で噛んでいる場合．
②その人が元来もっている習慣性咀嚼側で噛んでいる場合．
③歯の欠損や動揺などがあるために，そちら側では噛めない場合．

片側噛みを訴える完全片麻痺患者に問うと，その7割以上が①の理由で片側噛みをしています．

POINT 咀嚼誘導食

「噛みやすい」ではなく，「飲み込みやすい」でもありません．「咀嚼」を誘導する食物性状です．歯があって，たとえそれが残根（むし歯で歯冠部が消失し，根だけが残ったもの）であっても，歯根を取り巻く歯根膜に食物を噛んだときの圧がかかると，咀嚼という熟達随意運動が惹起されます．咀嚼運動の最中に，一部の食塊が咽頭部に流れていき，喉頭蓋谷に一瞬食塊が溜まり，その直後に嚥下反射が生じます．この段階がStage II transportとよばれるものです．

ミキサーや刻み食は，噛まなくてよいように加工してあることでStage IIを省略

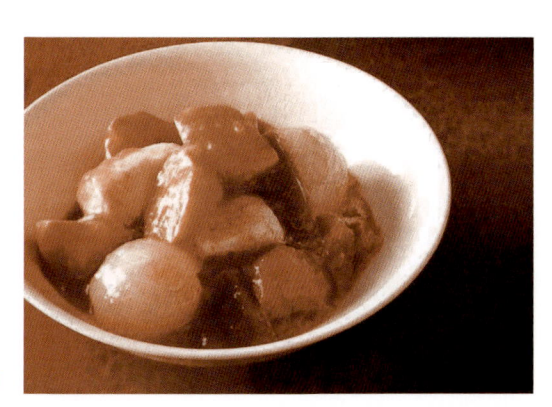

図III-32　咀嚼誘導食としての酢豚（圧力鍋使用）

した"丸呑み食"ですから，咽頭部に溜まる時間的猶予がなく，かえって誤嚥しやすくなる場合があります．

咀嚼誘導食の食感は「パリッとしてトロッ」「カリッとしてフワッ」とした感じで，モグモグという動作を誘導します．味わい，おいしい，楽しいは，口腔相（食塊が口腔内に存在する時期）があってのことです．食事は機能のみでは成り立ちません．"楽しみ"があっての食事であること，また食事・調理は機械的作業ではなく"手しごと"であることを，これからも忘れずに求めていきたいと思います．

8. 筋力増強訓練

各器官のパワーやスピードが不足していることがあります．そのような場合に，以下の訓練を行います．

1）舌の筋力強化

舌圧子などで舌を抑え，それに抵抗するように患者に舌を運動させます．

① 介助者は，舌圧子で舌背を上から下方向に抑えます．患者は，下から上に力を入れて舌の挙上をはかります．

② 介助者は，舌圧子を舌尖にあて，前方から後方に向かって押します．患者は，舌を前方に押し出すよう抵抗します（**図III-33**）．

2）口唇の筋力強化

大きめのボタンに糸を通し，それを患者に口唇で保持させ，術者はその糸を引っ張ります．引っ張る際に，テンションゲージを用いて行うと，どの位の効果が上がったかの指標になり，患者に対しでもわかりやすいと思います（**図III-34**）．

口唇中央，左右口角といった3つの方向から糸を引きます．

構音訓練

3）構音訓練

「口唇の閉鎖が行われない，流涎がある」「鼻漏れ声になってしまう」「話し方にスピードがなく，不明瞭である」といった場合は，口唇，舌，軟口蓋の障害が疑われます．それらの器官の筋力強化のために，構音訓練を行います．

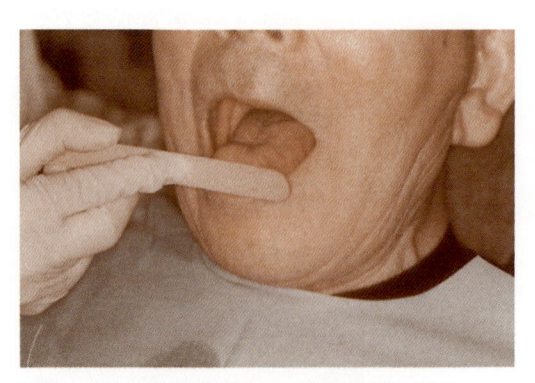

図III-33 舌圧子を使っての舌の筋力強化

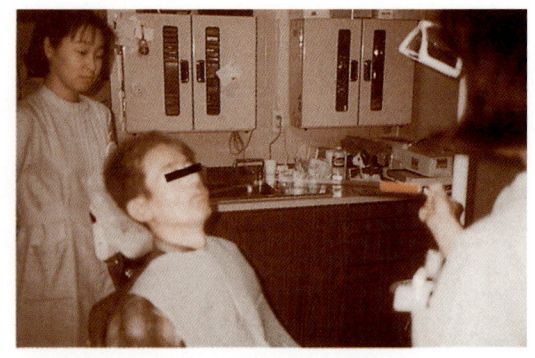

図III-34 ボタンと糸を使って口唇の閉鎖力強化の訓練をする

> 口唇音：「ぱ行」「ば行」「ま行」
> 舌尖音：「ら行」「な行」
> 舌中央を動かす音：「た行」「だ行」
> 奥舌音：「か行」「が行」
> 軟口蓋を動かす音：「あ行」

これらを単音から始めて，単語，文へと移行しながら復唱あるいは音読をしていきます．毎日同じ課題では飽きてしまいますから，目的に添った単語を組み合わせて，いくつかテキストを作成するのが良いと思います．

> 例）舌中央を動かす訓練「わたしは，たまごが，だいすきなので，たまに，たくさん，たべます」
>
> 例）口唇の閉鎖を目的とする訓練「ピエロがピンクのはっぴを着て大きな鼻をピクピクさせながらピアノを弾いています」
>
> （東京都リハビリテーション病院言語療法科資料より）

POINT 健側アプローチのもう1つの意義

　上肢については，非麻痺側の筋力増強をはかれば，麻痺側の筋力も増強するといったことは考えにくいのですが，顎については，少し様相が異なります．咬合訓練の項（p.104）で，非麻痺側にも咬合させると述べました．これは，上下肢と異なり顎は一つの剛体なので健側の筋力増強により連動した麻痺側の筋力アップも期待できるからです（図III-35）．

図III-35　右片麻痺患者の咬合時筋活動（訓練開始から3カ月後）
筋電図上は右側はいまだに改善された様子はないが，咬合力は左右差がほぼなくなっている

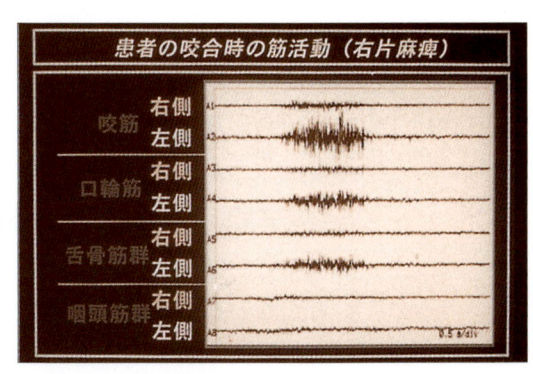

寒冷刺激法

9. 寒冷刺激法（thermal tactile stimulation）

流涎が目立つときは，
①口唇に麻痺があり，口腔内に唾液を溜めておけない場合．
②唾液の分泌過多による場合．
③嚥下反射がなかなか起きないために，口腔内に唾液を溜めておけない場合．
といったことが考えられます．③の場合は，摂食嚥下障害における口腔期の問題です．嚥下反射の惹起（じゃっき）に時間がかかるため，食事も長時間かかることでしょう．

　健常者は，2分間に1～2回の自然な嚥下が起きるといわれていますが，③のような患者は，おそらくそれよりも少ないと思われます．嚥下回数が少ないということは，口腔内細菌の停滞ばかりが促進され，生理的自浄作用を阻害されていることになります．

　そこで，嚥下反射が起こるのに時間がかかったり，反射が弱くなっているような場合に，寒冷刺激法を行います．

　嚥下反射が起こりやすい部位の1つとされている口蓋弓に氷水に綿棒を浸して塗ります．多少，軟口蓋に動きが見えたら綿棒を引いて，口唇を閉じさせ溜った水や唾液を嚥下させます．ゴクンと嚥下したらすぐに，わざと咳をしてもらいます．これを1回の寒冷刺激として数回行います（図III-36）．

　口腔ケアでスポンジブラシを使用している場合に，スポンジ部分を氷に浸し，清掃も兼ねて口蓋弓や舌根部を擦るというのも良いでしょう．

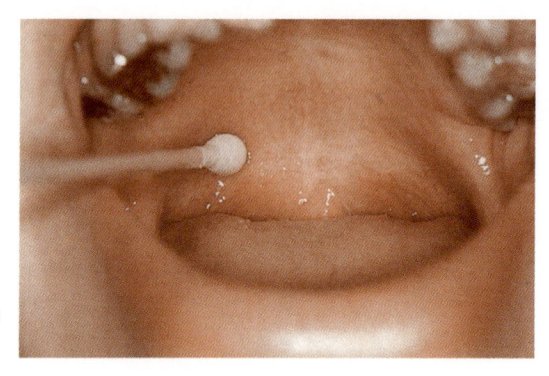

図III-36　寒冷刺激法
冷水に浸した綿棒で，前口蓋弓を刺激しているところ

❓ 訓練は何回すればよいのでしょうか？

　寒冷刺激法は，5回～10回行って1クールとし，終わったら10秒間休みます．2～3クールずつ行います．本法のみならず他の訓練も，患者の疲労度や持久性を考えると，このあたりが目安になると思います．

　米のメディカルセンターや嚥下障害専門の医療機関では，寒冷刺激法を1日に20回から90回，それを2週間くらい毎日集中的に行って，効果のほどをデータ比較しています（Rosenbek, 1998）．1週間に300回くらい行うのが，効果が出るか出ないかの

境界だともいわれていますが，少なくとも外来診療や在宅ケアを行う中で，これだけの回数を行うのは困難だと思います．

10. 頭部挙上訓練

「むせやすい」「逆流（嘔吐）しやすい」といったときには，咽頭部や食道入口部の関連する筋を鍛えます．「仰臥位になって頭を挙げてつま先を見る（図III-37）」といった状態を10秒間保ちます．このとき，患者本人には甲状軟骨の下部あたりをしっかり意識して力んでもらうことが大事です．10秒間行ったら，10秒間インターバルをおいて，再開します．これを患者の疲労具合を見はからないながら，3～5回行います．

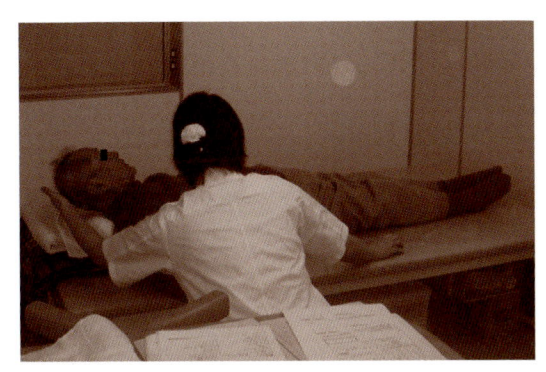

図III-37　頭部挙上訓練

POINT　意識する

ストレッチ運動や筋力増強訓練は，そのねらいとしている筋を，本人が意識しながら行うことが大事です．同じ負荷をかけても意識するのとしないのでは，筋力増強の効果に違いが生じます．

11. その他の訓練と治療的アプローチ

以下の方法は，摂食嚥下障害へのアプローチの一法として行われるものですが，口腔ケアの基礎的訓練にも応用可能ですので紹介します．

1）バイオフィードバック

器官本来の動きを患者の視覚や聴覚に訴えてイメージしてもらいます．そのイメージを再現することにより，正確な動きを獲得していこうとするものです．

（1）超音波画像を用いる方法（図III-38, 39）

超音波画像で，健常者の舌運動を映し，その動きに合わせて患者が舌を動かします．舌が口蓋を押し付ける動作や，口蓋とすりあう動作を視覚的にイメージしてもらい，舌の円滑な動きを獲得していこうとするものです．

（2）筋電計を用いる方法（図III-40）

咬筋中腹部に電極を貼付し，筋電計から発する音を指針に，嚙み合わせの訓練を行

います．噛むと筋電計からガガガガあるいはバリバリといった音が発せられます．
　音が出る状態を数秒間維持してもらったり，繰り返してもらったりします．患者の聴覚に訴えての訓練です．
　(3) 舌圧計を用いる方法（図III-41）
　圧力センサーを口蓋に付着し，舌背で口蓋を押す動作をさせます．このときの押す力によって，音がしたり，モニターに写る波形が変わったりします．患者の聴覚，視覚に訴えながら，舌の動きと力を引き出そうとする訓練です．

鍼療法

2）鍼療法（図III-42）

　中枢性顔面神経麻痺の経穴である地倉，頰車，風池，完骨，太陽，下関，合谷といっ

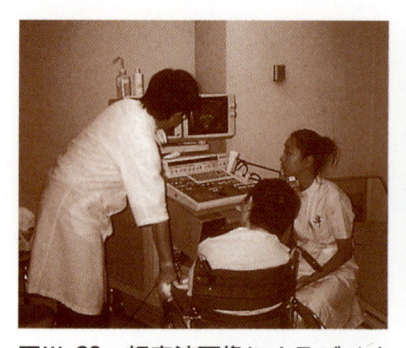

図III-38　超音波画像によるバイオフィードバック訓練風景
健康な人の舌の動きを画像に映し，イメージしてもらう

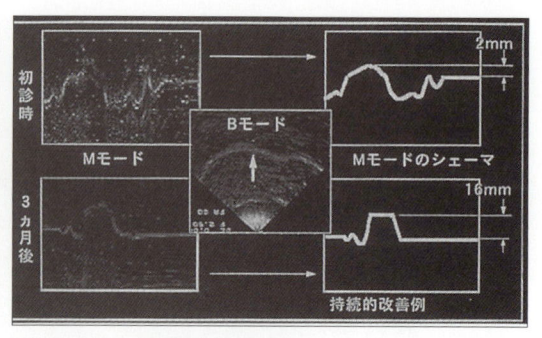

図III-39　舌の超音波画像
Bモードは舌表面を映しMモードは経時的な動きを示している

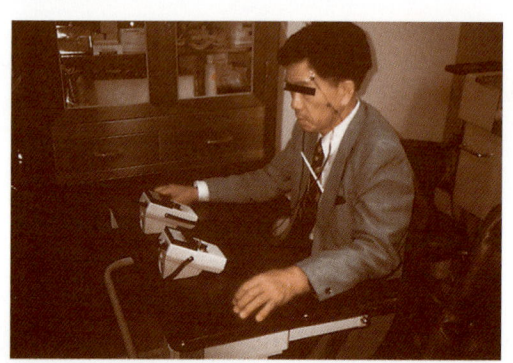

図III-40　筋電計によるバイオフィードバック

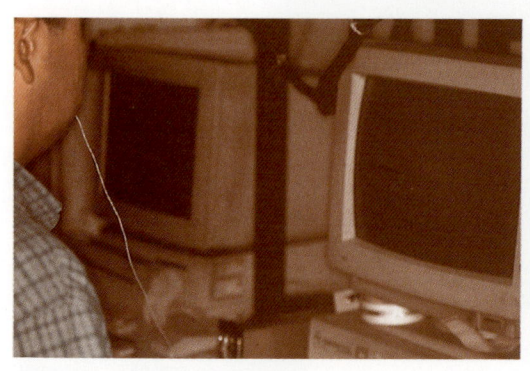

図III-41　舌圧計による訓練

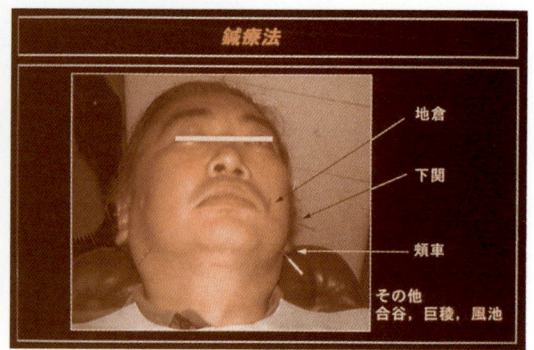

図III-42　鍼療法

たところに鍼をうちます．捻転法，置鍼，堤挿法などを繰り返します．

3）音楽の効用

　訓練中や訓練の導入に，音楽が有効なときがあります．特に患者が若い時代に聴いた音楽には意外な反応を示すことがあります．

4）軟口蓋刺激法

　（1）軟口蓋挙上装置（palatal lift prosthesis：PLP）

　本装置は，構音障害への補助装置として紹介しました（p.39）．それに加えて軟口蓋を挙上する部分は，絶えず軟口蓋に接して知覚的な刺激を与えていると考えられます．毎日数時間装着していくうちに，6カ月から1年くらい経過すると，嘔吐感を抱くようになります．これは，軟口蓋の知覚が徐々に戻ってきた表れと解釈して良いと思います．

　（2）軟口蓋電気刺激装置（palatal electrical stimulation：PES）（図III-43）

　軟口蓋に知覚障害のある場合，軟口蓋に接する部分を電極にして，2～5Hzで3～30mAの電気的刺激を与えます．電源は，肩こり用に市販されている低周波治療器でも可能なので，家庭で毎日行えます．

促通　　これも継続的に使用していくと，最初は30mAの刺激で感じていたものが，15mAくらいでも感じるようになってきます．PLPよりも促通的な刺激を与えて，軟口蓋の閾値低下を試みるものです．ちなみに健常者では，3Hzの3～4mAで感じ，9mAで痛みを訴えます．

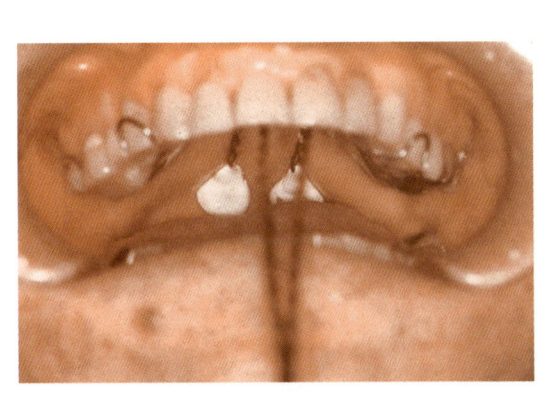

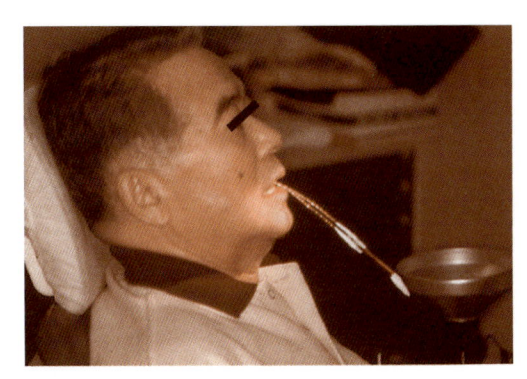

図III-43　軟口蓋電気刺激装置
装置の位置（左）と口腔内に装着して電気刺激を与えているところ（右）

口腔ケアにおける基礎的訓練のまとめ

　これまで紹介した口腔ケアにおける基礎的訓練は，摂食嚥下障害に対するアプローチの間接的訓練と重複するものです（p.86表）．麻痺した機能を賦活させたり，廃用を防止しようとする口腔ケアの目的と，摂食嚥下障害の機能面へのアプローチの目的とが合致する以上，おのずと両者は同様の手技，手法が凝らされていくことになります．

　摂食嚥下障害への対応の一環として口腔ケアがあるという意味（p.85）は，このあたりにあります．

2. ブラッシング　Brushing

　脳卒中患者であれ健常者であれ，歯垢や歯石の付着しやすい部位は同じです．さらに，脳卒中の場合は，歯垢や歯石といった以前に，食物がそのままの形で停滞していたり，舌苔が発生していたり（**図Ⅲ-44**），口腔粘膜の代謝が活発に行われないために古い粘膜が膜状に残っていたりすることがあります（**図Ⅲ-45**）．しかし，ブラッシングの目的は，やはり脳卒中患者も健常者も同じです．したがって，これからわれわれがしようとすることは，いままで健常者にしてきたことと同じことを，いかに基本通りに障害をもつ人へ行っていくかといった営みであると思います．

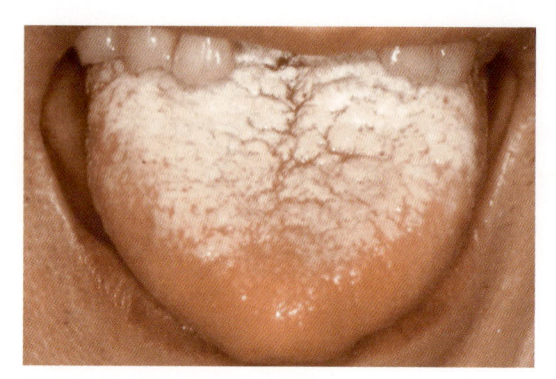

図Ⅲ-44　白色を呈した舌苔

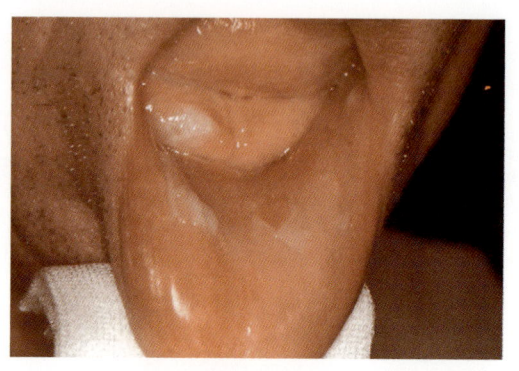

図Ⅲ-45　粘膜の代謝が不完全で，旧粘膜が膜状に残っている状態

1．歯のブラッシング

歯垢
歯石

　歯垢，歯石，食渣の停滞しやすい部位は，
①歯頸部（歯と歯肉の境目）
②舌側，口蓋側（歯の裏側）
③歯間部（歯と歯の間）
④咬合面（噛み合わせの面）です（**図Ⅲ-46**）．
　こうした部位にいかに確実に歯ブラシをタッチさせるかがポイントです．
　歯頸部に対しては，45度の角度で軽く歯ブラシ（ナイロン性で硬さはやわらかめから普通）の毛先をあてて，横に細かく動かします．
　歯間部は，毛先を滑り込ませるようにして行います．（毛先磨き）．
　歯には外側，内側，手前と奥との歯の間，噛み合わせの面といった5つの面があるの

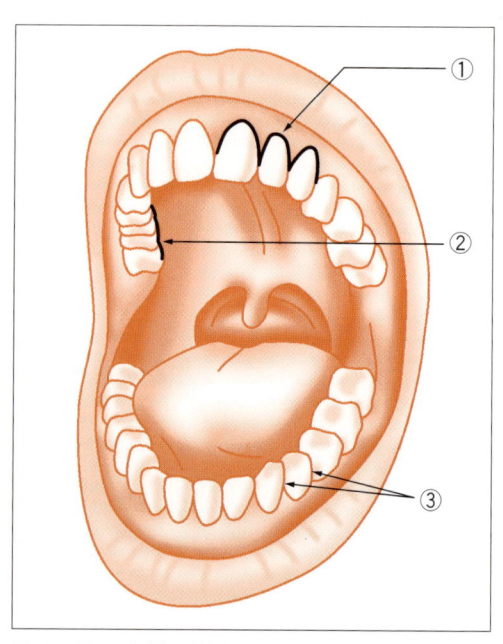

図Ⅲ-46　歯垢，歯石，食渣の停滞しやすい部位
①歯頸部（歯と歯肉の境目），②口蓋側（裏側），③歯間部（歯と歯の間）

だという認識をもって歯ブラシをあてます．

❓ ブラッシングは面倒くさい⁉

ブラッシングは，患者にとって「面倒くさい，嫌なもの」と決まっていそうですが，患者によっては，ブラッシング後の爽快感を楽しみにしている場合も少なくありません．特に，食渣が絶えずはさまっていそうな歯間部に，歯ブラシの毛先を振動させながら滑り込ませていくと，痛痒いような感じを得て，それを快感と感じることもあるようです．

2. 義歯装着者のブラッシング

義　歯

義歯の汚れやすい部分は，義歯内面や，クラスプ（歯にかかる金属部分）です（**図III-47, 48**）．またクラスプのかかった歯は，特に食渣や歯垢が付着しやすいので，義歯と接する歯面への意識的なブラッシングが必要です．

部分的な義歯は，クラスプに指先を引っかけると容易に外せます．

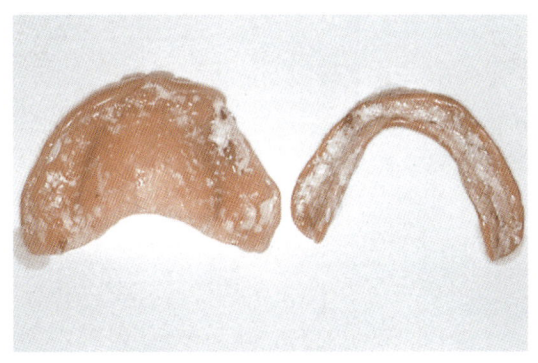

図III-47　食渣が堆積した義歯内面
患者はこの状態の義歯を装着したまま睡眠をとっていた．熱発を繰り返していたのも，このあたりに原因があったのかもしれない

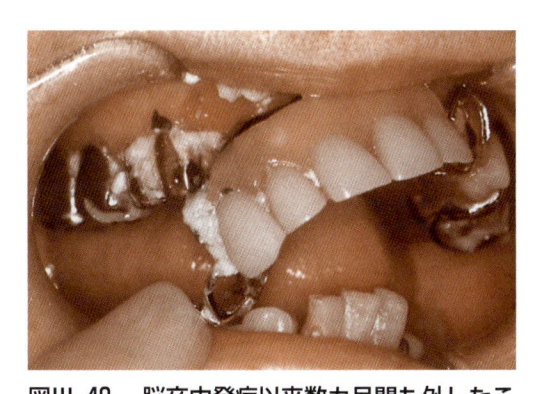

図III-48　脳卒中発症以来数カ月間も外したことがない義歯
残存歯や義歯に食渣が付着し，粘膜は炎症を起こしている状態

食後に義歯を外し，義歯の外面，内面をブラッシングします．義歯は，食渣が付いていなくても指で触ったときヌルヌルしていれば，まだ細菌が付着している証拠です．毎食後に義歯を着脱して行うのが難しければ，義歯を装着したままブラッシングをするのも良いと思います．

総入れ歯の場合でも，義歯の清掃だけでなく，義歯を外してブクブクうがいをさせたり，軟毛ブラシ（軟組織専用ブラシも市販されている）やガーゼで歯肉や粘膜面を拭きとります．

就寝時は，義歯を外して水を入れた容器に保管しておくのが原則ですが，習慣で装着しながら寝る人もいます．患者の習慣を優先させるのが良いと思いますが，その場合も一度外して，清掃してから寝ることを徹底させます．

❓ 脳卒中になると義歯が合わなくなる!?

「脳卒中になるとそれまで装着していた入れ歯が合わなくなる」といったことがあります．義歯を装着している（過去に装着したことがある者も含めます）脳卒中慢性期患者182名に義歯に関する調査をしてみました．

まず「入れ歯が合っていますか？」との質問に，「合っている」と回答した人は92名，「合っていない」「破損した」あるいは「紛失した」と回答した人は90名で，ほぼ2人に1人が義歯の不都合を訴えていることがわかりました．

不都合と訴えた90名は歯科受診をしたわけですが，さらにくわしく聞いてみると，合わなくなる経緯には，グラフに示したように7通りあることがわかりました（**図III-49**）．

このことから，脳卒中における義歯装着者のほぼ半数が不都合を訴え，不都合を訴えた者の72.2%が，発症後に義歯が合わなくなった等の問題が出てきたということになります．したがって，**「脳卒中慢性期に達した義歯装着者の36%ほどが発症後に義歯が合わなくなった」**と考えられます．

使用していた義歯を持参し「発症後入れ歯が合わなくなった」という訴えが最も多かったわけですが，その大半が総義歯か，それに近い状態の義歯でした．すなわち，発症後の顕著な体重減少に象徴されるように，顎堤（歯肉の形）や口腔粘膜形態の変化が義歯不適合の原因になったと想像されます．

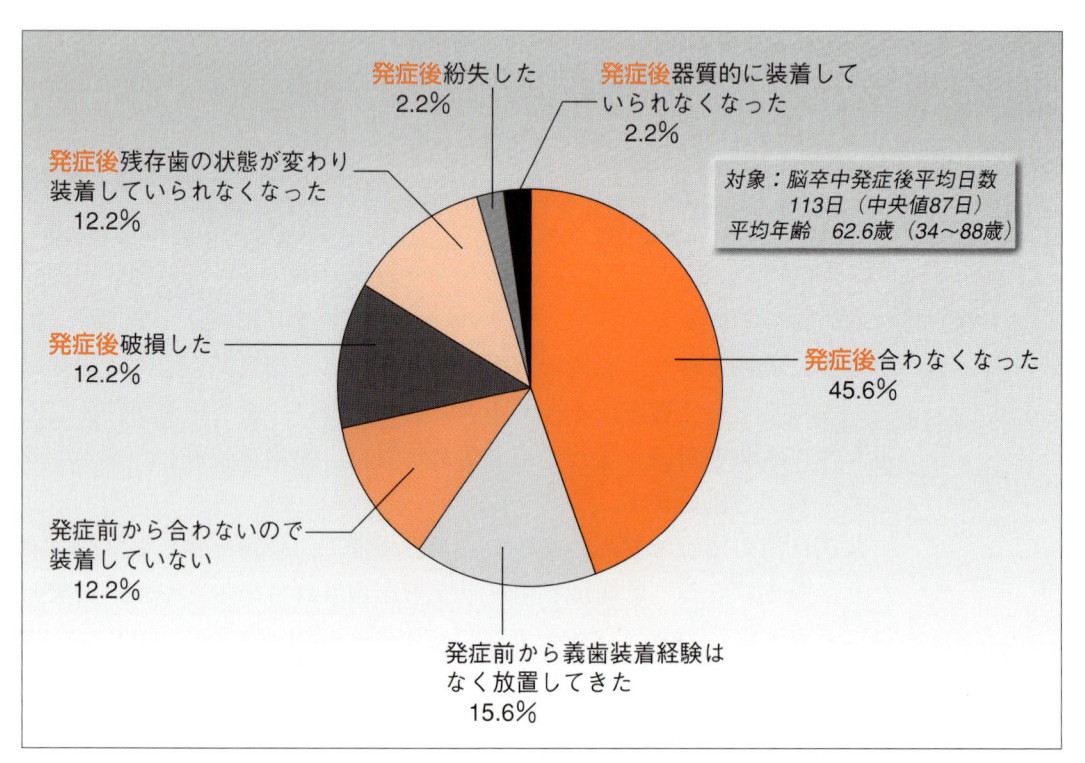

図III-49　脳卒中慢性期患者における義歯関連の主訴と既往についての割合〈脳卒中患者90名〉

3. 舌苔の除去

舌苔とは，食物残渣，唾液成分，細菌や微生物，剥離上皮などが堆積し，苔状を呈したものをいいます．舌苔を除去するには以下の方法があります．

①蜂蜜や飴玉を利用して唾液の分泌を促します．
②機械的刷掃：歯ブラシで，舌の奥から前に向かってかき出します．
③生のパイナップルを厚さ1cmに8等分したものを舌の上におき，3〜5分噛んで吐き出させます．これを日中2〜3時間ごとに繰り返します．3日ほどするとブロメリンという蛋白質分解酵素が働き，舌苔が消失してきます．

POINT 舌は，全身状態を反映していることが，しばしばあります

舌　診

ときに，舌の色，形，硬さなどが全身状態の目安になることがあります．これは「舌診」とよばれるもので，たとえば色については，胃の調子が悪いと舌背が白色を呈します．また，真紅色は肺，黒緑色は腎臓が障害されていることが疑われます．したがって，舌苔なのか，全身状態に起因しているものなのか，あるいは両者が相まったものなのか見極める必要があります．

　入院期間4ヵ月と20日の末，Oさんは，肺炎から腎臓を悪い，転院となった．
　初診時には，顎関節拘縮のため開口量は一横指で，口腔内には過敏があり，歯ブラシを入れられる状態ではなかった．食渣の停滞は著しく，口を開けると口蓋に付着していたご飯粒が，舌の上にパラパラと落ちてくるようなこともあった．
　表情も乏しく，いつも能面のような顔貌をしていた．
　当初の私は，Oさんに，少しでも「やる気」になってほしくて，身振り手ぶりで，何かを訴えていたのだと思う．夕食後にはOさんの病室に出向き，「お食事はおいしく召し上がれましたか？」と気軽に話しかけていた．「お大事に」という別れ際の挨拶に，能面を崩してくれるわずかな微笑みが，私にとって喜びだった．
　病棟の看護師，言語聴覚士や歯科衛生士の日々のかかわりの中で，口腔内過敏は徐々に消失していった．開口時の過緊張もとれて，口腔へのアプローチがしやすくなってきたころ，私は「齲蝕の処置をして義歯を入れてみよう」という気になった．
　やがて義歯が作製された．しかし，思い返せば，義歯が装着されたころから再び食渣が口腔内に目立ち始めたような気がする．齲蝕処置だけで，約束の診療時間は目一杯だった．
　発熱が繰り返され，病棟から診療のキャンセルの連絡が頻繁になってきたのも，このころからだったかもしれない．
　Oさんの容態が悪化し，救急病院へ転院させられたことを告げられたとき，私はふと，われにかえったような心境だった．

> 「歯医者がムシ歯を治そうとしないで誰がするんだ」という声と,「ムシ歯の処置以上に歯医者がしなければいけないことってあるんだ」という声とが, 頭の中でぶつかりあっていた.
> 発熱しても口腔ケアはできる. 発熱を起こし, 再び口が開きづらくなったからこそ, 病室に出向く必要があったのかもしれない.

ベッドサイドで, Oさんにブラッシングも基礎的訓練もできたはずです. 診療のやりづらさに歩みを止め, 発熱によるリスクの上昇に怯えたのは, 単に私の怠慢であったと思います.

機能面へのアプローチのまとめ

「基礎的訓練がどれだけ有効なのか?」「たかだか口腔ケアにここまでしなくてもよいのでは」と, 疑問や異論を唱える人もいると思います. たしかに「有効である」といった科学的立証は困難ではありますが, 反対に「無効である」といった科学的立証はできるのでしょうか?

少なくとも, 長期的(年単位)フォローにおいては, 無効であることを証明するのは, 有効であるのを証明するのと同じくらいに困難であると思います.

脳卒中の多くは, 障害に加えて生理的老化があります. 機能アップはおろか, 現状維持をするだけでも至難の業です. いま議論しているのは, 障害による機能の減退をいかに生理的な老化に近づけるかといったことであるように思えます.

障害をもった口腔へのアプローチの目標は, どんなに低く見積もっても「食事」「会話」「呼吸」「表情表出」に行き着かざるをえません. 口腔ケアの問題を, 単なる口腔清掃にとどめず, もう少し拡大した解釈にしていきたいと思います.

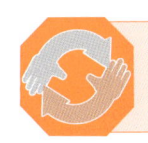

能力面へのアプローチ

　場合によっては麻痺した機能の改善に，限界を認めざるを得ないときがあります．しかし，これ以上は機能回復は望めないとして，あきらめてしまうわけにはいきません．新たな可能性の発掘に努めましょう．すなわち，失った機能を代償する能力を養っていこうというアプローチです（代償的アプローチ）．

1. 利き手交換

　利き手が麻痺しており，実用的な機能回復に限界がある場合，利き手交換を行います．たとえば，発症前に右利きだった人が，右片麻痺になったとき，左手で字が書けるようにしたり，箸が使えるようにしたりするように訓練をします．口腔ケアにおいては，ブラッシングを左手で行えるよう訓練します（**図III-50**）．最初は時間もかかり，肝心の部位に歯ブラシがあたらないこともしばしばですが，すべてをいっぺんに解決してしまおうと思わず，ステップを踏んで取り組んでいきます．

Small step

> 　いつごろからか，患者が必ず歯ブラシ持参で，歯科診療室を訪れるようになった．私のほうからお願いしたことはないのだが，たとえ初診であっても病棟の看護師が，本人に歯ブラシを持って歯科診療室にいくよう指示をするようになった．
> 　この日も胸ポケットに歯ブラシを入れたPさんが，車椅子に乗って現れた．歯ブラシを持たされた以上，ブラッシングをするものだという気持ちになっているのだろう．さっそく診療室でブラッシングをすることに抵抗はなかった．
> 　「Pさん，普段しているように歯ブラシをしてみてください」
> 歯科衛生士が促すと，左手に歯ブラシを持って，ブラッシングを始めた．
> 　Pさんは，まず上顎右側奥歯の外側に歯ブラシをあてた．次に，上顎前歯へ，その次は右側に戻って下顎奥歯を磨き，手の動きを止めた．そして，「歯ブラシはもう終わりです」という具合にこちらをみた．
> 　この間，20秒くらいだった．

　Pさんのブラッシングは，質，量ともに不足しているのは明らかですが，それでも

この20秒の間に観察すべき事項がいくつかあります．
　①最初に上顎右側奥歯の外側に歯ブラシをあてました．
　　→おそらくPさんにとって，ここが最も磨きやすい部位なのでしょう．
　②上顎右側から始まって，下顎前歯で終わりました．
　　→ブラッシング法を習得していく際には，Pさんの磨く順番を基本にして，その発展型を考えていきます．

TYPE 1
「それでは，もう一度やってみましょう」
→Pさんが最初に歯ブラシをあてた右上奥歯から，もう少し時間をかけてしてもらいます．

TYPE 2
「きれいになりましたね．今日は，ここまでにしておきましょう」
→無理強いして，急ぐ必要はありません．まず自分でしようとしている部分を確実にできるようにします．

TYPE 3
「鏡をみてください．歯の裏側がみえますか？」
→日をあらためて本人の気付かなかった部分のブラッシングを加えます．

TYPE 4
「今日は，歯の裏側をやってみましょう．まず，右の歯の裏側です」
→介助者は手添えをしながら目的の部位に歯ブラシをあてます．
歯の裏側は歯ブラシをあてづらいので，これも左右いっぺんにしてしまおうとしないことです．

　ステップを踏み，着実に成果を上げる場合もあれば，あと戻りしてしまう場合もあり，目的を達するまでの道のりは，決して一様ではありません．

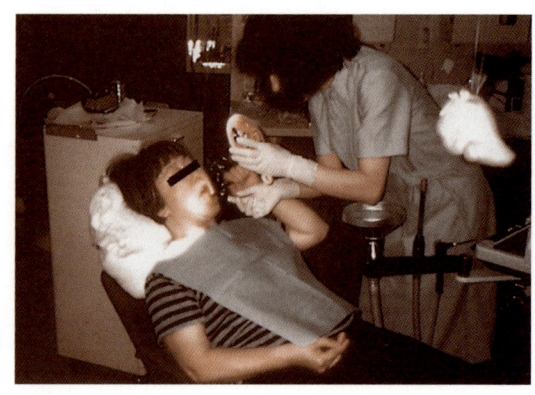

図III-50　ブラッシングにおける利き手交換の訓練

2. うがい

　うがいのときに麻痺側の口角から水が漏れ出てしまうことがあります．非麻痺側の手で口唇閉鎖をして，これを防ぎます（図III-51）．

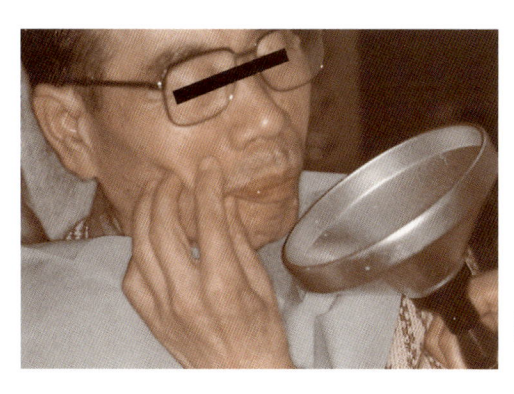

図III-51　麻痺側の口角を指でふさぎ，水が口腔内から飛び出るのを防ぐ

3. 姿勢

　普段ベッド上の生活を余儀なくされている要介護者であっても，食事は食卓で，ブラッシングは洗面所で，しかも座位で行いたいものです．しかし，どうしても座位が保てず，ベッドで行わざるをえない場合もあるでしょう．このようなときは，非麻痺側を下にして麻痺側を上にした側臥位の姿勢をとります（図III-52）．できれば首だけを横に向けるのではなく，体幹ごと向けると本人にとっては楽だと思います．

　これは，重力の関係で，口腔内に溜まった唾液が健側に集まり，拭き取りや吸引がしやすいこと．溜まった唾液を嚥下したとしても，誤嚥しづらいことによります．

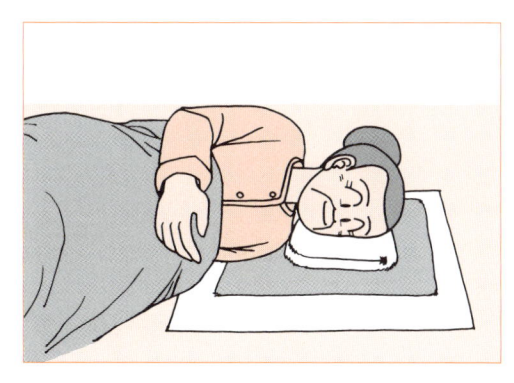

図III-52　側臥位で健側を下にする

POINT　姿勢による代償

　嚥下の咽頭期をもう一度考えてみます．
　喉頭蓋谷に達した食塊は，図III-53に示すように左右二手に別れて，さらに下降します．続いて，食道入口部直前で一つに収束し食道に入っていきます．二手に別れるにあたって，たどる経路は梨状の凹を呈していることから，ここを梨状窩といいます．

咽頭部に片麻痺があると，麻痺側梨状窩の経路が通りにくくなります．あるいは，食塊が溜まりやすくなるといったほうが良いかもしれません．

　そこで，食塊の通過がスムーズにいかなくなってきたような場合，麻痺側に首を向けると，麻痺側梨状窩が狭くなり溜まった食塊がはじき出され，反対に健側の梨状窩が開大されるために，食塊は通過しやすくなります．

　また，座位が保てない人は，それだけ状態が悪いわけですから，嚥下しやすいというよりも，まず誤嚥しづらい姿勢を考えます．水平な仰臥位であれば，解剖学的には食道が下で気管が上になるので，重力の関係で食道方向に食塊が集まります．しかし，これだと，食道に食塊が達しても胃まで運びづらく，また鼻腔に逆流してしまうことにもなります（**図Ⅲ-54**）．そのようなことを防ぐために，30度くらい起こして，頸部を前屈させます．頸部を伸展すると気管への通路が直線的になるために，咽頭から下降してきた食塊が気管に入る可能性が高くなります（**図Ⅲ-55**），そこで，頸部を前屈すれば，気管への通路が屈曲するために気管へいきづらくなります（**図Ⅲ-56**）（30度仰臥位頸部前屈位，藤島，1994より）．

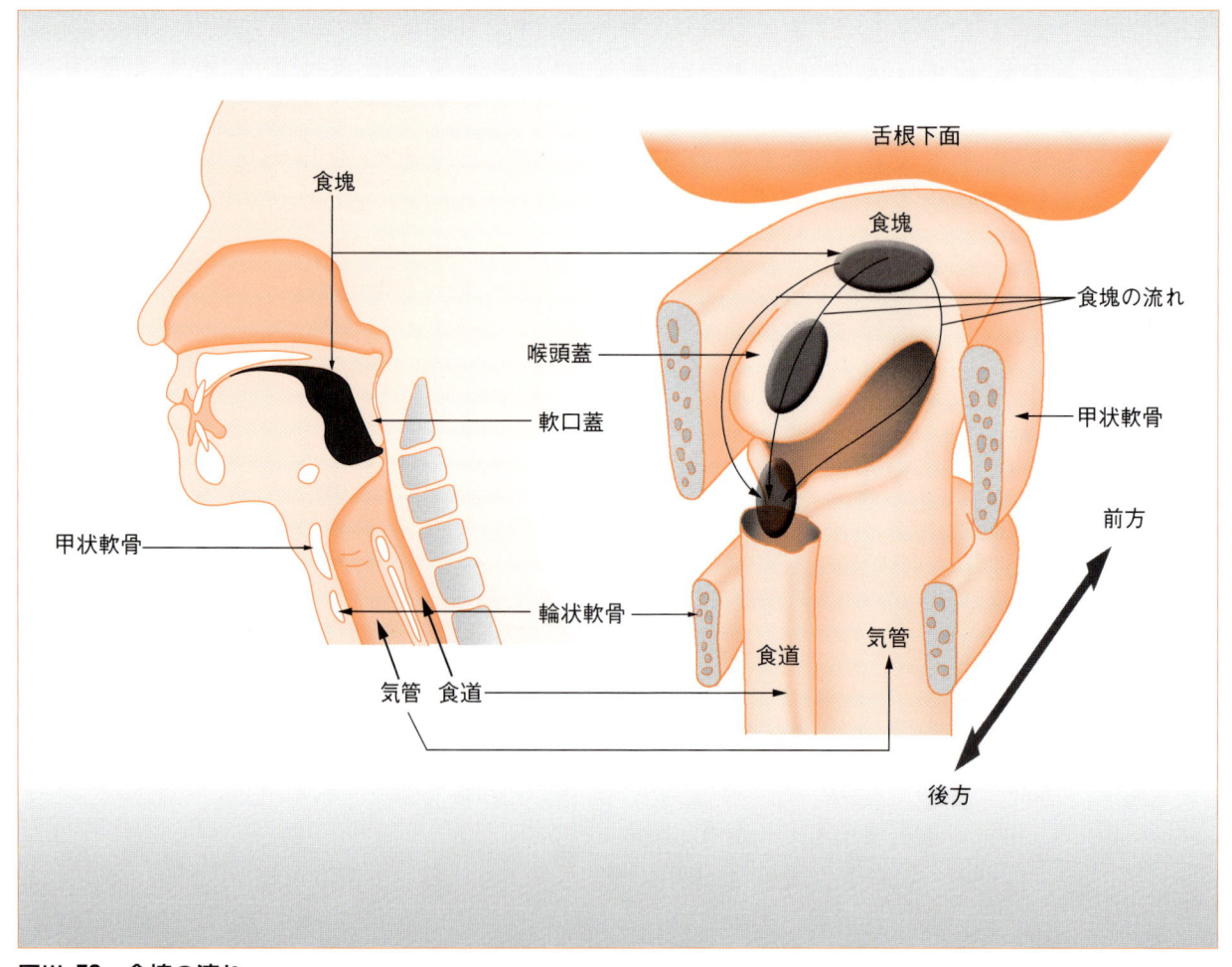

図Ⅲ-53　食塊の流れ
　食塊は左右二手に分かれる．あるいは，食塊の量が多いと喉頭蓋を乗り越えるような形で食道へ向かう

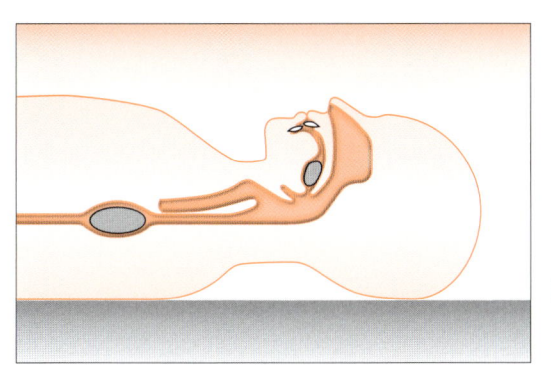

図III-54 水平位
　気管には入りにくいが，胃に運びづらく，鼻腔に逆流してしまうことも考えられる

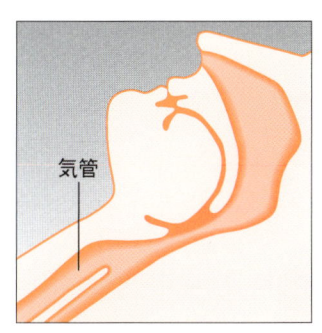

図III-55 頸部を伸展すると気管への通路が直線的になるため気管へ入りやすくなる

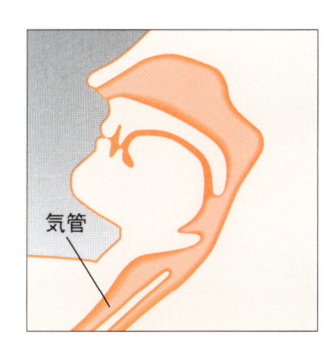

図III-56 頸部を前屈させると，気管への通路が屈曲するため気管に入りにくくなる

　さらに，麻痺側に首を向けることにより麻痺側の梨状窩を狭くして，なおいっそう誤嚥しづらい状況を作り出します．この場合は，介助者は首を向けた側，すなわち麻痺側に立って介助することになります．しかし，健側に介助者が位置したほうが，本人の注意が集中しやすく食事がスムーズにいく場合もあります．この場合は健側に首を向けることになります（30度仰臥位頸部前屈横向き姿勢）（**図III-57**）．

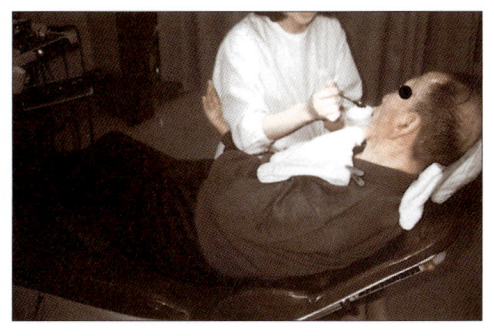

図III-57　30度仰臥位頸部前屈横向き姿勢

　こうした姿勢は，経管栄養から経口摂取にかえていこうといった移行段階の人であるとか，誤嚥が認められても味をたしなむ程度に経口摂取をしたいというぎりぎりの選択をせまられているような人に適していると思います．

嚥下機能に問題があり，座位が保てない患者の口腔ケアをするにあたっては，以上の解剖学的な知識をふまえて，むせや疲労度，また口腔内唾液の拭き取りや吸引のしやすさなどを考慮しながら，その人に合った姿勢をみつけ出す必要があります．まずは30度仰臥位頸部前屈の健側向き姿勢から始めてみてください．この姿勢でもつらいようならば側臥位で行います．大丈夫なようなら徐々に姿勢を上げて，座位に近づけます．

4. 義歯の着脱

義歯は，麻痺側口角から口腔内に入れます（図III-58），健側から入れて，あとから麻痺側を入れようとすると，麻痺側口角の伸長がきかないので，つっかかってしまいます．特に，義歯のクラスプを麻痺側の口角に引っかけて，傷をつくってしまうようなことがあるので注意します．外すときは指先をクラスプにかけて行うと容易です（図III-59），

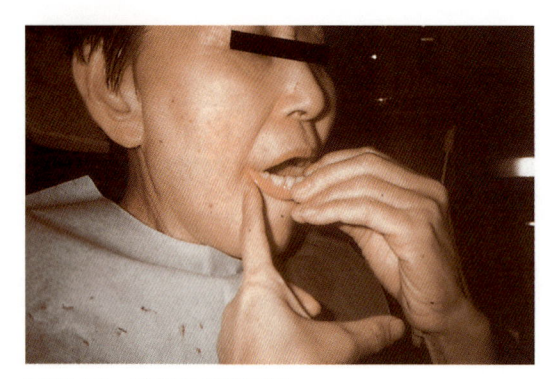

図III-58　義歯の着脱訓練
麻痺側から義歯を挿入する

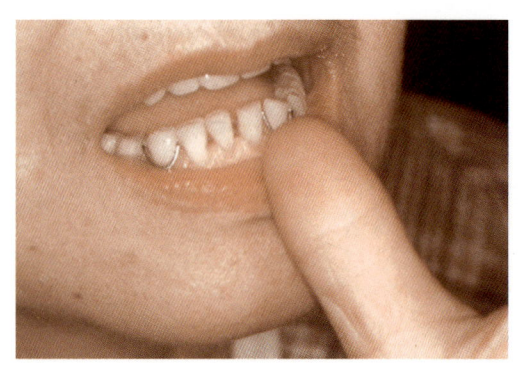

図III-59　外すときは指先をクラスプにかける

能力面へのアプローチのまとめ

脳卒中のリハビリテーション医療は，能力面へのアプローチ（代償的アプローチ）に多くの時間を費やすことになります．「歩行」は，杖，車椅子あるいは装具を使いながら，健側でもって麻痺側の機能をカバーするだけのテクニックを習得します．

口腔ケアにおいても，考え方は同じです．脳卒中患者に残されている潜在的な能力を発掘し，残された機能をさらに伸ばすことを念頭におきます．麻痺したところにすぐ目がいってしまいがちですが，それ以外の観察眼も身につけていたいものです．伸ばせばもっと使える機能があるのに伸ばしていない，初めからあきらめてしまっているといったような側面が患者にはまだあるはずです．

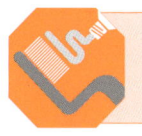

環境面へのアプローチ

　環境面へのアプローチとは，本人を取り巻く人や物に働きかけて，口腔ケアのための障害を軽減，克服していこうというものです（環境改善的アプローチ）．

1. 器具の工夫と応用

歯ブラシ
1. 歯ブラシ
　もちやすくするために柄を太くしたり（**図III-60**），奥歯の細部にもいき届くように歯ブラシの毛束の数を少なくしたりします（**図III-61**）．最近では，柄の部分の形を自在にかえられる歯ブラシも市販されています．

　電動歯ブラシも有効ですが，口腔内にあてれば勝手にきれいにしてくれるわけではありません．通常の歯ブラシの扱いと同様に，あくまでも磨き落とす動作は必要です．

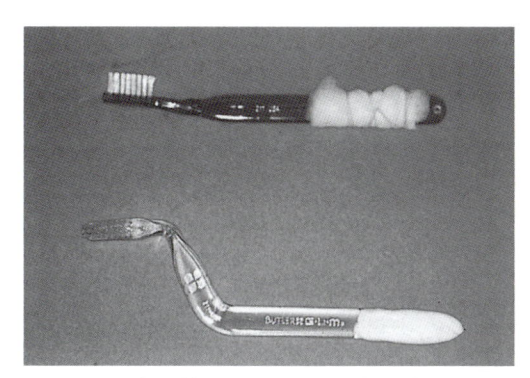

図III-60　上は持ちやすいように柄を太くしている．下は細部に届くよう柄を曲げた歯ブラシ

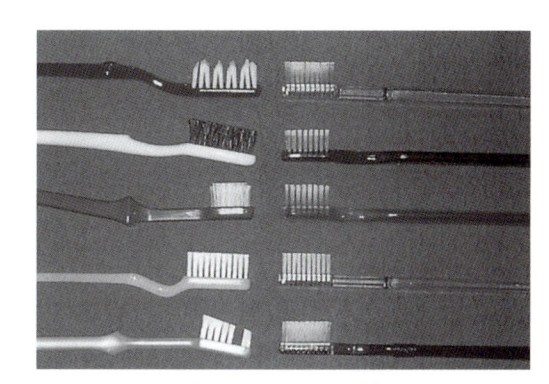

図III-61　刷毛部のさまざまな形態

2. 歯間ブラシ
　一見扱いにくいようですが，歯間ブラシは目標とする部位がはっきりしているせいか，本人ばかりでなく，家族による仕上げ磨きにも比較的受け入れられています（**図III-62, 63**）．

　すべての歯の間に使用する必要はありません．歯科衛生士による専門的な指導を得ながら，歯肉の腫脹や歯垢付着の目立つ箇所にのみ使用します．

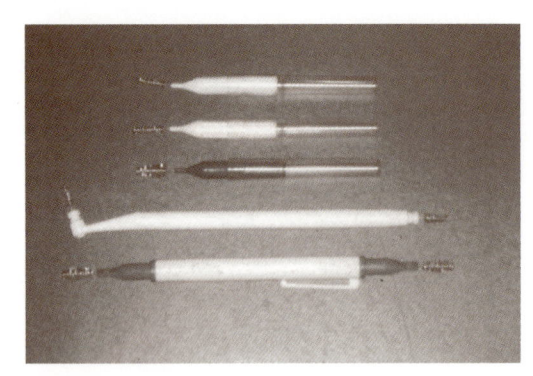

図III-62　歯間ブラシ

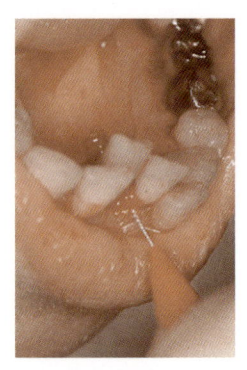

図III-63　歯間ブラシを使用しているところ

3. 義歯用ブラシ

　義歯の清掃をするには，普通の歯ブラシでも良いですが，義歯用のブラシもあります（**図III-64**）．これですとブラシの腰が強く，義歯の外側と裏側が磨きやすいと思います．

　また片麻痺の人は，片手でできるように，シンクの側壁に吸盤付きブラシを吸着させて清掃するのも良いでしょう（**図III-65a, b**）．

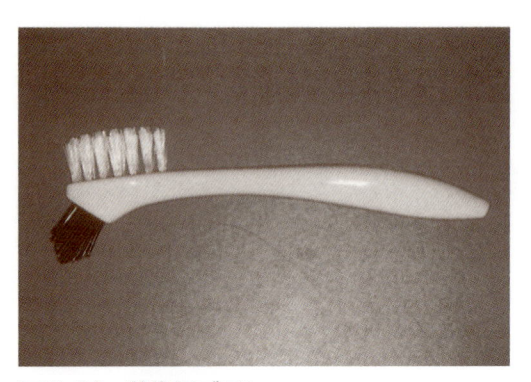

図III-64　義歯用ブラシ

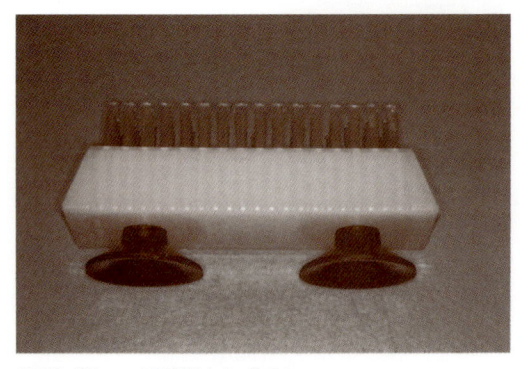

図III-65a　吸盤付きブラシ

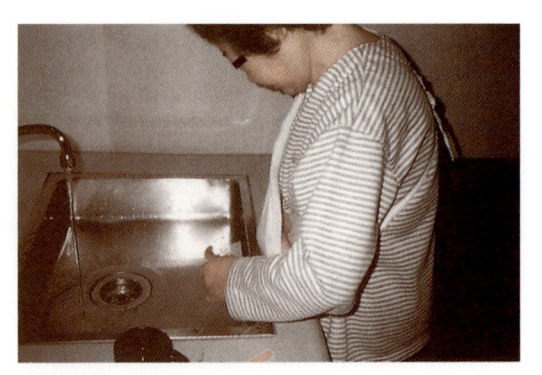

図III-65b　吸盤付き義歯用ブラシ
患者自身で洗いやすいように流しのへりに付けて使う

4. 粘膜面用ブラシ

　歯がなくても，口腔清掃は必要です．義歯をはずせば，粘膜面にも食渣や歯垢の類が付着しています．ガーゼでそれらを拭き取ります．あるいは粘膜面用のブラシ（スポンジブラシなど）もありますので，歯肉，頬内面，舌にあてて清拭を行います．

5. 歯磨剤，含嗽剤

　発泡剤が含有されている歯磨剤は泡立ちやすいので，嚥下障害のある人には不適です．発泡剤が含まれていない歯磨剤を使用するか，歯磨剤をつけないでブラッシングを行います．

　香料が含有されている歯磨剤は，清涼感があるために患者に受け入れられやすくなっています．しかし，実際に磨けていなくても，きれいになった気になってしまうところは注意が必要です．

　含嗽剤は，患者によっては習慣的に使用している場合もあり，際立った副作用がなければ，本人の意向に添うかたちにするのが良いと思います．

　歯磨剤や含嗽剤は清掃効果とは別に，一時的であるにせよ，口渇感の消失や清涼感を得ることができます．

＊キシリトールを用いた齲蝕予防＊

　キシリトールは，齲蝕予防の効果をフィンランドで立証済みとのことで，わが国でも1997年4月に甘味料として食品添加物に認可されて以来，ガムやタブレットなどの菓子や歯磨剤などに多く使用されるようになりました．

　一方，筆者の調査では45歳から65歳の慢性期脳卒中患者の未処置歯数（齲蝕のまま放置されている歯の数）は，健常者に比べて2～3倍でした．これは，急性期に口腔ケアがなされていなかったということもあるでしょうし，発症前から有していた齲蝕の活性が発症を機に加速したということもあるでしょう

　キシリトールを甘味料として100％使用したガムやタブレットの場合，1日3回，数分間口腔内にとどめておくことで，2週間くらい後に効果が出てくるといわれています．

　仮に急性期に経口摂取や口腔ケアが十分にできなかったとしても，キシリトール含有のタブレットを口の中にとどめさせれば，齲蝕活性を低下させ，慢性期に移行した段階でも齲蝕抑制ができるのではないかと思われます．

　キシリトールを用いた齲蝕予防は，追加型齲蝕予防といわれ，ブラッシングやフッ化物塗布にとってかわるものではありません．しかし，口腔内で溶けたときの冷涼感は嚥下の誘発や唾液分泌にも役立ち，口腔衛生に少なからず良い影響を与えるものと期待されます．

6. 義歯の保管

義歯は，水を入れた容器に保管することを習慣にします．ティッシュなどに包むと，誤って捨てられてしまうことがあります．

片手で蓋を開けたり閉じたりできる容器もあります．最近では，いろいろとデザインされた容器があり，おしゃれ感覚で使用してもらうのも良いと思います．

義歯用ブラシによる清掃の補助的なものとして，義歯洗浄剤の使用も良いと思います．

7. 照明，鏡，音楽

洗面所の照明を明るくしたり，鏡の高さや大きさを調整します．

洗面所までいけない場合は，テーブル上に鏡，ティッシュ，ガーグルベースン，コップ，エプロンなどを用意します（図III-66）．そのときコップは，うがい用と歯ブラシのすすぎ用と，2つあると便利です．

口腔清掃や基礎的訓練をしている最中に，本人の好む音楽，特に若いころの思い出のある音楽を流しながら行うのも一法です．

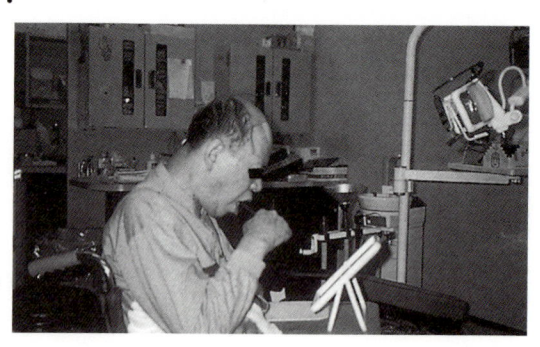

図III-66　物的な環境を整えることでブラッシングは自立する

2. 介助者への働きかけ

介護力を導入するにあたって，患者本人に対して最も発言力や影響力の強い家族は誰か，まずキイパーソンを知ることです．そして本人のみならず，これから行われる口腔ケアについて介助者にも十分理解してもらわなければなりません（心理面へのアプローチp.131）．

介助者へ働きかける場合は，以下の2点を念頭においてください．

1）介助者の負担を考慮する

口腔ケアに介助が必要な人は，おそらく他の日常生活活動(p.150)にも介助が必要なはずです．排泄や入浴，整容など介助者には他にもしなければならないことがたくさんあります．介助者にとって口腔ケアは，そういったケアの中の1つにすぎません．あるいは，一番あと回しにせざるをえないケアかもしれません．

そのあたりを十分に理解した上で，介助者に接する必要があります．

キイパーソン

2）介助者の意向なのか，本人の意思なのかを確認する

　患者本人はその気がないのに介助者の意向で口腔ケアが施される場合や，反対に本人は強く希望していても，介助者は他のケアに手一杯でそれどころではないという場合のように，両者の意思が合っていないことがあります．

　介助力を導入しても，当初の期待どおりに成果がでないようなときには，もう一度原点に戻って，両者の口腔ケアに対する意向や，口腔ケアが両者の日常生活にどれほどのウェートを占めているかの確認をしてみてはどうでしょうか．

POINT　"歯ブラシ行為（整容）の自立"と"100％歯垢除去"とは違います

　「あの患者さんは，口腔ケアはできています」との病棟からの報告に，歯科衛生士が口腔内を確認すると「口腔ケアができているなんて，とんでもないわ」ということがよくあります．両者は決して間違っているわけではありません．あの患者さんは自分で洗面所まで行って，人の手を借りずに歯ブラシ行為を済ませてきたのです．リハビリテーションの目的の1つに「ADLの自立」がありますが，リハビリテーションの視点をもつ病棟スタッフは，患者の行為を見て「口腔ケアはできている（自立している）」との評価を下したのでしょう．一方，歯科衛生士は，肝心な部位（歯間部，歯頸部など p.112）の食渣や歯垢が取れていないことを見て「とんでもないわ」ということになります．

自　立

　人の手を借りずに完全に歯垢が除去された段階を「自立」とすれば，健常者であっても「自立していない」といったことが生じ，「口腔ケアの自立とは何か」考えさせられてしまいます．そこで，まず評価すべきなのは，自分で歯を磨こうとした心意気と行為です．「頑張って歯ブラシをしましたね」と言って差し上げてください．口腔ケアが自立していても介助者による仕上げ磨きが必要になることも出てくるということです（図III-67）．

　なお介助者がブラッシングをすると，つい力が入りすぎて本人に苦痛を抱かせることがあります．**軽いタッチで，そのかわり回数を多めにして行うことを心がけます．**

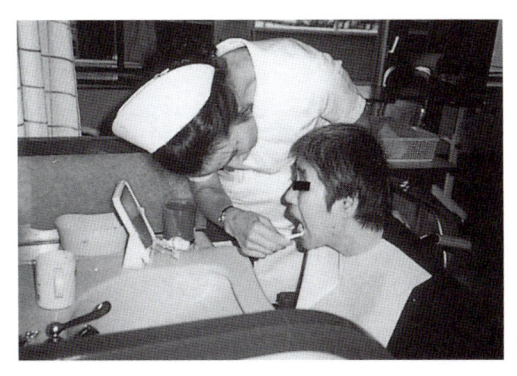

図III-67　看護師による仕上げ磨き

POINT 介護と介助

　介護は，日常一般的に誰でも行っていることです．具体的には，ズボンの上げ下げや湯船に入ったり出たりのお手伝いなどです．

　ここで，介抱のための具体的な動作は，「ズボンの上げ下げの介護」とはいわず，「上げ下げの介助」といったほうがしっくりします．どうやら，概念的に論じるときは「介護」で，病人や障害者を助ける具体的な動作を指すときは「介助」と扱っているようです．したがって，本書ではケアの手技に触れるときは，すべて「介助者」としています．

　もちろん，介護と介助，さらには看護，介抱，ケアといったものは，患者にとって区別なく，どれも必要なことです．

　夜の病棟回診を終えたＡ医師は，午前中診察したカルテを取りにいくために，1階の外来診察室に向かった．1階でエレベーターの扉が開くと，すでに病院玄関のロビーは暗く，ガラス張りのドアに映る外灯が廊下をぼんやりと浮き立たせていた．

　すると，かすかに女性の声がした．Ａ医師は足を止め，あたりをみまわした．ロビーのドアに，車椅子とその傍らに立つ人影が映った．

「痛みもとれて良かったわね．立てるようになって良かったわね．もうすぐ，退院できるわね」

それは，子守歌かと思わせるような老婆風の声だった．
車椅子を押す影は，Ａ医師のほうにゆっくりと近づいてきた．
「あらＡ先生，遅くまでご苦労様です」
車椅子に座っていたのは4階病棟に入院しているＵさんで，会釈をしながら話しかけたのはその妻だった．
「お帰りにならなくて良いのですか」
「この人がどうしても眠れないと申すものですから，もう少しいてあげようと思いまして，面会時間はとうに過ぎてますのにすみません」
Ｕさんは，病棟で看護師たちが手をやいている患者だった．リハビリの訓練はなかなかやろうとしない，それに昼夜関係なくナースコールの常用者でもあった．

　しかし，妻が面会にきているときだけは別だった．妻が付き添えば，訓練は苦情一ついわずにするし，ナースコールは途端にしなくなる．そういうことで，妻がこの時刻までいることは，病棟でも認めていた．

　昨日Ａ医師は，Ｕさんの退院日を決めた．退院の話し合いの場にきたのは，35歳になる長男だった．

> 「当初のご期待に添えなかったかもしれませんが，お父様の訓練成果は，このあたりが限界だと思います．あとはご自宅で今日まで訓練してきたことを少しでも継続して，機能が落ちないよう努めてください」
> 「そうですか．大変お世話になりました．先生方にはいろいろとご迷惑をおかけしたみたいで，申しわけございませんでした」
>
> 　退院後Uさんは，長男が引きとることになったが，妻とは別居するという．Uさんが病院に入院することも，退院後のことも決めたのは長男だった．
> 　ソーシャルワーカーの報告によると，Uさんの妻は後妻で，長男は先妻との間に生まれた子だった．
> 　長男は後妻を母として認めようとしなかった．
> 　あらかじめ申し合わせていたのだろうか，Uさんの入院期間中，長男と後妻とが同じ日に面会にくることは決してなかった．
> 「これ以上ぼくたちは，踏み込めないさ」
> 診察室に向かう暗がりの中でA医師はつぶやいた．

　Uさんは，おそらく後妻に一番心を許していたのでしょう．しかし，体が不自由になった現在，Uさんのことは長男が判断し決めています．そこに後妻が口をはさむ余地はないようです．

　この場合，われわれの立場からすれば，キーパーソンは長男ということになります．Uさんへの治療，診察，ケアは，まずは長男に納得してもらうことが必須です．その上で妻の介助をいかに導入するかが課題となります．環境を整えさえすれば本人はやる気になり訓練は可能であることを，長男に報告することはできると思います．われわれは，今後長男がUさんのためにどのような環境づくりをするかまで，かかわれないといったところでしょうか．

　機械的な接しかたであることに気が引ける面もあります．われわれにとっても時間と人材は有限です．能率的なケアについては，心情的なこととは別に，絶えず考えなくてはなりません．ケアを制度のスタンスで取り組むと，必然的に生じる問題でもあります．

環境面へのアプローチのまとめ

　実際に戦地に赴き九死に一生を遂げた世代は，ごくごくわずかになりました．そして戦争体験をむしろ語らず避けたい，思い出したくないといったところが心底にあるように感じられます．そのご子息の世代は，幼少時代を防空壕や疎開先で過ごした世代です．この世代は，けっこう語ってくださいます．口腔ケアをしている最中に，何かをきっかけに戦争中のことが話題になります．

　「特攻の前日に輸送用のトラックの荷台に乗っていた父が，転落して耳を怪我してしまいまして，特攻隊に加われなくなったんです．その部隊は全滅だったそうですよ．」

　「私は，本当に生かされているんだなと思います．戦争があっても，こんな病気になってもまだこうして生きているんですから．こんな人間に神様も気まぐれですね」

　われわれのめざす患者への環境づくりは，こうした患者の発する話が自由に広がるようにすることでもあるように思います．話し出すと長くなり，こちらが描いていた口腔ケアのプログラムどおりにいかなくなってしまうこともあります．しかし，このたぐいの患者の話は，「今日は時間がありませんので，この続きは次回にしてください」といってできるものでもありません．この日の患者にとって，口の中をきれいにすることより，話を聞いてくれることのほうがずっと大事なのだと思います．

　口腔ケアは「口腔のケア」であるより「口腔を通じての生活ケアである」ことを認識していきたいと思います．

心理面へのアプローチ

「患者の気持ちになって〜」「患者の話に耳を傾けて〜」は，昔もいまも，そしてこれからも患者に接する側の自制訓として命じ続けられるものです．筆者もこの課題については，懲りずに同じような反省を日々繰り返しています．

たしかに患者の心理は，ケースバイケースでむずかしいですが，同じような境遇に置かれた人たちには，共通する心理的側面もあって，ある程度は体系立てることができます．そこで，まず「患者は，〜だからいまはこういう状態なのだ」とわれわれ自身が納得できるようにすることから始めましょう．

1. 脳卒中患者の心理

脳卒中患者の心理には，大別して2通りあります．

1. 反応的心理変化

発症後，経験を積んでいくにつれて身体的障害が本人の内面に受け入れられていく過程が「反応的心理変化」です．

第1期(ショック期)：発症直後2, 3日の心理状態で，自分の障害が重篤であることを理解していない時期です．これは何かの間違いだろうと否認したり，現実から逃避しようとします．家族のほうが慌ててしまい本人がその家族を逆になぐさめているようなこともあります．

第2期(期待期)：自分の障害を理解するようになりますが，その障害もすぐに治癒すると考えており，いろいろな治療手段を探している時期です．

第3期(悲嘆期)：身体的障害が，本人の生きる意欲を砕いていく時期です．治癒すると期待していたことが思うようにかなわず，発症前に抱いていた価値観が全く通用しないことに悲嘆するようになります．抑うつ傾向にもなり，「死にたい」を口にし出すこともあります．

第4期(防衛期・承認期)：いまの自分に適応していこうという努力が生じてくる時期です．障害の完全治癒は困難であることを自覚しつつ，少しでもそれに近づく方法を模索し，活路をみいだします．ここで，防衛期と名付けたのは，訓練や日常生活をする上で，失敗が目立つようになると，「いまは，〜だから仕方がない」といったように自己防衛をするようになり，逆に退行現象を生じることがあるからです．

第5期(適応期):「身体的障害も自分の体の一部である」と受け入れるようになります．いまの自分の価値をみいだして，それを生かしていこうと積極的な姿勢が生まれてくる時期です．

　第1期から第5期まで，直線的に推移していくわけではなく，停滞もすれば後戻りもすることもあり，さらにそれが1日の中で繰り返されるようなこともあります「昼間は人前で明るくふるまっていますが，夜病室のカーテンを閉めてベッドの上で一人泣くんです」ということも聞きます．医療関係者から「麻痺が治るのに3年かかります」と当初いわれたことを信じ，承認期に至るまで年単位の対応が必要となったケースもあります．

　発症後，いままで何の気にもとめなかったようなことに，関心をもつようになります．図III-68は，利き手交換により，書字と切り絵を色紙にしたものです．本人の利き手交換の頑張りに敬意を払うと同時に，脳卒中になって「食」に対する感謝と喜びが新たに生まれたのではないかと推察します．新たな価値観は，障害ゆえに獲得できたものです．些細なことに充実感を抱いたり，やり甲斐を再発見するというのは，健康なときよりも価値観が拡大したという解釈ができるのではないでしょうか．

　やたらと怒ったり，悲嘆にくれている脳卒中の人を，「まだ障害受容がされていない」ということがあります．しかし，この切り絵をした人であっても，これを作製したときすでに発症して2年が経過していましたが，「もう少し右手が上がってくれればねえ．なんせ，この手がいうことをきかないもんで，まいりますよ」と訴えることもしばしばです．

　「障害受容(acceptance of disability)」は，決して状態が落ち着き，明るくふるまっている人を指すのではありません．第5期になっている人でも，自己表現にはかなりの違いがあります．これは，「反応的心理変化」に次項の「器質的感情障害」が加わり，さらに発症前の本人の「性格や考え方」が媒体になっているからです．

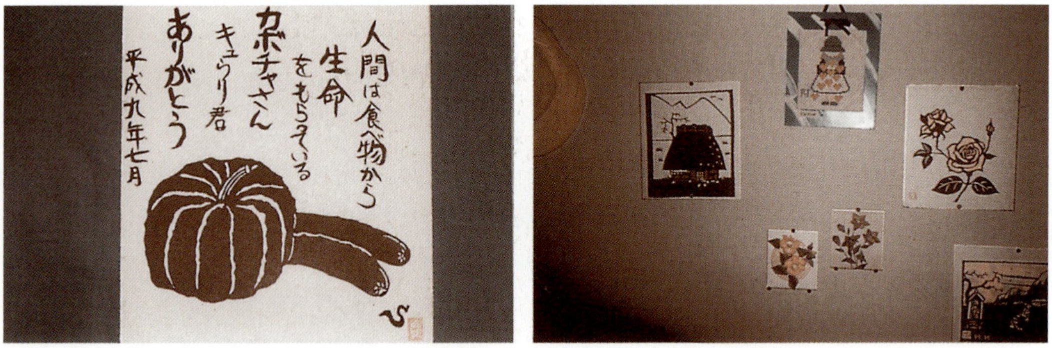

図III-68　利き手交換により作製された色紙
　72歳男性の作品．脳梗塞を発症後3カ月して本格的な訓練を始めた

2. 器質的感情障害

　脳の障害により，感情の問題が病的に起こっている場合が「器質的感情障害」です．感情に起伏がなく，あまり周囲に関心や反応を示さなくなることがありますが，これは右側大脳障害者の傾向といわれています．また，左側大脳障害者は，考え方が悲観的になりやすく，不安や恐怖を示すことが多いといわれています．

　しかし，心理的に高揚していても表出の段階でうまくいかず，無表情であったり愛想なしのような状態になるので，抑うつ的といった印象をもたせる場合があります．本人と話していくうちに，表情のかわらない雰囲気でありながら，ぼそぼそといろいろな冗談をいって笑わせてくれるようなこともあります．そういう患者は，われわれの印象よりも気分的に高揚しているのかもしれません．

2. アプローチの基本姿勢

　患者とふれ合う限られた時間の中で，本人の内面をおしはかるためには，理論的な対応も知っておく必要があります．

　心理学における「精神分析」は，その解説書を読むと，患者とわれわれ（術者）の関係に応用できることが多く，また患者が精神疾患をもっていなくても精神科の領域で論じられていることが，やはり双方の関係に十分臨床応用できることに気付かされます．

　そこで，1．患者，2．家族，3．われわれ（術者）といった医療を構成する3者から各々の心理的側面を整理してみようと思います．各項目のキーワードは，心理的アプローチをするにあたって必要なものです．これらに各読者の経験から得た考え方を肉付けし，独自のアプローチを組み立てていただければ良いと思います．

1. 本人の心理的問題とアプローチ
1）肩が痛くて眠れません

　「ええ，今日も，夜中に肩が痛くなって，家内にマッサージしてもらいました．家内を起こしちゃ悪いとはわかっているんですけど，起こさずにはいられないんです．きっと明日は雨になると思いますよ．肩が痛くなるときは低気圧で，足が痛くなるときは晴れるんです．天気予報よりも正確なんだから」

　外来で2週間に1度顔を合わせるたびに，こうして同じ会話が始まります．私のような歯科医に，肩や足の痛みを告げたところで，どうなるものでもありません．それでも，「昨晩は肩が痛みましたか」「ええ～」は，私たち2人の挨拶がわりになってしまいました．

　痛みと天候の話，天候と寒さの話，さらには，寒さとシベリア抑留の話まで，尽き

ることはありません．ひとときでもいいからこの痛みをやわらげてあげようと，マッサージをしていると，それはいつのまにか患者の胸の内に溜まっているものを吐き出させている作業になっていることに気付きます．

このように，「手が思うように動かない」「肩が痛い」といった落胆や絶望の情緒体験を表出している一連の心理過程を「**悲哀の作業（mourning work）**」とよびます．これは正常な作業であり，どうしても完了しなくてはなりません．**患者の悲哀の作業に耳を傾けるというのは，「立派な治療手段」**です．

マッサージやストレッチが，体の器質的な痛みをどの程度やわらげることができたかはわかりません．しかし，悲哀を表出する作業が終わると，その日は「痛い」「辛い」という決まりぜりふが，先ほどまでよりも出なくなっているように感じます．

〜悲哀の作業　mourning work〜

2）昨日いらした患者さんもおっしゃってました

歯科医にこんなことを話してどうするんだろうとおかしくなるときがあります．しかし，歯科医に訴えればいいようなことを，看護師やソーシャルワーカーにしていることもあるわけです．そこで患者に接する自分の立場が何かを，もう一度再確認しておく必要があります．本人の「この麻痺はもう固定しちゃって治らないのかな？」という問いかけに，「麻痺は治ります」といった返答は，患者によって受けとめ方が異なることがあります．麻痺が治らなければ，「嘘つきだ」となる一方で「いつもそういって励ましてくれた」になるかもしれません．

ここで，必要になってくることは，共感するということです「**共感（empathy）**」は，同情や哀れみとは異なり，当方の倫理観，価値観または感情を含まない客観性をもったものです．

たとえば患者からの訴えにうなずきながら，同じような境遇の患者の話をします．
「昨日いらした患者さんも，やっぱり肩が痛いとおっしゃってました．昼間はまだ気もまぎれて良いのですが，夜中になると痛み出すので，満足に寝たためしがないんですって」
「そのとおりなんですよ．だから，私は寝る前には湯船に30分くらいつかって，体をあたためます．やはり，体を芯からあたためるのが良いですね．それから肩にホットパックをするとよく眠れます」

あるいは，患者の訴えを1つ1つ確認します．
「そうですか．肩が痛いんですね．刺すような痛みなのですか」
「あたたまると痛みがまぎれるんですか．やっぱりこの季節は，特につらいでしょうね」

患者の気持ちを完全には理解できないとしても，理解しようと努める姿勢こそが「共感」です．

〜共感　empathy〜

3）先生こわい，早く帰して

>「こわい，帰る」
> 　76歳のＱさんが，診療室に訪れたとき，まず発した言葉がそれだった．車椅子上で姿勢は麻痺側に傾いている．マットを肘や背中にはさんでも同じだった．わざと傾こうとしているのではないかと思うくらいだ．
> 　診療を進める上でＱさんは「こわい」「いや」「帰る」の３つを繰り返している．傍らで聞くだけなら，女性のＱさんに私が何をしてるんだといった感じ．限られた時間内で，なんとか治療プログラムを遂行しようという頭しかない私は，その日もいつの間にか声が荒立つ自分を抑え切れなくなっていた．
>「何にもこわいことなんかしてませんよ！」
>
> 　義歯の型どりを行おうとした日のことである．
> 　歯科衛生士は，診療台に座り，傾くＱさんの体をささえるため，背中をかかえるようにしていた．いつものようにＱさんは，「こわい，こわい」を連発している．
>「Ｑさん，こわいの？」
> 　と歯科衛生士が問いかけた．
>「こわい」
>「何が，そんなにこわいのかしら」
>「こわい，落ちる」
>「椅子から落ちそうなのがこわいの？」
>「落ちる」
>「落ちるのがこわいの．そうねえ，落ちそうだものね」
> といってさらに背中全体を覆うようにしてＱさんをかかえた．
>「これでどうかしら？」
> するとＱさんは，視線を斜め前方に移し
>「あれ，誰が買ってきたの？」
> 視線の先には，浅草ほおずき市で売られていた風鈴が壁にぶら下がっている．こんなＱさんの言葉を初めて聞いた私は，思わず動かしている手を止めてしまった．さらにＱさんは，続けた．
>「あれ売ってるのうちの近くなの，今度遊びにきて」
>「うれしいわ」
> 聞こえているのだろう，廊下で一緒にきた家族の笑い声がした．

　悩みごとを人に打ち明けただけで，心の重荷が消えたような気になることは，誰でも経験するところです．口に出して話すということは，心の中でわかっているはずのことに具体性を帯びさせる作業をしていることになります．これを「**明確化 (clarif-**

cation)」とよびます．

　Qさんへの歯科衛生士の対応のように，本人がいま問題にしていることを追求するというのではなく，患者の発する言葉を繰り返すだけで良いのです．改めて人から聞かされたことにより本人が問題だと思っていたものが，案外たいしたことではなかったり，あるいは，すでに解決済みであったりすることに本人自身が気付きます．問題を直視させることにより，Qさん自身曖昧だった恐怖が，輪郭のはっきりしたものとなったことは確かなようです．

　少なくとも，私のとったこちらの価値観を押し付ける態度では，Qさんは永遠に「こわい，いや，帰る」をいいつづけたことでしょう．

〜明確化　clarification〜

4）猫も逃げない

　「私らのように車椅子の者は，たえず人から見下ろされています．それだけでも負い目を感じちゃう．情けないもんです．なつかない猫だって寝転んで**同じ高さの視線（one's eyes）**で頭をなでると逃げないんだ．私たちもそれと同じですよ」（図III-69）

　脳卒中患者の多くは，人生経験も豊富で，なかには震災や戦争を経験してきたような方たちも含まれています．人生の先輩たちに，見下すような気持ちや態度はつつしまなければなりません．

　改まった挨拶のときは，われわれは椅子から立ち上がって挨拶をします．そのとき患者も車椅子上で背筋をピンとして挨拶をしてくれます．そのあとは椅子に座り，患者と同じ高さの視線で話し始めます．場合によっては，車椅子の横に膝をたたんでかがみこみ，逆に患者を見上げるような姿勢で話を聞くのも良いと思います．

〜同じ高さの視線　one's eyes〜

5）ペースは合わせ　トーンは逆に

　患者が話すペースは，おそらく聞くのも本人にとってそのペースが合っていると思

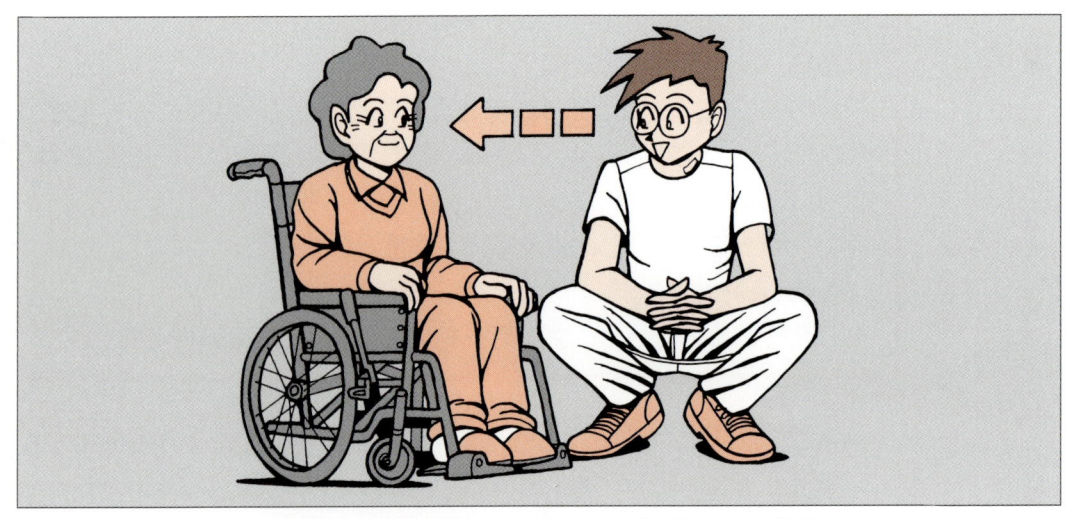

図III-69　患者と話すときは同じ高さの視線で，あるいは見上げるような視線で

われます．

　また，脳卒中は抑うつ的傾向があると述べましたが，実際にうつでなくても，感情を表情に出せないといったところもあります．そこで，口腔内がきれいになったとき，あるいは入れ歯がうまく入ったようなときに，せっかくの光明なのですからわれわれは本人の抑揚に合わせることなく，すこし**大げさともとられるような声のトーンと態度**（exaggerated gesture）で患者の分まで喜びを表してみます．逆に，本人がはしゃぎすぎるようなときは，過大な期待をよせている場合もあるので，むしろこちらは自重気味にします．

　「すごいじゃない．やればできるじゃないですか．ここのところ，こんなに歯が光ってますよ」と鏡をみせブラッシングの真似をしながら，遠慮なく喜びを表現します．

　アラをみつけるのは容易なことですが，わずかな成果を見落さない観察眼を身につけることも大事だと思います．

〜おおげさに　exaggerated gesture〜

6）どれも本当のあなたです

　対応する人が妻と娘あるいは医師と看護師では，患者本人の態度が変わってしまうということがよく聞かれます．しかし，**どれが本当なんだではなく，どれも本当の本人なのです**．精神は，3つの側面を持つといわれています．**エス**（es）という性的欲動と攻撃性という本能的な衝動を持った部分，**超自我**（super ego）というエスとは逆に規律，規則など道徳的観念を備えた部分，そして**自我**（ego）というエスと超自我の関係を調整し，現実的な自分を表している部分です．

　脳の器質的障害のために，自我（ego）によるコントロールがきかなくなったり，対する人の違いによりエス（es）の部分ばかりが目立ってしまうことがあるのです．

「歯ブラシするのは，歯医者にくるときだけなんだから」

と妻がいうと

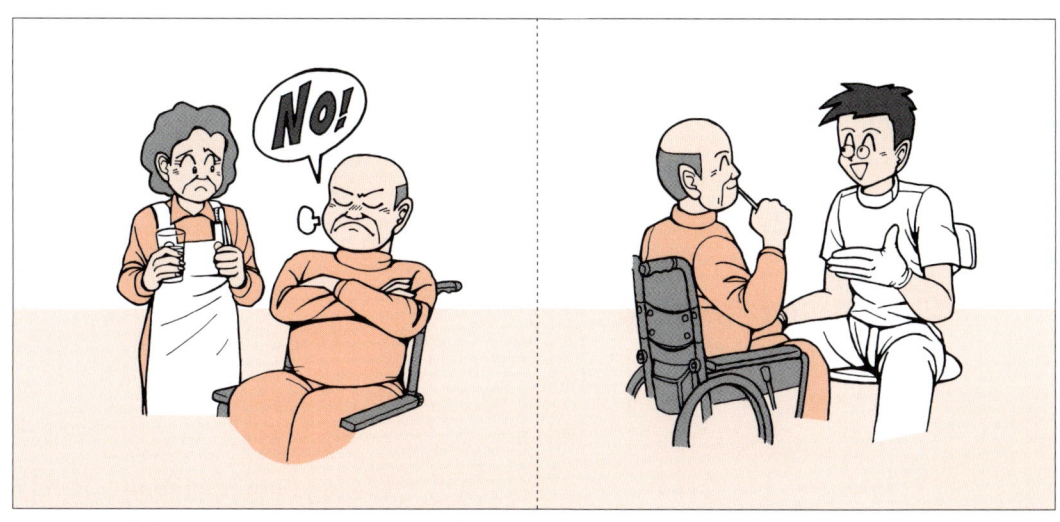

図III-70　自我コントロールのきかない患者が来たら…

「余計なこというな」
と本人はきまり悪そうにいいます．歯科医の前では，egoが強く働いているのでしょう．「**自我コントロール(ego control)**」がうまく働いてる人は，われわれにとってマネージしやすいことは確かですが，あくまでもそれは本人の一面にすぎないことを念頭におくべきです（図III-70）．

妻との間では，エスが強く働いてるのだとすれば，歯科にかかるときは超自我がそれを抑え付けてブラッシングをしてくれるのです．これは，決して不条理なことではなく，ごく自然な姿です．ならばブラッシングを妻との日常生活や，訪問看護師がきたときまで強要しないことです．看護師がきてくれるときは，それとは別のことをきちっとしようとしているのかもしれません．

「妻がいったのでは聞かない，それでは聞いてくれる人にいってもらう」「こんなこと私ではいえない，でも妻ならいえる，それなら妻にいってもらう」こんなやりとが，われわれの間で算段されているなんて，本人に申しわけないでしょうか．

～自我コントロール　ego control～

7）一緒に考えていきましょう

脳卒中になるまで本人は，利き手ではないほうの手で箸や歯ブラシを使ったことはほとんどないでしょう．発症後は，どれもいままで経験のないことの始まりです．しかし，われわれだって障害をもったその人に初めてかかわるのですから，始まりであることには変わりがありません．そこで，

「Qさんに合った歯ブラシの仕方を一緒に考えていきましょう」

という具合にあなたと私は同じスタートラインに立って，二人三脚で共同作業をしていくといった姿勢をとります．これを「**治療同盟（therapeutic alliance）**」とよびます．治療同盟を成立するためには，われわれのみならず患者の側にも適切な理性や知識などが備わっていなくてはなりません．

基礎的訓練を施すのであれば，患者サイドにもその意義，手法，訓練の際の苦痛などについての理解が必要になるわけです．脳に器質的な障害をもっている人の場合は，この同盟を成立させることに多大なエネルギーを費やすことになります．そのためには，まず口腔ケアの「**動機付け（motivation）**」から行わなくてはなりません．

口腔ケアは，口腔を清潔にするだけにとどまらず，
①肺炎の予防
②食事がおいしく食べられるようになる
③生活リズムの形成
④口腔衛生状態は，毎日の積み重ねで必ず改善される

といったことを話します．その際，術者サイドの理想を述べる前に，本人のいままでしてきた習慣を尊重し，その発展型を考えていきます．たとえばブラッシングをしたがらないなら食後のうがいだけでもさせるとか，誤嚥の心配がなければ食後のお茶飲みを徹底するなど，生活の中から患者が許容できるものを見いだして，そこから出発

するのも方法です．

～治療同盟　therapeutic alliance～

　ここで注意しなければならないことは，**「偽りの治療同盟」**です．脳卒中になった人は，われわれの前では，どうしても弱者の立場になりがちです．患者さんのほうで，引け目を感じて「すみません．すみません」を繰り返していることもよくあります．みかけ上素直にこちらのいうことを聞き入れているようでも，主体的な意見を述べることができずに，耐えているだけという可能性もあります．

　また，患者とわれわれが別々の方向で納得し合っていることもあります．「この患者の基礎的訓練は，口腔を衛生的に保つための補助的手段である」といったこちらの考えに対して，「訓練をすれば，麻痺が治り，食事が普通に食べられるようになる」と患者側は認識してしまって，訓練が一見スムーズに進んでいる場合もあります．

　偽りの治療同盟を築かないためにも，われわれ自身，謙虚でありたいと思います．

2. 家族の心理的問題とアプローチ
1）全く意気地がないんだから

「さあ，入れ歯を入れてみましょう」と私がいうと，思うように本人はいれられません．すると横にいた家族が手を出して，本人の口に入れ歯を押し込もうとしました．
「そうじゃないでしょ．こうするんだって教わったじゃないの．ほらできるでしょ．全く意気地がないんだから」
「うるさい．もういい」
いままで聞いたことがない高い声で，本人は拒否を示しました．それでも家族は続け

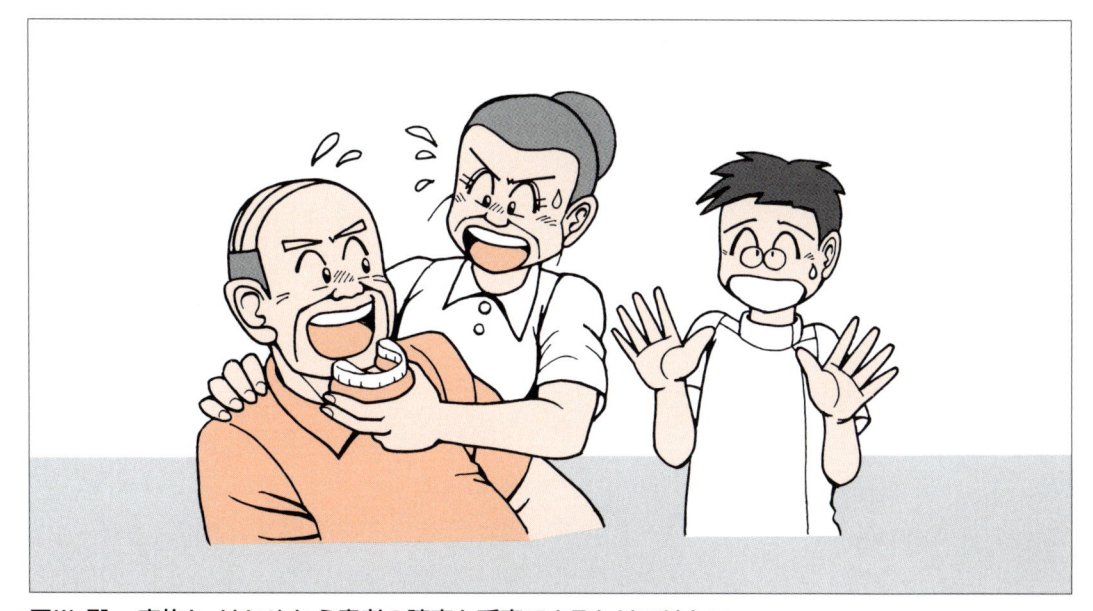

図III-71　家族も，はじめから患者の障害を受容できるわけではない

ます（図III-71）.

「こんなときばっかり，はっきりいえるんだから．そんなこといわないでやってみなさいよ」

障害受容は，本人だけの問題ではありません．家族も本人と同じような心理的変遷を経て，障害に適応していくのだと思います．家族が本人の心理的変容と同等のペースであったり，むしろ本人よりも入れこんでしまっているようなときは，家族と本人の姿勢が**引き合って(hauling)**，お互いがパニックに陥ってしまうことがあります．逆にどちらかが受容しはじめると，パニックは消え去っていきます．したがって，本人以上に，家族の言葉に耳を傾ける時間を多くとることも必要です．

また，われわれの手前，家族が普段以上に本人を責めることもあります．家族の真意を察しながら，われわれは努めて冷静さを失ってはならないところです．

〜ホーリング　hauling〜

2）歯ブラシは，する必要ありません

「私がやろうとすると，本人はいやがってだめなんです」

との妻の訴えを，『妻はとっても夫の口腔衛生に関心がある，夫は自分のいやなことをしっかりと意思表示できる』といった具合に方向性を変えてみます．これを「**リフレーミング（reframing）**」とよびます．単にいい方を換えるだけでなく，お互いのしていることを言葉にして見直すのです．すると，それまでの方法や受け取め方が変わってきます．そこで，「**逆説的介入（paradoxically intervention）**」を行います．妻には，「とても良いことなので，このまま大いにご主人の口に関心をもってください」といい，夫には「いやなことははっきりと拒否してください」といいます．

「お互いの関心の強さと意思表示だけは確認しあいましょう．そのために『歯ブラシするわよ』『せんでいい』のやりとりだけはしてください．あとは無理してお互い歯ブラシをしたりさせられたりする必要はありません．お互いにとって苦痛ですから」と伝えます．

そのうち，言うほうも言われるほうも，いい方や感じ方に違いがでできて，いやだの駄目だのといった感情が出にくくなってきます．

いやがる本人に「歯ブラシは毎日する必要はありません」といい，そのあとに「でも1週間に1回位はしても悪くないでしょう．そのときくらいは，ちょっとご家族の人に手伝ってもらいましょう」と付け加えます．

〜逆説的介入　paradoxically intervention〜

3）発症前は頑固一徹でした

家庭内のメンバーはおのずと役割分担をしています．発症前の役割は，発症後の本人の心理や態度に少なからず影響を与えていることが想像されます．

たとえば，店を経営し，妻には一言も口を出させず，頑固一徹でやってきた人がいたとします．その人が脳卒中になって事態は一変し，妻が店の切り盛りをしなくてはならなくなりました．それに対して本人はどう思っているのでしょうか？　排泄，入

浴までは妻の介助を受け入れますが，口腔管理になると拒否するのは，そのあたりに原因があって，本人の精一杯の抵抗なのかもしれません．

　発症後，**「家族役割（family role）」** の変更がうまくいっているか，それによって経済的な問題は解決されているかどうかは，本人とわれわれの関係においても考慮すべきことです．

〜家族役割 family role〜

4）ずいぶん汚い入れ歯だな

> 　Rさんの妻の3年間は，脳卒中からパーキンソン病に移行した夫の看病に明け暮れた毎日だった．夫は，昼間はボーとしていても夜中になると意識が覚醒して，怒鳴りながらいろいろな要求をし始める．
> 「水を持ってこい」
> コップに水を注いでくると，今度は
> 「新聞を持ってこい」
> 茶の間から夕刊を持ってくると
> 「トイレ行くから起こせ」
> そういったやりとりが毎夜繰り返されたという．
> 　妻は外来で夫を連れてくるたびに，「昨日も全く眠れなくて，私はほとほと疲れました」と訴えた．
> 　Rさんの処置をしている間，妻は外来の廊下の椅子に座り，小さな背中をさらに丸めて居眠りをするのが常だった．
> 　Rさんと初めて会ってから3度目の秋を迎えようとしたある日，Rさんの妻が一人で現われた．そして，夫が数日前に亡くなったことを告げた．そのときの妻は，眼鏡をかけた顔の皺も増え，体全体が一段と小さくなったように感じられた．
> 「ご愁傷様でした．奥様もよく今日まで頑張り抜きましたね．でもほっとされたんじゃないですか？」
> 「ええ，ほっとしました」
> そのあとに私は，『今までできなかった旅行をしたり，お孫さんの顔をみにいったりできますね』と続けようとした．すると，Rさんの妻はすっと背筋を伸ばしていった．
> 「私もこのまま夫と一緒に逝きたいです」

　私は，Rさんの妻の言葉に，拳で後頭部を殴られたような思いでした．自分の **「価値観（value system）」** で，その人や物を評価してしまうようなことは，してはならないことなのだと思い知りました．

　たとえば義歯への思い入れ，価値感についても人それぞれです．汚いと感じる義歯をみせながら「合わなくなったので，新しくつくってください」の訴えに，「そりゃ

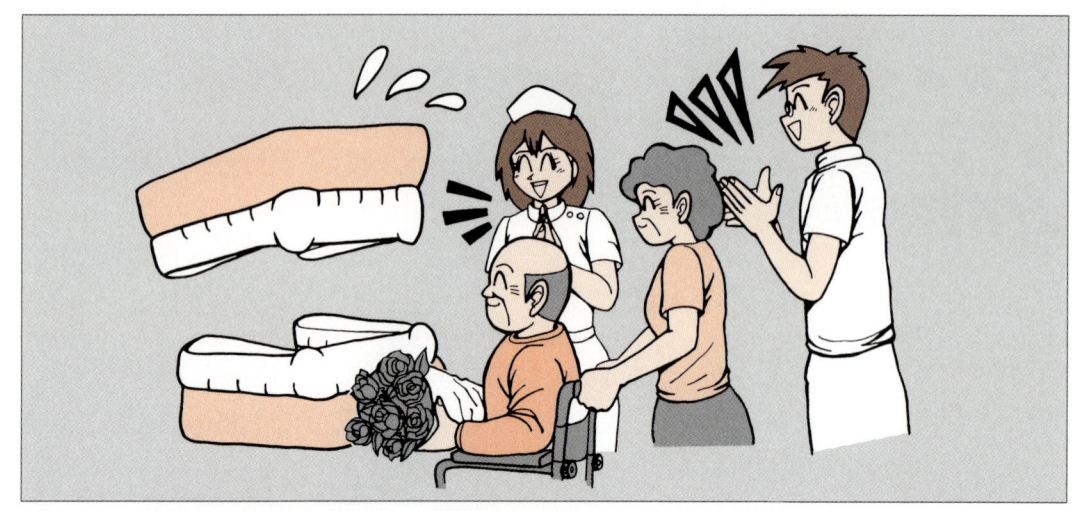

図III-72　患者には患者の歴史や思い入れがある．たとえ1つの"入れ歯"であっても

そうでしょ」といった調子で，「新しく作り直しましょう」はあまりにも無造作すぎるように思います．5年であれ10年であれ患者と共に過ごしてきたその義歯には，客観的にみて合わない義歯であったとしても，実績があります．たかが義歯であっても，思い入れはあるはずです．それをあっさりと切り捨ててしまうのは，まさにわれわれの傲慢であり価値観の強要であるように思います．

「かなり使いこなしていらっしゃいましたね．果たして，この入れ歯のようにRさんのご期待に添えるかどうかわかりませんが，精一杯やらせてください」（図III-72）

本人やその家族のもつ価値観や視点を尊重することは必要だと思います．

〜価値観　value system〜

5）交流による治療的効果

病棟の休憩室で，集まっているグループをみると，同年代であったり，事故にあった脊損の人たちであったり，どこか共通する者同士であることがわかります．

同じような境遇の家族を集めて，話題を提供しあうのは，集団心理を利用した有効な治療手段になります．仮に2組の家族だけでも，本人を間に話を進めていく方法をとってみると，思わぬ効果が出るときがあります．

(1)教育的アプローチ　educational aproach

脳卒中という病気はどういうものか，麻痺はどうして起こるか，その予後はどうかなど，本人の状況を医学的根拠に基づいて理解してもらうのが目的です．たとえば「家族教室」と称するものを開いて，われわれが講師的な立場で話をします．病状への不安は，その病について不明瞭であることからくる場合が多いものです．家族にとって客観的な知識を得ることは，今後いかに取り組んでいけば良いかをはっきりさせます．

「いままで人様に迷惑をかけてきたわけでもないのに，なぜ，自分だけがこんな状況に陥ってしまったのか」これと似た憤りをもつのは，本人だけではなく家族も同じで

す．家族が外部との体裁を気にしたり，孤独であったりするようなことも想像されます．集団の中で他の人の話を聞くことにより，悩んだり孤独感を抱いているのは，自分だけではないということを知ってもらいます．

(2) 自助努力　self help

　先にも紹介した切り絵（p.132）は，「訓練すればここまでできるようになるんだから，私もできるかもしれない」といった気持ちを他の患者さんにも起こさせています．その話を切り絵を作製した本人に伝えると，「そうですか．私も人の役に立っているんですね」といってくださいました．

　これは，本人同士のみならず，家族間の交流にもいえることで，患者さん同士がお互いに助け合う構図ができ上がります．これを，「自助努力（self help）」とよびます．

(3) 情報の伝達　imparting of information

　われわれが，基本姿勢の1つとして胆に銘じておきたいことは「**われわれは，情報のメッセンジャー**」であることです．ある患者家族の体験や生活上の工夫を別の患者家族にも伝えるといった情報の中継点のような役割をもちます．われわれの専門的な知識は，普遍性があり権威もあるのでしょうが，必ずしも日常生活と一致するわけではありません．しかし，同じ境遇の家族の話は，実践的で明日からの生活にさっそく応用できるものばかりです．

　情報を伝達していくことは，本人に共感（p.134）をし，自助努力を促進させる作業にもなっていると思われます．

> 　退院後，一人暮らしのＳさんは，杖をつきながら電車に乗って外来を訪れる．一方，Ｔさんは，車椅子を妻に押してもらい，タクシーに乗って訪れる．
>
> 　両者は，入院中同室で，しかも面会にくるＴさんの妻とＳさんとは同じ世代の女同士ということもあって話も合っていたようである．
>
> 　Ｔさんは，退院後もＳさんが当科に通っていることを知ると，「できたら，Ｓさんが来る日に合わせてもらえないですか．あの人と家が近くなものだから，どうせなら一緒にタクシーに乗ってこようと思うんです．Ｓさんも歩いてくるんじゃ大変だもの」といった．
>
> 　そこで，外来の約束日を同じくしたところ，さっそくＴさん夫婦とＳさんが一緒の車で現れた．
>
> 「ほんとに助かっちゃって」
> Ｓさんは，いままでにない笑顔をみせた．それまでは，「歩いてくるのもリハビリですから大丈夫です」といい続けてくれていた．Ｓさんのこうした笑顔をみると，偽りの治療同盟（p.139）の意味合いがあったことに気付いた．
>
> 　障害の重いはずのＴさんがＳさんにつくしている．つくされたＳさんは，一人暮らしをする上での苦労話を語っている．笑い声を乗せた帰りの車が夕日に吸いこまれていく．そんな光景が目に浮かんだ．

3. われわれの心理的問題

　ケアされる側とする側とは心理的にも同じ方向性をもっていなければなりません．両者の心理はお互いに影響し合っていると考えます．そこで，最後にわれわれサイドの心理についても言及しておきます．

　以後しばらくは，自分を客観的に見つめる努力をしてみましょう．

1）またあの患者さんからのナースコールだ

　患者は，看護師に母親のような感情を抱き甘えたり，逆に嫌悪や憎悪を抱くことがあります．これを「**転移（transference）**」とよびます．こうした人は，盛んにナースコールをしたり，細かい事柄でも苦情をいうようになります．

　こうなるとわれわれとしても，無意識に，患者に対して機械的な会話しかしなくなったり，さっさとこの患者の処置は済ませてしまおうということを考えてしまいます．これを「**逆転移（countertransference）**」とよびます．

　このような場合は，逆転移であることを自分の内面で否定せず，しっかりと「私はあの患者が苦手だ」「はっきりいってあの人は嫌いだ」ということを自覚することが必要です．「こんなことを思っては，医療人として恥ずかしい」などとつっぱって自分の気持ちを偽らないことです．あるいは同業者同士の集まりの席で，本当の気持ちを言葉にし合います．これはわれわれが行っている悲哀の作業（p.134）です．そして，実際の患者への対応は良き医療人として精一杯の演技をします（**図III-73**）．

〜逆転移　countertransference〜

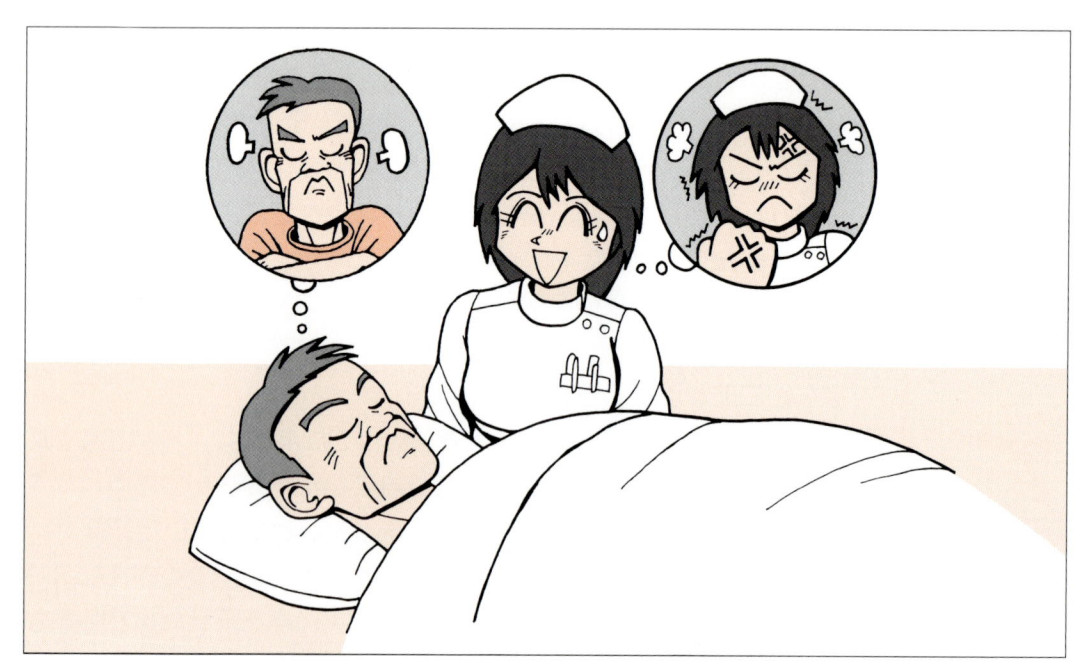

図III-73　本当の自分の気持ちは偽らずに自覚したうえで患者に対応したほうがいい

2）社会的信用をなくしたくない

　脳卒中患者への口腔ケアは，人生経験豊富な人格者を対象にしているために，考えさせられることは多彩です．これがわれわれの心身の負担となり，「ストレス」を生じさせます．

　「ストレスを解消するために云々〜」といったことが議論されますが，「ストレスなしの人生は存在しない」とのいい伝えもあります．ストレスの問題は，これをどのように活用していくかといったことにあります．

　ストレスへの対処を「**コーピング（coping）**」とよびますが，それには大きく分けて行動による対応と内面的な対応とがあります．

【行動による対応】

TYPE 1　ストレスの原因（ストレッサー）を消失するために積極的な努力をします．
例）1日1回の口腔ケアが義務づけられているとすれば，早いうちに済ませてしまい，その後の業務に支障のないようにする．ストレッサーが人であれば，お互い本音がいい合えるよう，とことん話し合う．

TYPE 2　ストレッサーから距離を置いて，ストレスを感じる機会を最小限にします．
例）1日1回だった口腔ケアを2日に1回とする．外来のアポイントを2週に1回だったものを4週に1回とする．

TYPE 3　いまの状況から一切のかかわりをなくし，ストレスを感じなくします．
例）ストレッサーとなっている患者の担当から外してもらう．

TYPE 4　第三者に助言を請い，物理的な支援をしてもらいます．
例）経験者の話を聞き，それを参考に同じような方法をとる．先輩や経験者に一緒に立ち合ってもらう．

　ここで，誤解されては困るのは，TYPE 1 は立派で，TYPE 3 は悪いなどということではないということです．どれも人間なら当り前に備えているコーピングスタイルなのです．とかくこうした分野で働くスタッフには頑張り屋が多く，TYPE 1 の姿勢で絶え間なく取り組むあまり，かえって他の患者やスタッフに悪影響を及ぼしていることがあります．

　たまには，自分のコーピングスタイルをみずから冷静に見つめ直してください．同じ患者に対して TYPE 2 の姿勢をとったり，しばらく TYPE 3 の手段をとらせてもらったりすることも必要でしょう．

〜コーピング　coping〜

【内面的な対応】

ストレスの蓄積には決まったプロセスがあります．

第1段階：直面した問題をどう感じるかといった感覚の段階です．これには，3つのタイプがあります．
　TYPE1．この状況は，自分に与えられた試練で，これを乗り越えれば自分も成長できると考える．
　TYPE2．ストレッサーのことをなるべく考えないようにする．
　TYPE3．第三者に助言を請い，精神的な安定をはかる．
第2段階：心理的防衛機構が働く段階です．

相性の悪い患者を担当し，いやだなと思ったら，その患者を放棄してしまえば楽になりますが，そうはいきません．そんなことをしたら，体裁が悪く，社会的に信用をなくしてしまいます．そうした気持ちを否認し，「医療人として恥ずべきことだ」「そんなことをしたら社会的信用をなくしてしまう」と現実に回帰することを，**「心理的防衛機構（defence mechanisms）」**とよびます．

第3段階：頭痛がしたり，血圧が上がったり，胸がしめつけられるような気がして身体的な症状がでてくる段階です．

ここまでは，第1段階におけるいずれのタイプであっても，ほぼ同じ段階を踏みます．

第4段階：ストレスに順応する段階です．

趣味，スポーツ，ストレッチやマッサージなどをして気分転換と「リラクセーション（relaxation）」を行います．この段階での適応が上手にできないと，病気の域に入っていくことになります．

内面的なリラクセーションの方法として「自立訓練法」を紹介します．以下の7つのステップは，一つのステップが確実に意識できるようになってから次のステップに進むことを心がけます．
1．30度くらいの仰臥位の姿勢をとり，両手足から力を抜いて目を閉じます．
2．両手両足に重力がかかったような重たい感じがするようになります．
3．両手両足に温かさを感じます．
4．心臓の鼓動を感じます．
5．自然な呼吸を感じます．
6．おへそを通じて，胃全体が温かくなるのを感じます．
7．額から始まって眼瞼から頬，顎下部にかけて清涼感を抱きます．

各ステップは自然とそのようになるのではなく，意識的にそうなるよう努めます．この訓練法を，昼食が終わってからの昼休みや，夜寝る前に1週間行ってみてください．新たなコーピングスタイルのきっかけになると思います．

〜リラクセーション　relaxation〜

心理面へのアプローチのまとめ

　心理的アプローチの評価やゴール設定は，今回掲げたキーワードの達成具合が目安になると思います．

　心理的アプローチを極論すれば，潜在化している心の葛藤や苦悩を，いかに言語的，活字的表現にするかといった営みであるように思います「思っていても口にだせない，でも話したらすっきりした」こんな単純なところが解決の糸口かもしれません．患者さんとわれわれ双方が感じていることを素直にいえて，お互いが納得し合えたなら，心理的アプローチは完成されたものになっているのではないでしょうか．

IV 在宅ケア

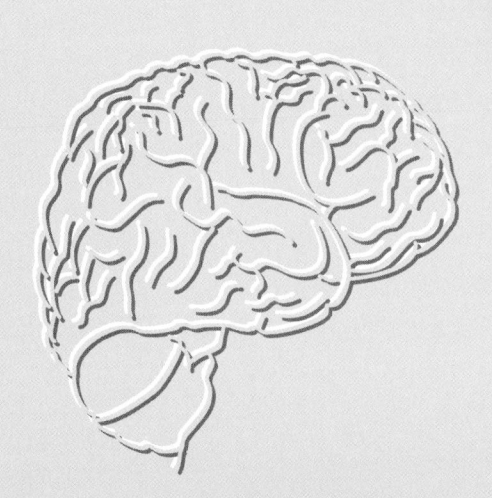

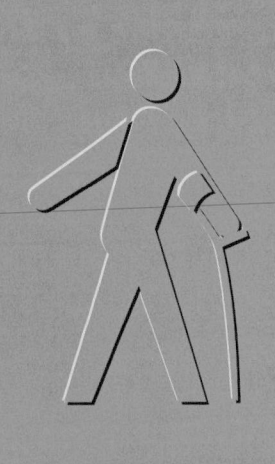

超高齢社会に突入したことにより，
長期，慢性的な入院を減らし，患者さんを自宅に戻そうという傾向にあります．
したがってこれからは在宅ケアの比重が，日増しに重くなっていきます．
在宅ケアが21世紀の介護における大きな柱となることは間違いありませんし，
経験と理念と学問とがバランスよく統合され発展していくことを望みます．
10人の患者さんと対峙すれば10通りの対応があるでしょう．
なぜなら，在宅ともなれば皆生活環境が異なるからです．
われわれ自身，自分を見失わないようにするためにこの章を始めます．

日常生活動作（活動）の中の在宅口腔ケア

まず，脳卒中患者が，在宅に至るまでの経緯を考えてみましょう（**図Ⅳ-1**）．

脳卒中を発症し，救急車により救急病院に搬送され，集中治療室で救命処置が施されます．これが脳卒中**急性期**の段階です．

やがて，意識は戻り，日に日に状態が安定してきて生活反応が出てきます．この時期は，亜急性期ともよばれます．

さらに数日経つと，ベッドから起き上がり，経口摂取もほぼできるようになります．ここから実生活復帰に向けてのリハビリテーションが始まります．脳卒中**回復期**にさしかかったといえるでしょう．

回復期間中に，ある程度集中的にリハビリテーションが行われてから，いよいよ自宅に戻り，社会生活を再開することになります．脳卒中は**維持期**（**生活期**）へと入っていきます．

在宅口腔ケアの多くは，維持期の脳卒中患者が対象になります．この時期の患者サイドから出る要求は，入浴，排泄，食事の三大介護といわれるものです．そして，それら介護を行う中に口腔ケアが組み込まれることになるのでしょう．したがって，在宅口腔ケアを行おうとする人は，他のケアについても一様の認識をもたなければなりません．

在宅で口腔ケアを行おうとしたときに遭遇する場面を想定しながら章を進めます．話は，**日常生活動作**（日常生活活動）（以下ADL：activities of daily living）に沿って構成されています．ADLは，リハビリテーション医学における大事な概念で，生活していく上で必要不可欠な動作を指します．

ADL評価は，リハビリテーションを行ったときの訓練効果を客観的に評価したい，あるいは患者の状態について他施設へ正確な情報を伝えたいといったことが目的です．

しかし，在宅口腔ケアを論じるにあたって，ADLを引用したねらいは，これとは別に2つあります．

1. 一概には語れないからこそ，系統だったADL評価法を活用しながら在宅口腔ケアを整理していきたい．
2. 健康な人間が，当り前のようにしている生活動作の中には，必要最小限のものが，これだけあるのだということを理解していただきたい．

ADLの1つでも欠ければ，日常の生活に亀裂が生じてくるでしょう．**口腔ケアは患者に施さなければならないケアの1つに過ぎません**．口腔ケアを標榜するあまり，

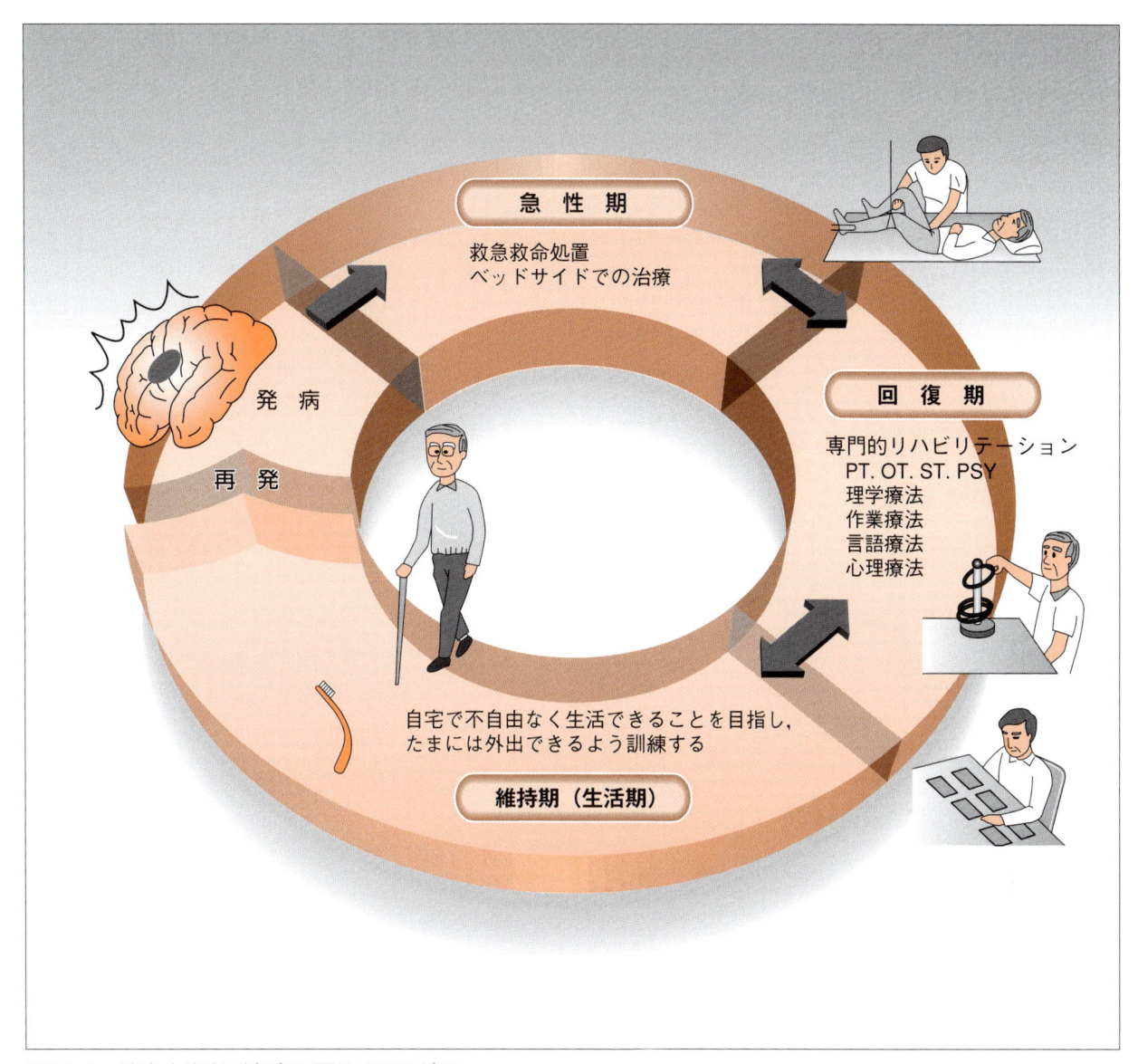

図IV-1 脳卒中患者が在宅に至るまでの流れ

木を見て森を見ないようなことにはなりたくないと思います．

ADL評価法　　ADLの評価法にはいくつかありますが，本書で採用したのは，FIM（Functional Independence Measure）です．FIMは，運動項目と認知項目との2つの側面を評価します．これは，介助量を評価するもので，できるのにしていないのならば，「できる」ことを評価するのではなく，「している」ADLを評価します．採点は1点から7点までの7段階になっています．

表IV-1　FIMの採点基準

点数	区分	説明	
7点	完全自立	安全に，通常時間以内に行うことができる．	介助者はいらない
6点	修正自立	補助具が必要．時間がかかる．安全配慮	
5点	監視・準備	口頭指導，助言，物の準備が必要	介助者は本人にふれない
4点	最小介助	手でふれる程度の介助が必要	
3点	中等度介助	介助者がほとんど介助している	
2点	最大介助	本人もやろうとしているが，できないに等しいためすべて介助してもらっている．	介助者が本人にふれる必要がある
1点	全介助	本人は全くやろうとしない．あるいは，2人がかりで介助している．	

（文献[3]より引用）

表IV-2　FIM評価項目

○FIM運動項目

1. セルフケア
   1) 食　事　Eating
   2) 整　容　Grooming
   3) 清　拭　Bathing
   4) 更　衣（上半身）Dressing-upper body
   5) 更　衣（下半身）Dressing-lower body
   6) トイレ動作　Toileting
2. 排泄コントロール
   1) 排尿コントロール　Bladder management
   2) 排便コントロール　Bowel management
3. 移乗　Transfers
   1) ベッド，車椅子，椅子　Bed, Wheelchair, Chair
   2) トイレ　Toilet
   3) 浴槽，シャワー　Tub, Shower
4. 移　動
   1) 移　動　Locomotion
   2) 階　段　Stairs

○FIM認知項目

1. コミュニケーション
   1) 理　解　Comprehension
   2) 表　出　Expression
1. 社会的認知
   1) 社会的交流　Social interation
   2) 問題解決　Problem solving
   3) 記　憶　Memory

（文献[3]より引用）

　以上を，発症してから在宅に至るまでの流れの中でとらえていきましょう．すでにわれわれは脳卒中の障害像と口腔ケアの手技については熟知しているのですから，あとは，こうした日常生活動作の対応法について知っておけば，脳卒中患者の在宅口腔ケアに臆することはないはずです．

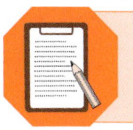

急性期から回復期への移り変わり

1. 急性期担当医からの手紙

　脳卒中を発症した△△子さんは，救急車で近隣の○○病院に搬送されました．救命処置が施され意識は覚醒し，数日後容態は徐々に安定してきました．■■△△子さんが急性期を脱したと判断した脳神経内科の医師は，本格的なリハビリテーションを開始することを決めました．発症直後からの経緯を記載した紹介状をリハビリテーション科に送り，訓練の依頼をすることになったのです．

　　　　　　　　　　　　　　　　　　　　　　　　　2●●●年○月○日
　　　　　　　　　　紹　介　状

　　　医療機関　○○病院
　　　リハビリテーション科　□□先生御机下

　患者　■■△△子殿　（□年□月□日生まれ　70才　女）につきまして当科での診療結果を下記の通りご報告申し上げます．何卒御高診のほどよろしくお願いいたします．

　　　　　　　　　　　　　記
　○年△月△日に左片麻痺，構音障害にて発症し，画像上右MCA*領域にLDA**を認めたことから脳塞栓症と診断しました．現在は，ヘパリンdiV. 終了となり，C-バッファリン1Tにて治療しております．症状としては，顔面を含む左不全麻痺，左下1/4同名半盲であり，食事は常食を介助なしで摂取しています．また，トイレ，洗面に関しては，車椅子移動にて行っています．
　今後は積極的なリハビリテーションが必要と思われますので，宜しくお願いいたします．なお不明な点がございましたらお問い合わせ下さい．

　　　　　　　　　　〒□□□-○○○○　東京都○○区○○町○丁目○番○号
　　　　　　　　　　　　　　○○病院　脳神経内科
　　　　　　　　　　　　　　　　○田○夫

＊MCA：中大脳動脈 middle cerebral artery
＊＊LDA：低吸収領域（CT上黒く写っているところ）

これを受けたリハビリテーション科の医師が，当患者にとって必要と思われる訓練のオーダー，すなわちリハビリテーション処方箋を出します．リハビリテーションには，理学療法士，作業療法士，言語聴覚士，メディカルソーシャルワーカー，心理療法士，義肢装具士などがあたります．

また，医学的管理の必要度によっては，訓練と並行して，薬剤師，看護師，栄養士，さらには，整形外科，泌尿器科，眼科，内科，耳鼻科，皮膚科，歯科などといった専門職がかかわることになります．

2. 回復期における評価

2月○日に本格的なリハビリテーションを開始した患者は，3カ月後の5月○日には，看護師により**表Ⅳ-3**のような評価を受けました．

2月○日にFIM合計点が64点だったのが5月○日には94点に上昇しています．はたして在宅でどうなっていくのでしょうか．3カ月間集中的に受けたリハビリテーションの成果を，自宅に戻ってからも維持するのは，口でいうほど易しいものではありません．94点をそのあとも保てれば在宅ケアは成功です．評価点数がアップするようなことがあれば，大成功でしょう．

3. 回復期から維持期への薬

脳卒中回復期や維持期の患者は，再発予防や合併症に対して薬剤による医学的管理がされています．薬の名前を覚えるのは厄介なことですが，理由があって投与されているのであり，それを理解すると，一度脳卒中に罹患した人は，安全な全身状態に保たれていることがわかります．したがって，医師による薬剤管理がされているからこそ，恐れずに在宅ケアを施すことができるのだと解釈してほしいと思います．

ただし，急性期で処方された薬剤が，回復期以降も継続して処方されていたり，増薬されていたりする場合があります．それが発症後6カ月以上も修正なく長期連用されていると，副作用が目立ってきます．傾眠や口渇です（**図Ⅳ-2**）．口腔ケアを施

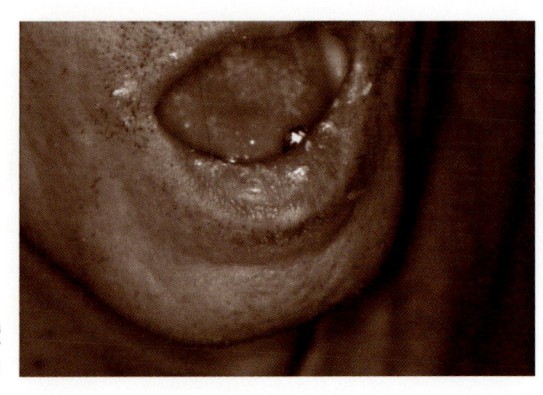

図Ⅳ-2　乾燥した口腔
口唇上皮がささくれだっている

表IV-3 ADL評価表（FIM)[3]

		2月〇日 評価者△△ 得点・コメント		5月〇日 評価者△△ 得点・コメント	
セルフケア					
	食事	5	エプロン必要	7	
	整容	6	時間がかかる	6	
	清拭	2	会陰部は自分で	2	
	更衣上	3	片袖通しを修正	5	
	更衣下	2	膝まで介助	4	
	トイレ動作	2	ズボン上げ下げ介助	2	
排泄コントロール					
	排尿	4		7	
	排便	5		7	
移乗					
	（車）椅子移乗	2	かなり引き上げる	5	
	トイレ移乗	2	かなり引き上げる	5	
	浴槽移乗	2		4	
移動					
	移動（歩行）	1		5	
	移動（車椅子）	4	左側ぶつかる	6	
	主移動手段	□歩行 ☑車椅子		□歩行 ☑車椅子	
	階段	1		1	
コミュニケーション					
	理解	5		6	
		☑言語 □非言語		☑言語 □非言語	
	表出	6		6	
		☑言語 □非言語		☑言語 □非言語	
社会的認知					
	社会的交流	6		7	
	問題解決	3		5	
	記憶	2		4	
合計点		64		94	
	身体項目	42		66	
	認知項目	22		28	

す立場にあっては，最も行き届くべき着眼点のはずです．口渇が際立ってきているようであれば，減薬，休薬，あるいは断薬を検討すべきであると思います．

具体的な薬名については，使用頻度の高いものを例にあげますが，もちろんこの限りではありません．

1. 降圧剤

脳卒中発症後も降圧剤投与は再発予防のために，ほとんどの脳卒中患者に投与されています．

降圧するためには，循環血液量を減少させるか，血管内径を拡張させるかどちらかの方法がとられます．

1）カルシウム拮抗薬　アダラートL，ヘルベッサー，ペルジピン
　カルシウムイオンが細胞内に流入することにより筋肉の収縮が起こりますが，本剤はそれを阻害することにより血管平滑筋や心臓の収縮を弱めて降圧をはかります．日本では降圧剤の60％は，このCa拮抗薬が使われています．

2）交感神経抑制薬
　（1）β-遮断薬（βブロッカー）テノーミン，アルマール
　心臓の運動に働きかけるものです．交感神経から分泌されるホルモンが心臓のβ受容体に結合すると心臓の収縮が強くなります．本剤は，ホルモンがβ受容体と結合するのを遮断することにより，心臓の仕事量を減少させます．すなわち心拍数が減少し，心臓の収縮力を低下させることにより血圧を下げます．
　（2）α-遮断薬（αブロッカー）デタントール，カルデラニン
　血管に働きかけるものです．交感神経から分泌されるホルモンが血管の受容体に結合すると血管が収縮します．本薬は，ホルモンが血管平滑筋のα受容体と結合するのを遮断することにより動脈血管を拡張させ，血圧を下げます．

3）降圧利尿薬　フルイトラン
　利尿作用によって，尿からのナトリウム排泄を促進させます．ナトリウムイオンの減少により細動脈壁の緊張が低下し，その結果血圧降下をきたします．

4）ACE阻害薬（アンギオテンシン変換酵素阻害薬）　カプトリル，レニベース
　血液中には，血管を収縮させるアンギオテンシンⅠという物質が含まれていますが，これに酵素が作用するとさらに活性の強いアンギオテンシンⅡに変換されます．本剤は，変換酵素を阻害する薬剤で，アンギオテンシンⅡへの変換を減少させて降圧をはかります．

2．抗血液凝固薬

　血液が凝集したために起こったのが梗塞ですから，その再発を防ぐためには血液凝固を阻止する薬剤が処方されます．

1）抗凝固薬　ワーファリン
　ビタミンKの介在により血液凝固因子が形成されます．ビタミンKと拮抗するワーファリンを投与することにより血液凝固を抑制します．作用の発現が投与開始後12〜48時間と遅く，また投与中止後，凝固因子の血中レベルが回復するのに1〜3日間を要します．

2）抗血小板薬　パナルジン，小児用バッファリン
　本薬は，血小板が異常に凝集するのを防いだり，血小板の粘着力を弱める作用があります．血液の流れをスムーズにして血管内に血栓ができるのを防ぎます．薬剤投与を中止してから出血時間が正常となるには，パナルジンで5日間といわれています．

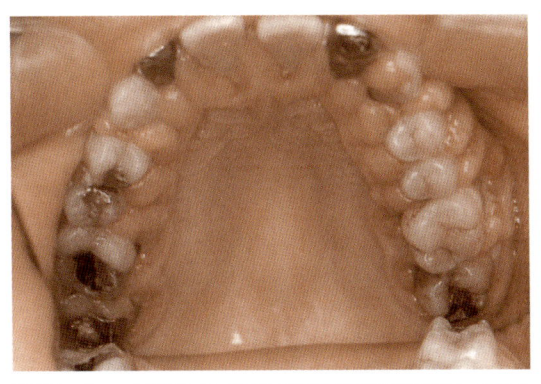

図IV-3　全顎的に歯肉が乳頭状に腫脹している．ブラッシング時に出血が少ない

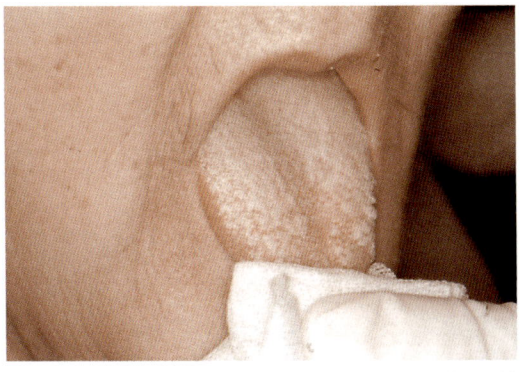

図IV-4　絶えず口腔内が乾燥しており舌苔の付着も著しい

ポイントは

　降圧剤や抗血液凝固薬の中のいずれかは，一度でも脳卒中にかかったことのある人であれば服用していると思います．

　副作用として，傾眠，口渇の他にも歯肉の腫脹（**図IV-3, 4**），抑うつなどがあります．傾眠は，食事や口腔ケアの際に支障になります．口や咽（のど）の機能が正常であっても，傾眠状態が強いために食事量が確保できなかったり，昼夜逆転のようなこともあるでしょう．口渇は口腔内自浄作用を低下させ，齲蝕や歯周病の発生や上気道感染や肺炎の発症を容易にさせ，嚥下障害を助長している場合もあります．副作用による歯肉の腫脹の特徴は，ブラッシングを徹底させてもなかなか治癒しない，あるいはブラッシングをしても歯肉出血が少ないことです．

3. その他に投与されていることのある薬剤

1）抗てんかん薬　フェニトイン，デパゲン，テグレトール

　慢性期から維持期に至っても，中枢神経細胞の異常発火の広がりのために，てんかん発作が繰り返されることがあります．本剤は，神経細胞の興奮の閾値を上昇させ，過剰発火の広がりを抑制するものです．

2）抗うつ薬　アモキサン

　脳卒中とうつとの関係は，研究者の間でいろいろと議論になっています．脳の器質的変化からくるものか，病気を背負ったことによる内面的なことからくるものか問題になるところです．本薬は，大脳皮質や脳幹網様体に作用して，大脳皮質の活動を盛んにし，精神機能を高めるものです．

3）抗パーキンソン薬　シンメトレル

　脳内にドーパミンという物質が分泌されることにより，円滑な運動ができるのですが，パーキンソン病は，これが不足することにより，歩行遅滞，進行性固縮，仮面様顔貌などが特徴として起こる病気です．それに類する症状が，脳卒中後に出ることが

あり，パーキンソン症候群といわれています．
4）緩下薬（下剤）レーマグ
　腸の運動にも麻痺の影響が出ているものと思われ，便秘症で悩む脳卒中患者は多いです．

4. 合併症のための薬剤

　外来で歯科を訪れた患者が，自分の麻痺した足を指しながらいった．「左足の指に発疹ができてしまって，それがまた痛いんですよ．だから昨日は，皮膚科にいって塗り薬をもらってきました」
　もともとむくみがちな左足ではあるが，今日は靴の中で包帯が巻かれているらしい．たしか在宅リハビリテーション科の医師が，先月その患者宅を訪れたときに，左足のギブスがようやく外されたといっていた．そのギブスは，本人が自宅で2カ月程前に転倒した際に亀裂骨折したためのものだった．
「それから…」
と，患者は話を続けた．
「左目がどうしてもぼやけてみえないので，来月眼科の検査のために1週間入院しなければならなくなりました．ですから，来月は先生のところへこれないかもしれません」
　当患者は，この1，2ヵ月の間に，整形外科，皮膚科および当院の歯科とリハ科を受診し，来月からは眼科にもかかることになる．糖尿の薬は最近調子が良くなってきたので，飲んでいないともいっていた．
「病院通いだけでも忙しいですね」
「ええ，全くです」
あきらめることすら，飽きたといった感じである．

　脳卒中は昨日まで元気だった人が，いきなり発症して救急車で運ばれるようなことになるのですから，本人も家族もあわててしまうのは仕方のないことです．しかし，50歳代，60歳代で発症した人の発症前の日常生活状況を聞いてみると，「朝夕逆転の生活をしていた」「お酒が好きで，毎晩5合以上は飲んでいた」「偏食で，好き嫌いが多かった」といったような答えが返ってきます．すなわち，いままで蓄積されてきたライフスタイルが破綻し，それがたまたま脳卒中という形になってしまったのです．したがって，脳卒中のみの単独疾患であることのほうが稀で，脂肪肝，糖尿病，高脂血症，腎臓病などを背負っており，そのための薬剤も処方されていることになります．壮年期にある脳卒中患者の齲歯の数が，健常者の3倍近くあるのは，破綻したライフスタイルの一面であるとの解釈ができると思います．

急性期から慢性期への移り変わりのまとめ

　最近では，脳卒中の前段階ともいえる「高血圧症」の降圧剤投与に疑問をはさむ声があります．降圧剤は，直接心臓に作用することにより逆に心臓に鞭を打つことになるのではないか，発癌性があるのではないか，何年もかかって高くなった血圧をそんな短期間に下げてしまうこと自体，無理があるのではないか，臓器への侵襲はいかなるものかといった疑問です．わが国に，4千万人から5千万人といわれる高血圧患者の8割は，薬を使わず運動療法や食事療法で治るのではないかともいわれています．

　各薬剤の薬理作用は，血管や心臓に直接作用するために検査値の改善に即効性があります．しかし，血圧を上げる原因を除去しているわけではないことは理解できると思います．

在宅口腔ケアに必要な日常生活動作（活動）の介助

　維持期は，麻痺のために不自由ではありますが，その人の新たな出発でもあります．もはや病人ではないのです．そこで，急性期や回復期での「患者」はやめて，「本人」とよばせてもらいます．
　本人の自宅にうかがい，玄関で挨拶をし，いよいよ在宅口腔ケアが始まります．

運動項目

1. 移乗　Transfers（ベッド，椅子，車椅子）

まずは寝床で口腔ケアを行うのではなく，少しでも起き上がってもらいましょう．

【移乗の評価】

7点：**完全自立**：安全に通常の時間内に行うことができる
6点：**修正自立**：介助者の手は借りずに済むが，補助具が必要であったり，時間がかかる
5点：**監視・準備**：介助者は本人にふれないが，物を準備したり，口頭指示が必要
4点：**最小介助**：万一のために，介助者が本人に手で触れる程度の介助を要する
3点：**中等度介助**：本人の力だけでは無理なので，介助者が軽く力を貸している
2点：**最大介助**：本人も力を入れているが，全面的に介助者が力を入れている
1点：**全介助**：本人は全く力を入れておらず，介助者が全面的に力を入れている

1. 起き上がり動作
1）ギャッジベッド使用の場合（図Ⅳ-5）　FIM 1点
　急にギャッジアップをすると，拘縮した腰に痛みが出たり，起立性の貧血を起こす危険があります．したがって，ギャッジアップはゆっくりと行い，最初は30度くらいでめまいや吐き気があるか様子をみます．膝下にマットを置いて膝を多少曲げさせて行うと腰もすべらず起きやすいと思います．

この状態から徐々に80度くらいをめどに起こしていきます．途中でめまいがしたり，拘縮が進んでどうしても腰が曲がらないようであれば，少し倒すかその位置で口腔ケアを行います．

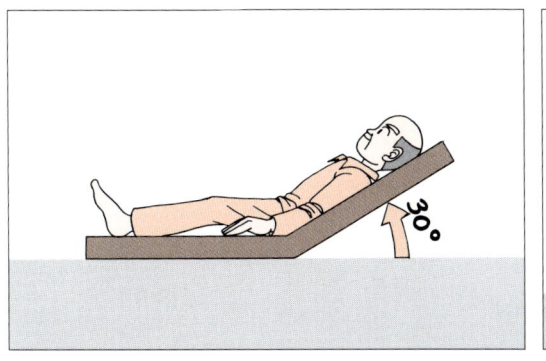

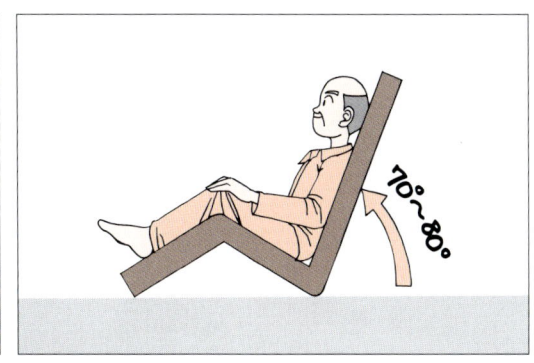

図IV-5　ギャッジベッド使用の場合の起き上がり動作
　本人の様子をみながら徐々に，ギャッジアップをしていきます．

2）ギャッジベッドを使用していない場合（図IV-6）　FIM 1点
　①両膝を立てます．このとき片麻痺であれば麻痺側に介助者は位置します．
　②介助者は本人の手前の脇の下から右手を入れて，肩甲部あたりをてのひらで支えます．左の肘で首を支えながら肩を抱えます．
　③ゆっくりと起こしてみます．

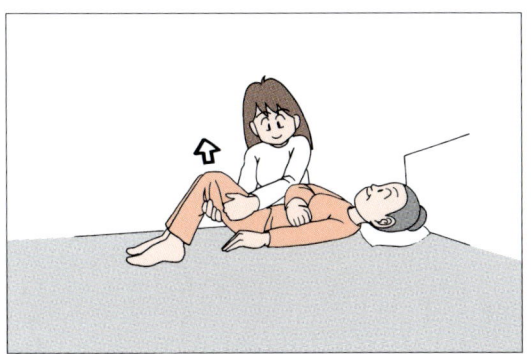

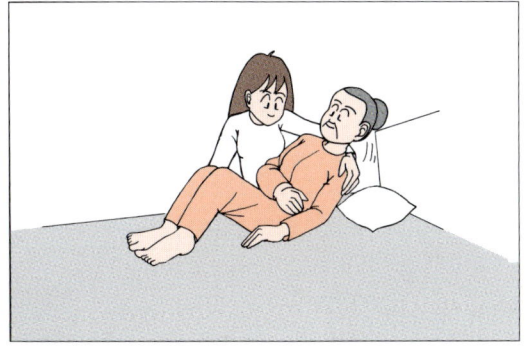

図IV-6　ギャッジベッドを使用していない場合の起き上がり動作の介助

3）片麻痺の場合（図IV-7）　FIM 3点
　①健側の足を麻痺側の足の下に入れます．
　②介助者は，麻痺側の肩と膝に手を入れて横向きにします．
　③本人に肘をつかせます．
　④脇の下を支えるか，肘の伸展を誘導するかして，上体を起こします．

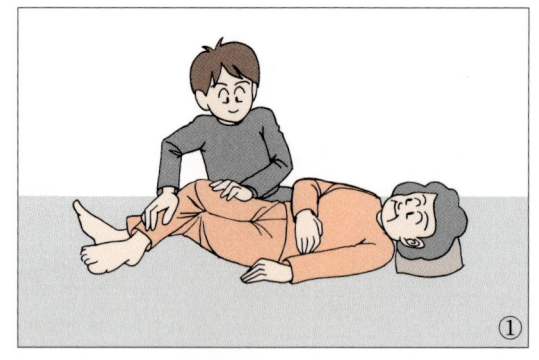

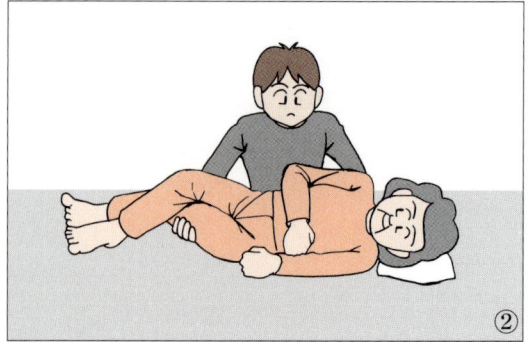

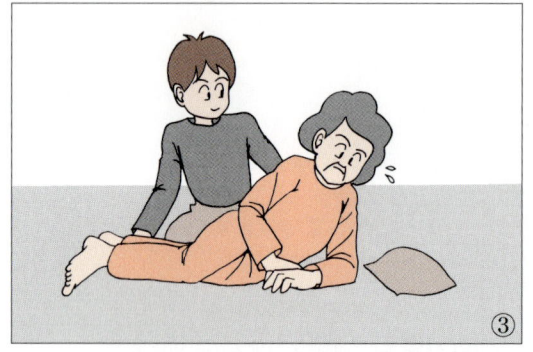

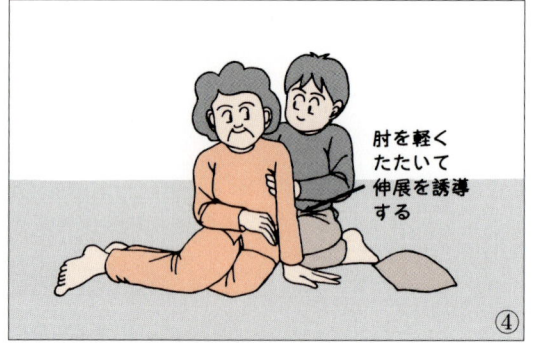

図Ⅳ-7　起き上がり動作の介助（片麻痺の場合）

2. 立ち上がり動作と移乗

1）片麻痺の場合のベッドや椅子からの立ち上がり（図Ⅳ-8）　FIM 3点

　①浅く腰掛けてもらってから，健側の足先を麻痺側よりも後ろに位置させます．介助者は本人の両膝の間に片方の足を入れ，本人には健側の手を肩にまわしてもらいます．

　②立ち上がる際に，介助者は，腰の高さをなるべく本人と同等にします．上方向に力を入れるのではなく，**本人を引き出すような感じで力を入れます**．

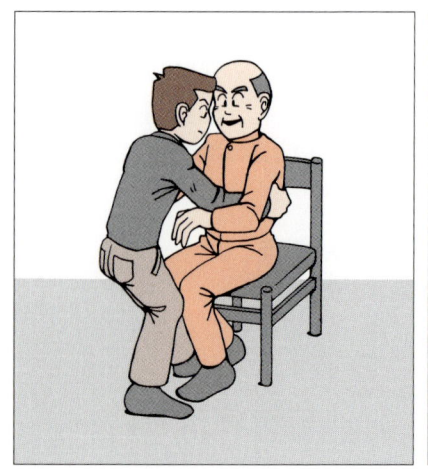

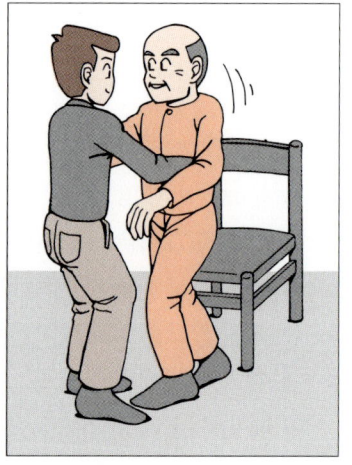

図Ⅳ-8　椅子からの立ち上がりの介助（左片麻痺の場合）

2）移 乗

立ち上がってから車椅子への移乗，あるいは車椅子からベッドへの移乗については，運動障害の項を参照してください．

移乗としての評価は，「起き上がり」から始まって，「立ち上がり」，「移乗」の3つを観察し，その中で，一番点数の少ないものを点数とします．

2. 更衣　Dressing

寝巻のまま口腔ケアを始めるのではなく，生活のめりはりをつけるためにも，普段着に着替えることを試みてみましょう．

更衣については，**「着るときは麻痺側から，脱ぐときは健側から」**が原則です．

1. 上半身　Upper body

評価にあたっては，右袖を通す，左袖を通す，かぶる，引き下ろすといった4つの動作に分けて考えてみます．また，普段ボタン付きの服を着ていないようであれば，ボタンに対する評価をする必要はありません．

――【更衣（上半身）の評価】――

7点：衣服を取り出すことができ，自分で着脱している．義肢，装具を使用しているが，それも自分で着脱できる．

装具

6点：自分で行えるが，時間がかかる．更衣のために必要な自助具，装具（歯も含む）を自分で取り出し，使用することによって着脱ができる．

5点：衣服をタンスから持ってきてもらう必要があるが，更衣動作は自立している．更衣の順番や衣服の乱れを指摘してもらったり，危険防止のために監視してもらう必要がある（指摘や監視だけで更衣中は，手を貸す必要がない）．

4点：片袖を通してもらえば一人で着ることができる．ボタンかけのみ介助してもらう．着衣後の乱れを本人では修正できず，介助者にしてもらう必要がある．

3点：片袖を通してもらい，頭からかぶせてもらえば，あとは自分で着ることができる．または，両袖を通してもらえば，あとは自分で着ることができる．

2点：片袖を通すことだけ自分でできる．または，ボタンだけ自分でかけることができる．

1点：多少は腕を曲げたり，前傾したりはするが，いっさい更衣はしない．

1）片麻痺で丸首の服を着る場合（図Ⅳ-9）
　　FIM 5点
　①麻痺側の腕を先に通してから健側の腕を通します．
　②服を押し上げておいてから首を通します．

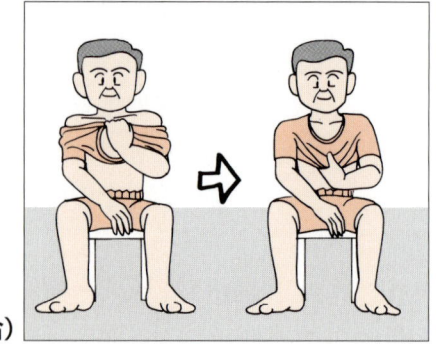

図Ⅳ-9　丸首の服を着る（右片麻痺の場合）

2）片麻痺で丸首の服を脱ぐ場合　FIM 5点
　①背中から服をくり上げて頭から脱ぎます．
　②健側の腕を抜いてから麻痺側の腕を抜きます．

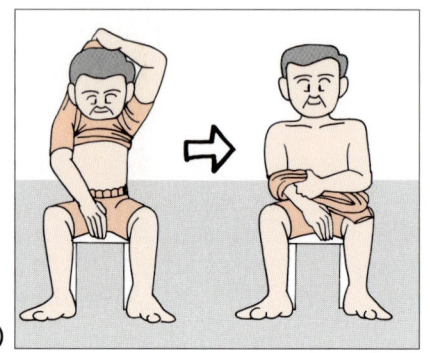

図Ⅳ-10　丸首の服を脱ぐ（右片麻痺の場合）

3）片麻痺で前あきの服を着る場合　FIM 5点
　①麻痺側の手を通し，服をしっかりと肩の上まで上げておきます．
　②健側の手を頭の後ろにまわし，服の襟をつたって患側の袖を肩までもってきます．
　　健側の腕を通してボタンをはめます．

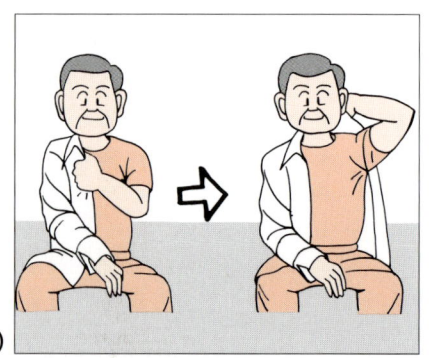

図Ⅳ-11　前あきの服を着る（右片麻痺の場合）

4）両側片麻痺で丸首の服を脱ぐ場合（図Ⅳ-12）　FIM 1点
　①脇の下までたぐり上げます．
　②袖を片腕ずつ抜きます．麻痺の弱い側から抜きます．
　③首をひっかけないために，後ろから前に向かって抜きます．

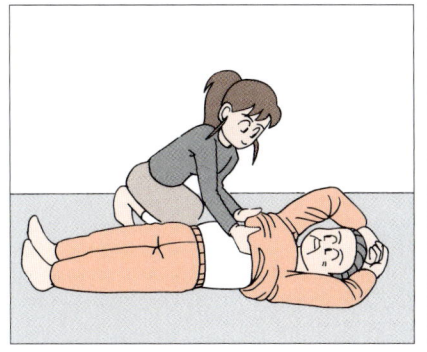

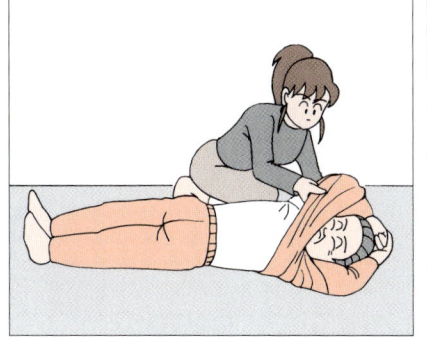

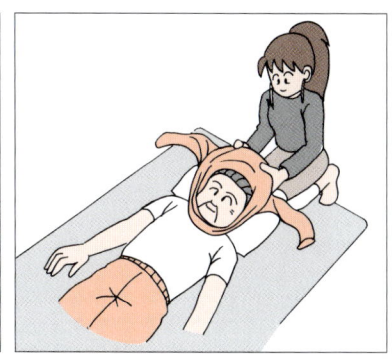

図Ⅳ-12　丸首の服を脱ぐ（両側片麻痺）

2. 下半身　Lower body

　腰より下の更衣を評価します．義肢や装具をつけている場合は，それも評価対象にします．

――――【更衣（下半身）の評価】――――

7点：衣服を取り出すことができ，自分で着脱している．義肢，装具を使用しているが，それも自分で着脱できる．

6点：自分で行えるが，時間がかかる．更衣のために必要な自助具，装具を自分で取り出し，使用することによって着脱ができる．着脱を容易にするためのリボンやリングのついた特別な靴または服を使っている．

5点：衣服をタンスから持ってきてもらう必要があるが，更衣動作は自立している．更衣の順番や衣服の乱れを指摘してもらったり，危険防止のために監視してもらう必要がある（指摘や監視だけで，更衣中は手を貸す必要がない）．紙おむつのみ介助してもらうが，他は自立している．

4点：ズボンの片足を通してもらえばあとは自分でできる．着衣後の乱れを本人では修正できず，介助者にしてもらう必要がある．

3点：靴と靴下のみを介助してもらっている．

2点：ズボンを膝まで通してもらえば自分で着ることができる．

1点：更衣をするときに，体を左右に動かしたり腰を上げる動作程度で，全面的に介助してもらっている．

1）片麻痺でズボンをはく場合（図Ⅳ-13）　FIM 5点

①麻痺側の足を健側の足の上に乗せます．麻痺側のズボンを通したら健側の足を通します．

②できるだけ上まで上げておいてから立ち上がります．ベルト部分をそろえてチャックをはめます．

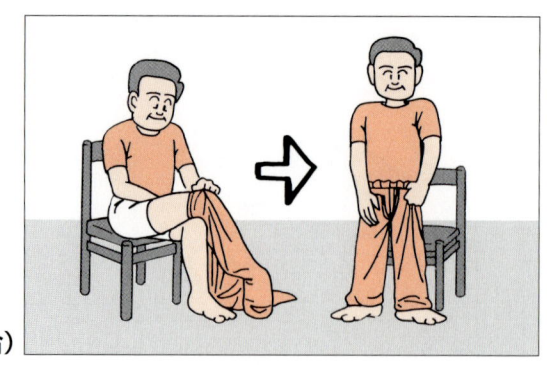

図Ⅳ-13　ズボンをはく（右片麻痺の場合）

2）四肢麻痺でズボンを脱がせる場合　FIM 1 点

　腰を浮かせることを指示します．仮に，本人ができなくても声をかけながら行うのは無駄ではありません．黙々と介助をするより，少しでも自発的な動作を促すことができ，**われわれ自身にも介助のリズムが生まれてきます．**

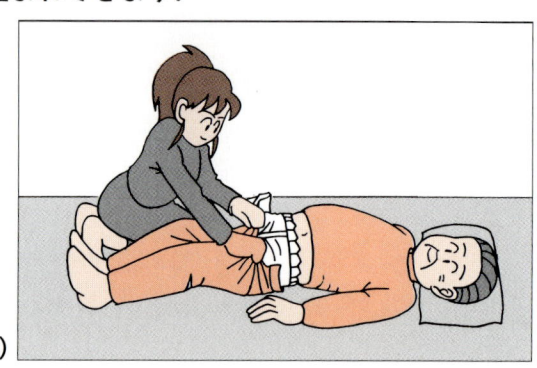

図Ⅳ-14　ズボンを脱がせる（四肢麻痺の場合）

3. 移動　Locomotion（歩行，車椅子）

　できれば寝室ではなく，場所を移して基礎的訓練や口腔清掃を行いたいものです．そこで，移動動作をしてみます．
　移動の評価は，距離50mを移動できるかどうかで行います．立位では歩行，座位では平地での車椅子使用について評価します．

1. 歩行について

―【歩行の評価】―
　7点：介助なしで50m移動可能であり，安全で妥当な時間である．
　6点：補助具（下肢装具，杖，歩行器，義肢など）が必要で50m移動可能である．時間がかかるが50m移動できる．
　5点：50m移動に補助具が必要な上に，監視や促しが必要．身体的に歩行は可能であるが，徘徊のために監視が必要である場合もこれに含める．

4点：介助者に手を添えてもらい50m移動できる．
3点：一人の介助者にしっかりと支えられなければ50m移動はできない．
2点：一人がどんなに介助しでも15m以上50m未満しか移動はできない．
1点：一人がどんなに介助しでも15m未満しか移動できない．あるいは，二人の介助が必要である．

1）片麻痺で歩行する場合　FIM 4点

①転倒するときは，おもに麻痺側からなので，介助者は本人の麻痺側に立ちます．腰や脇の下あたりに軽く手を添えて，万が一にそなえます．
②向かい合って，介助者の肩を借りるようにして歩行します．

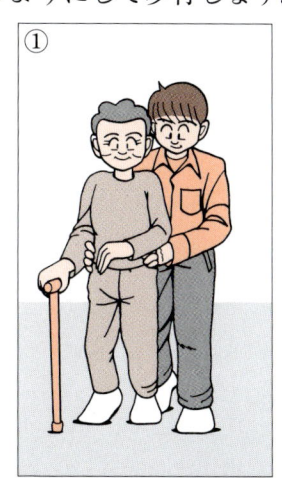

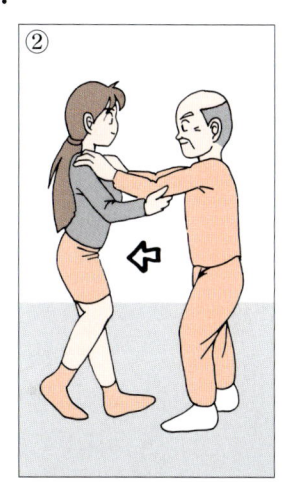

図IV-15　介助者が手添えをしての移動

2）片麻痺で歩行する場合　FIM 3点または2点

①本人の後ろにまわって，両手で腰を支えます．
②向かい合って腰を支え，さらに麻痺側の膝を介助者の足で押さえるようにします．

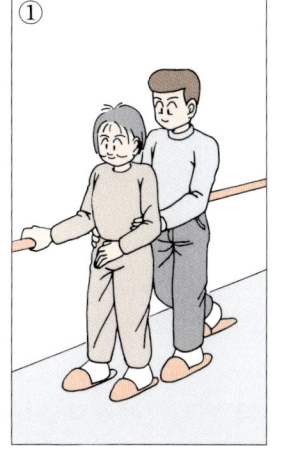

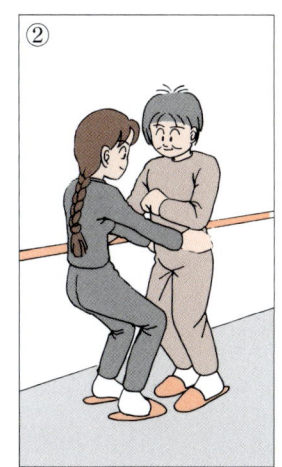

図IV-16　介助者がしっかりと支えての移動

2. 車椅子について

――【車椅子移動の評価】――

7点：該当なし
6点：50m以上移動し，方向転換，スロープ，敷居の乗り越えができる．
5点：15m以上移動し，方向転換，スロープ，敷居の乗り越えができる．
4点：15m以上移動できるが，角を曲がるとき，敷居を乗り越えるとき，あるいは方向転換をするときに，ちょっとした介助が必要．
3点：50m以上移動できるが，まっすぐにしか移動できず，角を曲がるのは介助なしではできない
2点：15m以上移動できるが，まっすぐにしか移動できず，角を曲がるのは介助なしではできない
1点：車椅子操作が15m未満しかできない，もしくは全くできない．

1）段差を下る場合　FIM 3点
①後ろ向きになってゆっくりと後輪から降ろします．
②後輪が降りたら，ティッピングレバーを踏んで前輪を上げて，後ろに引き，前輪を静かに降ろします．

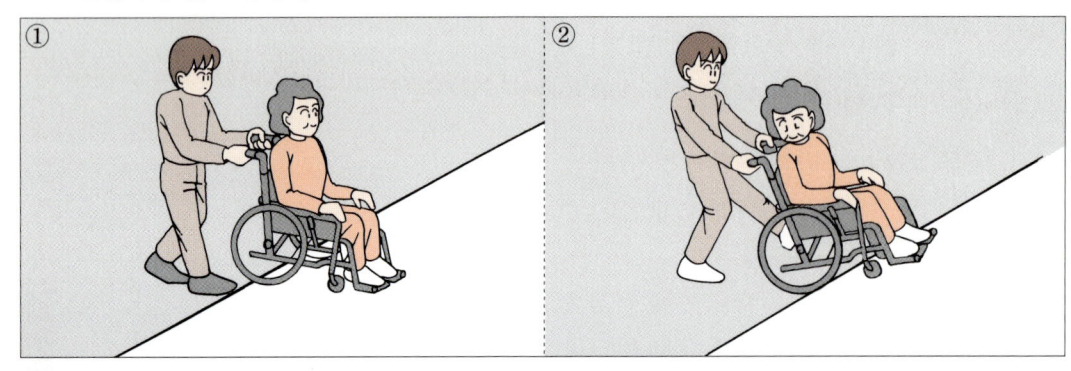

図Ⅳ-17　車椅子で段差を降りる

2）段差を上がる場合　FIM 3点
　ティッピングレバーを踏んで，前輪を段の上に上げてから，後輪を持ち上げて押します．
3）その場で方向転換をする場合　FIM 3点
　後輪を若干上げて前輪を支点にして，方向転換をします．

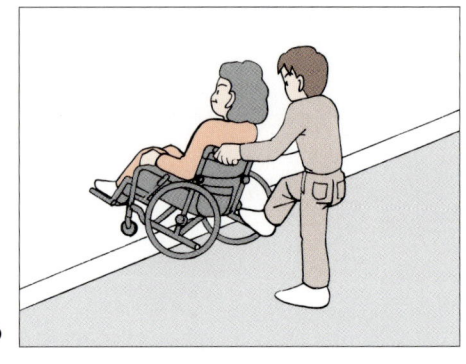

図Ⅳ-18　車椅子で段差を上がる

4. 整容　Grooming

　洗面所で口腔清掃だけするのは不自然です．手を洗い，洗顔をし，髪もとかすでしょう．これらはADLの中で，「整容」といった動作になりますが，口腔清掃はこの中の1つです．

　整容は口腔清掃の他に，整髪，手洗い，洗顔，ひげ剃り（女性の場合は化粧）とあり，5項目すべてを評価します．ここでいう口腔清掃は，歯ブラシによる口腔内の清掃行為に限定しています．ブラッシングとしての行為が前歯や奥歯に対して行われていることを評価するのであって，実際にブラッシングによって食渣や歯垢がどこまで取り切れているかどうかまでは評価対象にしていません．ですから，整容が7点であっても，歯垢が完全に除去できているとは限らないことを理解してください（**図IV-19**）．

1）手洗い（図IV-20）

　① FIM 5点：車椅子で洗面所まで移動できれば，整容の介助はかなり楽になります．このためには「家屋改造」が必要です．車椅子でいけるように，洗面所までの段差をなくしたり，車椅子が入るだけのスペースを作り，シンクの奥行きと高

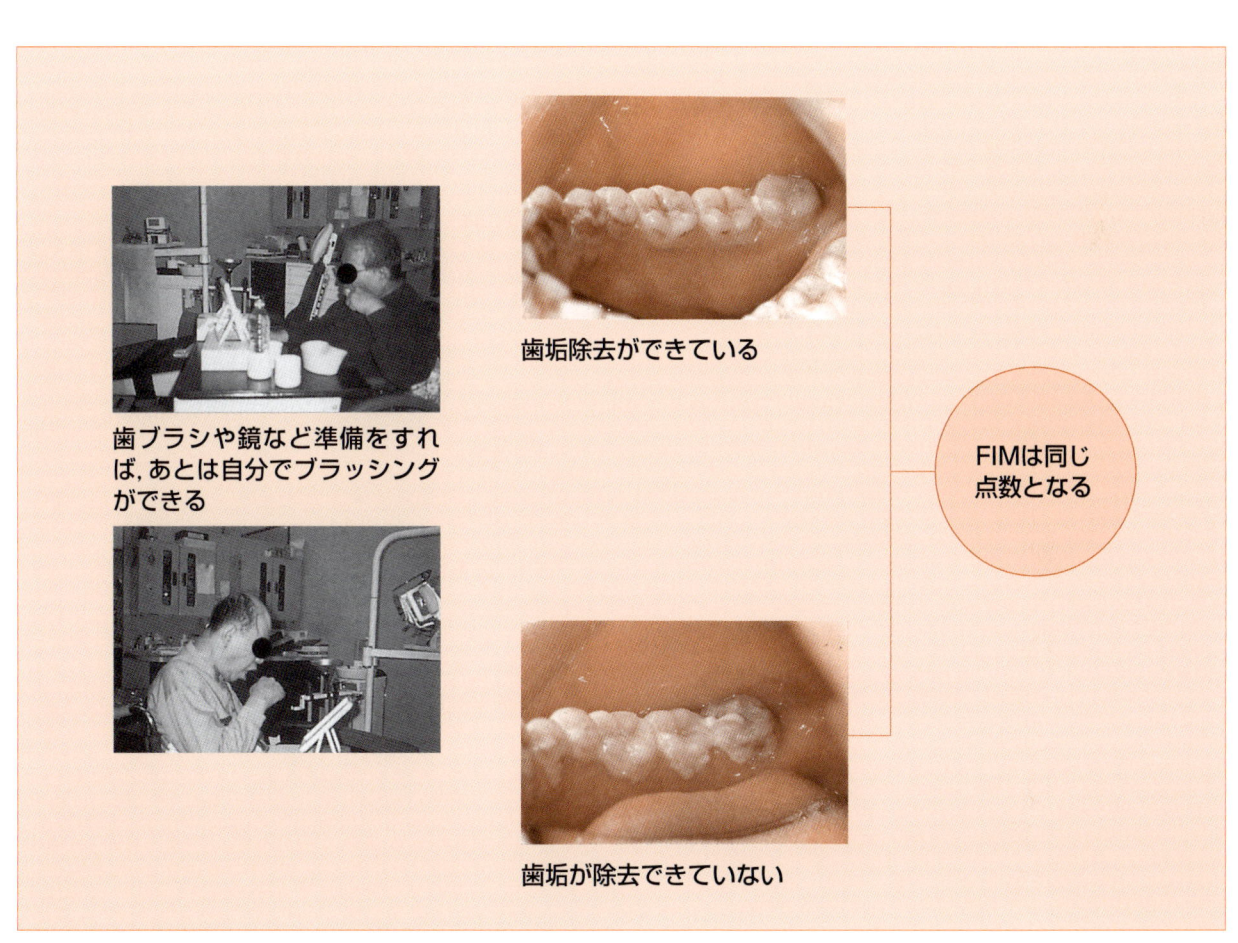

図IV-19　口腔内の状態はFIMの点数だけでは判断できない

【整容の評価】

そばに誰もいなくても次のことが一人でできますか？
1. 歯ブラシに歯磨剤を付けること
2. 歯磨きや入れ歯を磨くこと
3. 洗顔
4. 手洗い
5. 髪をとかすこと
6. ひげ剃りまたは化粧

ひとつでも「いいえ」がある → ↓　　　すべて「はい」→ ↓

　　整容運動のため装具，義肢や特別な器具を使いますか？
　　通常（発症する前に比べて）の3倍以上時間がかかりますか？
　　　＊電動歯ブラシはどうしても必要があって試用している場合は補助具として扱う．
　　　＊電気かみそりは一般的なものなので補助具とはならない

　　　　　　　　　　　　　　すべて「いいえ」────→ 7点
　　　　　　　　　　　　　　ひとつでも「はい」───→ 6点

以下の5項目のうち3つ以上を自分でやっていますか？
1. 歯磨きや入れ歯を磨くこと
2. 洗顔
3. 手洗い
4. 髪をとかすこと
5. ひげ剃りまたは化粧，歯磨きや入れ歯を磨くこと

「いいえ」→ ↓　　　「はい」→ ↓

　　以下のことをしてあげれば，あとの整容はすべて一人で行えますか？
　　1. タオルの準備
　　2. 歯磨剤を歯ブラシに付ける程度
　　3. 化粧品の容器を開ける程度
　　4. どうやれば良いか言葉で教えてあげる
　　5. そばでみていてあげる
　　6. 入れ歯を外してあげる
　　7. 自助具を付けてあげる

ひとつでも「いいえ」がある　　　　すべて「はい」────→ 5点

整容5項目のうちすべて介助してしまっている項目は1つだけですか？

　　　　　　　　　　　　　　「はい」────→ 4点
　　　　　　　　　　　　　　「いいえ」───→ 3点

整容5項目のうち1つか2つは自分で行えますか？　　「はい」────→ 2点
　　　　　　　　　　　　　　　　　　　　　　　　「いいえ」───→ 1点

さの調節などを行います．
　②FIM2点：ベッド上でする場合も，はめこみ式のテーブルを使用するなど，なるべく本人ができる環境をつくります．

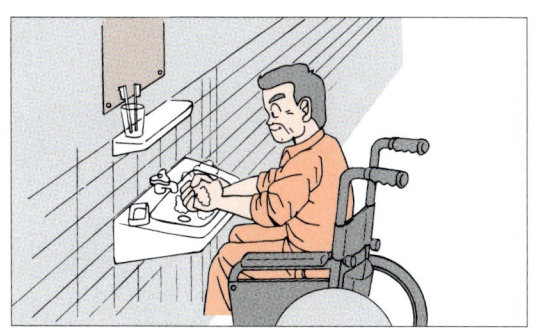

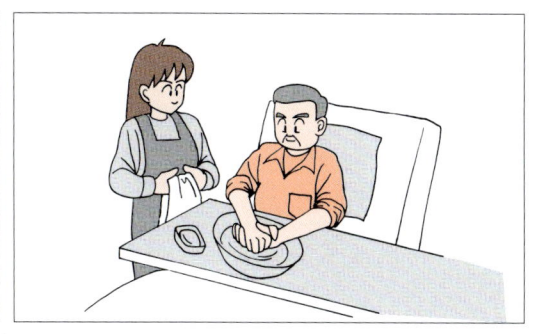

図Ⅳ-20　車椅子（左）やベッド上（右）での手洗い

2）洗顔：FIM1点

　口腔ケアを始めようとすると，目をつぶったままで，実は目やにで目を開けることができないでいることがあります．口腔ケアの前に洗顔をして差し上げると，カサカサした額に赤みがさし，すっきり感がでて，口腔ケアがスムーズに受け入れられるときがあります．
　①蒸しタオルで内側から外側に向かって拭き取ります．頬の部分は，S字を描くようにしても良いです．
　②額を洗顔したら，そのタオルは一度しっかりとゆすぎます．タオルかあるいは，ぬらしたカット綿で目頭から目尻に向けて目やにを拭き取ります．

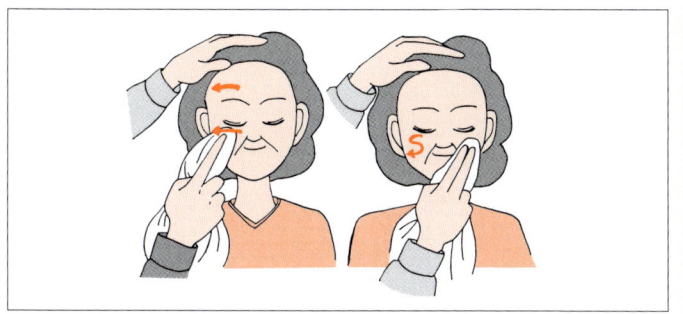

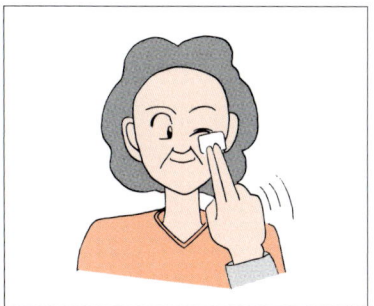

図Ⅳ-21　洗顔の介助

3）整髪：FIM1点

　髪型は自分を変える手段です．部分的に染めたり，ヘアースタイルを変えたりすることは，本人の心理面に少なからず良い影響を与えることと思います．とかすときは櫛で髪を引っ張りすぎないように注意します．

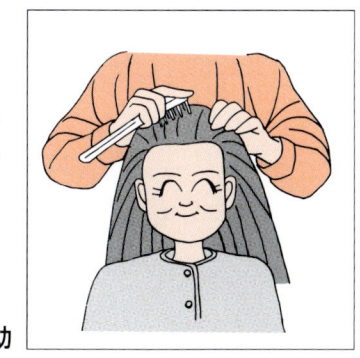

図Ⅳ-22　整髪の介助

4）ひげ剃り，化粧：FIM 5点

女性にとってのお化粧や，男性にとってのひげ剃りは自己主張の手段になります．化粧がベッドから起き上がったり，外出をするきっかけになることもあります．

本人がひげ剃りをするときは，電気かみそりが安全です．

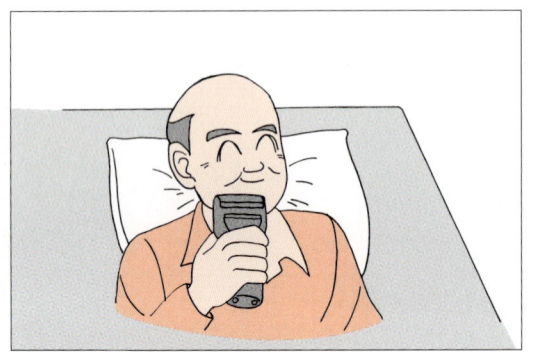

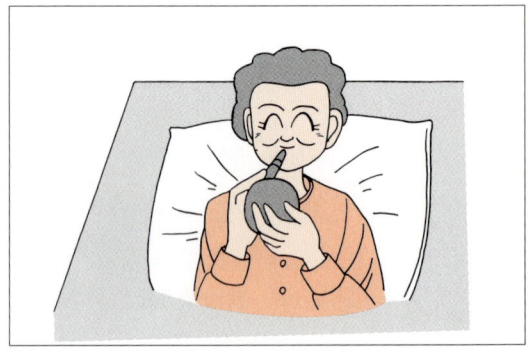

図Ⅳ-23　ひげ剃り，化粧

🔥 爪きり？　なんで私が！

FIMの評価対象にはなっていませんが，耳垢（**図Ⅳ-24**），鼻の手入れや爪切りも欠かせない整容です．口腔へのアプローチが思うようにいかず，何かこの人にしてあげられることはないかと考え，爪を切らせてもらい帰ってきたといったこともあります．こんなことは笑い話になりそうですが，爪きりやお化粧の介助が，目的とする口腔ケアにそのまま移行されていく場合もあります．逆に，口腔ケアを目的どおりに行うことができたときには，爪，鼻や耳の整容の介助を，受け入れてもらえることもあります．

「私は，看護師だから…」「歯科衛生士だから…」「言語聴覚士だから…」といった職種に仕切られ，かたよった視点でしかとらえられないのは，在宅ケアにとって，時間と労力の浪費にすぎません．

在宅ケアを行うにあたっては，臨機応変な対応が求められますが，本人や家族に対してケアの視点をいくつもっているかで，対応に差がついてくること，ひいては口腔ケアそのものの結果にも違いがでてくることを知っておきたいと思います．

たとえば片麻痺の人の健側の爪だけでも観察してみてください．麻痺側よりも伸び

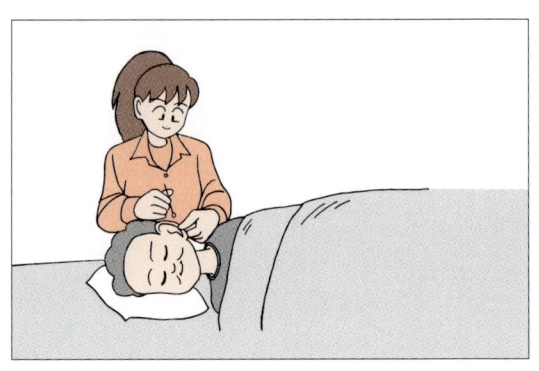

図Ⅳ-24　耳の手入れが口腔ケアのきっかけになることもある

ているようなことはありませんか．

　鼻づまりには，綿棒で対処します．固くなっていたら綿棒にオリーブ油をつけて取ります．あるいは，入浴直後や温かいタオルを鼻に乗せておくと柔らかくなります．

5. 移乗（トイレ）Transfers（toilet）

　トイレ動作の介助は，家族にしてもらうことが多いかもしれません．しかし，これからは障害者の一人暮らしは増加し，家族がいたとしても同じく高齢であり，思うように介護ができないようなことが予想されます．このような状況で，口腔ケアをしている最中に，本人が尿や便を訴えたなら，われわれが介助するしかありません．

　移乗（トイレ）動作は，ベッドから便座へ，あるいは車椅子から便座へ移乗する段階を指します．

【移乗（トイレ）の評価】

7点：すべての移乗動作が自立している．
6点：補助具（ベッド柵，トランスファーボード，リフト）を必要とするが，すべて自分で行っている．一人でできるが，時間がかかる．
5点：補助具の用意をしてもらう必要があるが，あとは自分で行っている．安全のため監視してもらう必要がある．
4点：腰紐，腰ベルトを安全のために触ってもらっているが，決して引っ張られてはいない．
3点：軽く引き上げてもらっている．
2点：介助者が全面的に引き上げている．
1点：二人介助が必要．全くしない．

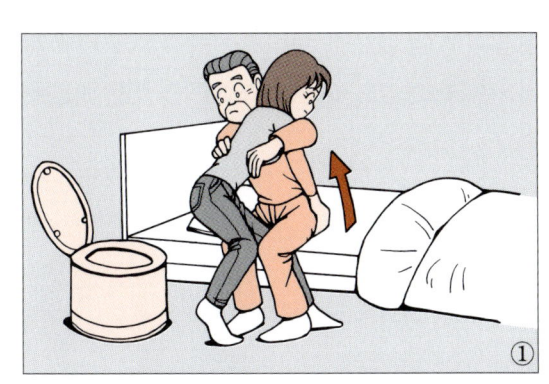

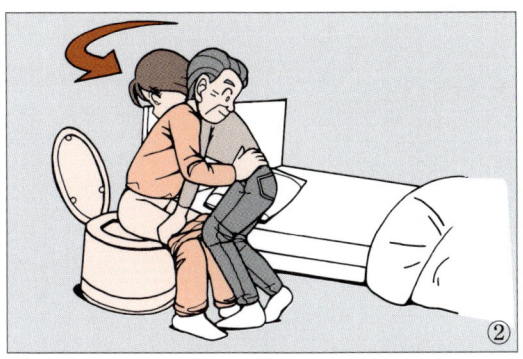

図Ⅳ-25　移乗（トイレ）：FIM 3点
①介助者は移乗する方向とは反対側の足を，本人の膝の間に差し込む．本人の腰を支えて，前に引くようにして立ち上がらせる．
②便座に座る前に下着を下ろすことが必要だが，立ち上がったときに，介助者は自分の膝で，本人の膝を支えるようにすると，姿勢が安定する．

6. トイレ動作　Toileting

トイレ動作は，トイレで衣服を下げ，陰部を拭き，そして衣服を上げるといった3つの動作を指します．

【トイレ動作の評価】

7点：トイレ動作が一人でできる．手すりや装具は必要ない．時間もかからない．

6点：人の手はかりずに済むが，バランスをとるために，手すりや装具が必要である．時間がかかるが，自分でトイレ動作ができる．監視は必要ない．

5点：介助者が本人に触れる必要はないが，準備をしてもらう必要がある（ティッシュを切ったり，折ったりしてもらうなど）．ふらつくので，監視をしてもらう必要がある．

4点：拭いたり，衣服を上げ下げするときに介助者に軽く支えてもらう必要がある．ファスナー下げのみしてもらう．

3点：衣服を下げる，拭く，衣服を上げるの3項目のうち1つだけが全介助である．または，この3項目のいずれにも部分的な介助が必要である．

2点：衣服を下げる，拭く，衣服を上げるの3項目のうち2つだけが全介助である．または，この3項目いずれも，本人はしようとしているのだが，全面的に介助しなければできない．

1点：衣服を下げる，拭く，衣服を上げるの3項目すべてが全介助である．衣服の上げ下げのときに体を左右に動かすくらいはする．

1）FIM2点

トイレ動作や後述する排泄は，本人にとって介助してもらうことに抵抗があることが想像されます．

「いつも，どういうふうになさっているんですか？ズボンを下ろすところまで，お手伝いしてもいいですか」と，どこまで，あるいはどこから介助が必要なのかを確認

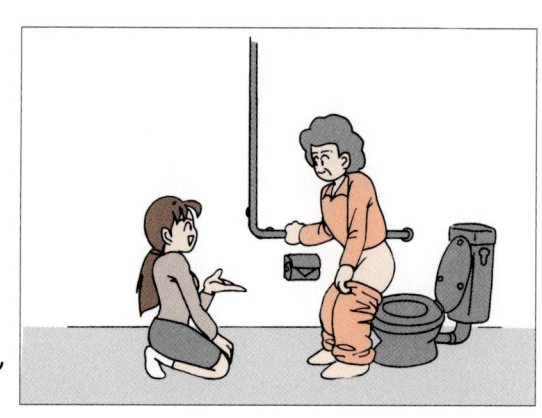

図Ⅳ-26　「ズボンを下ろすのは，お手伝いしましょうか？」

します．本人の反応をみながら介助をすすめます (**図IV-26**)．

「あとは，ご自身でなさいますか？拭くのは大丈夫ですか？それでは，外にいますので，済んだら声をかけてください．ズボンを上げるのはお手伝いします」

最初は3段階のトイレ動作を自分でどこまでしているか確かめて，次回以降の介助がスムーズにいくよう努めます．

2）トイレ動作のための家屋改造

家屋改造は，リハビリテーション科医，メディカルソーシャルワーカー（MSW），理学療法士（PT），作業療法士（OT），看護師，保健師などその他在宅介護にかかわる職種の提案のもとで，経験のある施工業者により行われます．

家屋改造については医療機関以外に市区町村の福祉課に相談をし，社会資源の利用を考えます．

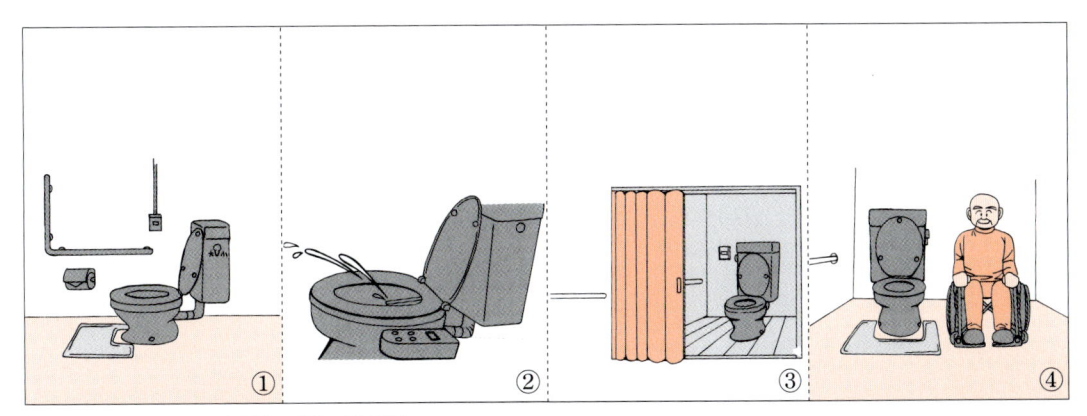

図IV-27 トイレの改造の際の注意点
①L字型の手すりをつける．
②できれば，洋式型トイレが使いやすい．さらに洗浄器がついているのが望ましい．
③ドアは引き戸にしたほうが，入りやすい．
④車椅子が便器と並列できるスペースがほしい．

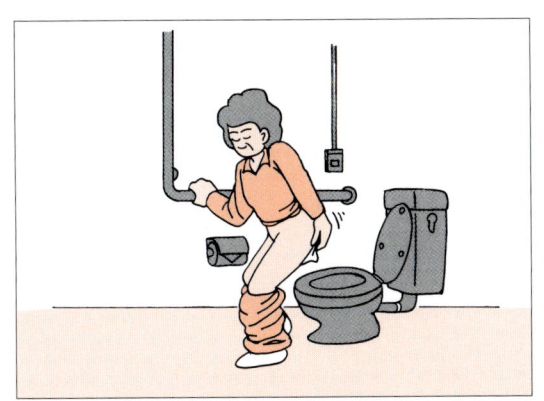

図IV-28 手すりの設置
拭く動作にあたって手すりは重要です．家屋改造がうまく行えているかどうかも，ケアをする上でわれわれが持っておかなくてはならない視点です．

7. 排尿コントロール　Bladder management

　衣服を下げてから排尿動作が始まります．これは，排尿コントロールとよんで，排尿動作の介助と，失禁したり取りこぼしたりして衣類やシーツを汚してしまう失敗との2つを評価します．失禁しても，おむつにとどまっていれば失敗したことにはなりません．

【排尿動作の評価】

7点：排尿のコントロールが自分でできて，決して失禁や失敗をしない．

6点：排尿のための器具（しびん，差し込み便器，カテーテル，おむつ，吸収パッド，集尿器，薬剤など）を自分で着用したり，服用したりして使用している．導尿が自立している．
　　　失禁しても，汚さないための用具を用いているためにシーツや衣服の汚しがない

5点：尿器を使用しており，自分で尿器をあてることはできるが，介助者に排尿のための器具を準備してもらったり，後片付けをしてもらう．
　　　バルーンカテーテル（p.177）は介助者に変えてもらうが，蓄尿器を自分で交換できる．
　　　週1回以下の頻度で導尿（膀胱カテーテル留置）してもらう必要がある．
　　　失敗が1カ月に1回未満．

4点：尿器を使用しており，介助者が尿器をあてがったり，ペニスを尿器に置くことをしなければならない．
　　　バルーンカテーテルは介助者に変えてもらい，さらに週1回膀胱洗浄（p.178）してもらうが，蓄尿袋を自分で交換できる．
　　　1日1回以上導尿をしてもらうが（他家導尿），自尿あるいは自己導尿の頻度のほうが多い．
　　　毎日，膀胱瘻（p.178）のガーゼを交換してもらう．
　　　失敗が1週間に1回未満，月に1回以上．
　　　おむつをつけてもらう以外は介助はいらない．

3点：バルーンカテーテルおよび蓄尿袋の交換に介助が必要で，膀胱洗浄のほかに蓄尿袋を空にしてもらっている．
　　　自尿あるいは自己導尿（p.177）と同頻度で導尿をしてもらっている．
　　　失敗が1日に1回未満，週に1回以上．

2点：他家導尿（p.178）のほうが自己導尿よりも多い．
　　　自分で排尿の失敗を減らす努力はするが，毎回失敗する．

1点：導尿を毎回行ってもらっている．介助者による留置カテーテル管理を受けている．

1）FIM 5点

　男性は，側臥位にすると，手元をみながら一人で使用できます．片麻痺の人は，麻痺側を下にしたほうが，健側の動かせる範囲が広くなるため，やりやすいかもしれません．

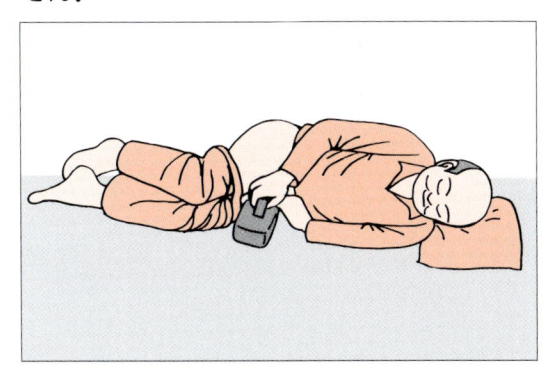

図Ⅳ-29　排尿コントロール

2）FIM 4点

　①尿器の受け口を正しくあてがいます．
　②女性の場合，受け口を正しくあてがったら，タオルや毛布をかけてみます．

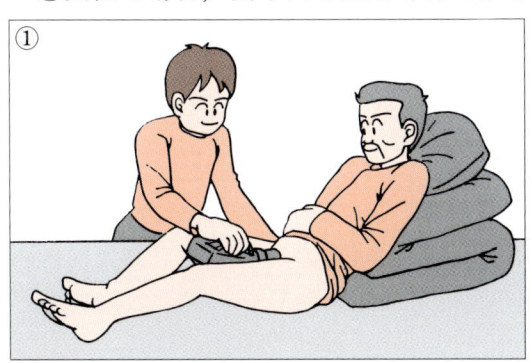

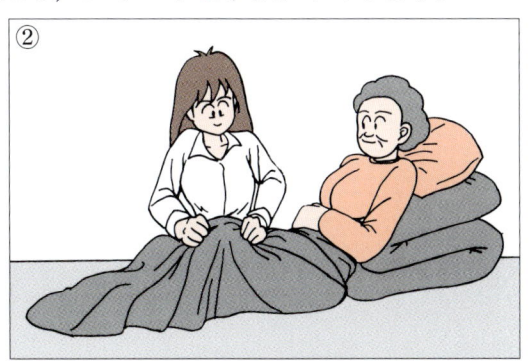

図Ⅳ-30　排尿コントロール

POINT　バルーンカテーテルによる尿道留置法

　膀胱内の尿を排出できない，反対に漏れ出てしまう，あるいは残尿があったり，重度認知症のための尿失禁などの場合に，バルーンカテーテル留置による尿路管理が行われます．バルーンカテーテルは，カテーテルの先端に風船（バルーン）が付いており，膀胱に挿入したあとに，バルーンを固定水にて膨らませます．これにより，カテーテルが膀胱から自然に外れてしまうのを防ぎ，長期留置が可能になっています．しかし，長い間尿路に異物を置くことは尿路感染症を必発するため，なるべく速やかに留置カテーテルを抜去する方向で検討します．

POINT　自己導尿

　残尿を有する排尿障害例では，2〜3時間おきに間欠的自己導尿が行われます．方

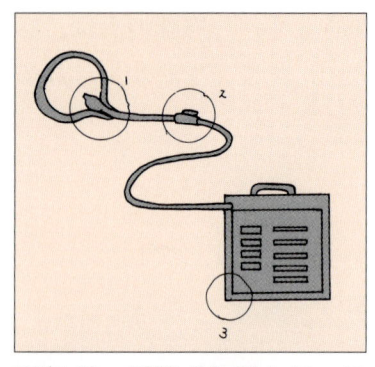

図Ⅳ-31　閉鎖式無菌カテーテル留置　1〜3の部位より菌が侵入しやすいため，厳重に保護する必要があります

図Ⅳ-32　自己導尿

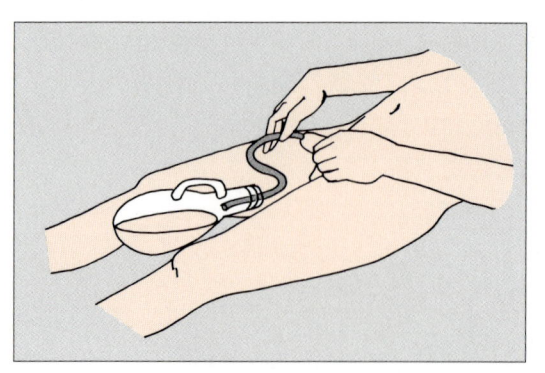

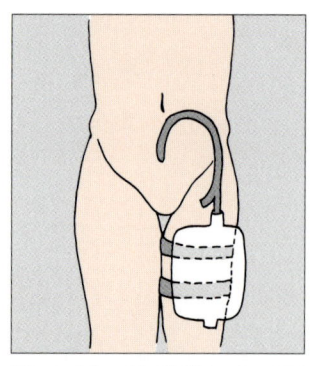

図Ⅳ-33　膀胱瘻による尿路管理

法は，しっかりと手洗いをし，尿道口の周囲を消毒して，カテーテルを尿道に挿入していきます（**図Ⅳ-32**）．男性では，15cmくらい挿入すると抵抗を感じますが，これが外尿道括約筋に到達した証拠です．それを過ぎると膀胱に入るので，その時点で尿の排出が起きます．女性は尿道が5cmくらいなので，5〜10cmほど入れて行います．

この操作を介助者にしてもらえば，介助者導尿（他家導尿）ということになります．

POINT　膀胱洗浄

カテーテルが尿の沈澱物でつまるのを防いだり，膀胱内の出血や尿の色を観察するにあたって膀胱洗浄を行います．シリンジを用いて，生理食塩水あるいは浄留水の注入と吸引を何度か繰り返します．

POINT　膀胱瘻

長期の膀胱カテーテル留置がやむをえない場合，より清潔な尿路管理をするために，膀胱瘻に切りかえます（**図Ⅳ-33**）．これは，腹部から膀胱への挿入口を形成し，直接尿を排出するものです．

8. 排便コントロール　Bowel management

排尿動作同様に，排便動作の介助量と失敗の程度について評価します．

【排便動作の評価】

7点：排便のコントロールが自分でできて，決して失禁や失敗をしない．

6点：差し込み便器，ポータブルトイレ，おむつ，坐薬，便軟化剤，下剤，浣腸などを使用しており，自分で行っている．

5点：差し込み便器やポータブルトイレを用意してもらう．坐薬，便軟化剤，下剤，浣腸，おむつなどを包装から出して用意してもらう．
坐薬の使用にあたっては，たまに介助してもらう．
失敗が月に1回未満である．
4点：便器をあててもらう必要がある．
坐薬の使用にあたっては，そのつど介助してもらう．
痔があり，軟膏を毎日つけてもらっているが，排便動作は自立している．
失敗が週に1回未満で，月に1回以上である．
3点：失敗が1日に1回未満，週に1回以上である．
2点：毎日失敗するが，失敗するたびに教えてくれる．
1点：毎日失敗し，便失禁があり，おむつをしている．失敗しても教えてくれない．

1）FIM 4点

横向きにして，お尻に便器をあてます．

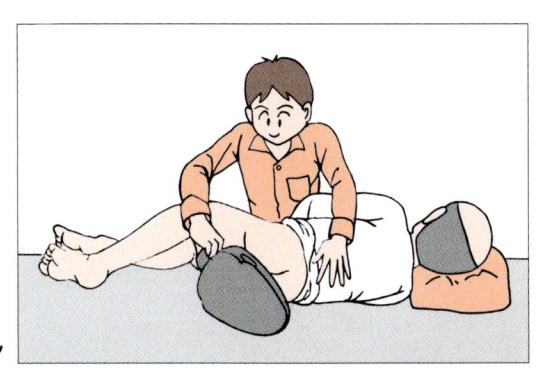

図Ⅳ-34　排便コントロール

2）FIM 1点（図Ⅳ-35）

①汚れたおむつをまるめます．
②横向きにして，汚れたおむつを取ります．
③ティッシュで拭いたあと，温かいタオルでお尻全体を拭きます．
④新しいおむつを差し込みます．
⑤体をもとに戻します．

POINT　おむつの弊害

おむつをしたことにより，以下の弊害が生まれることがあります．
①認知症がすすみやすくなる（自尊心を傷つけられて，徐々に元気がなくなる）．
②不衛生になり，床ずれの原因となる．
③膀胱炎になりやすい．

しかし，失敗を繰り返したり，夜間おむつのほうがよく眠れる場合には，おむつ使用は仕方のないことだと思います．

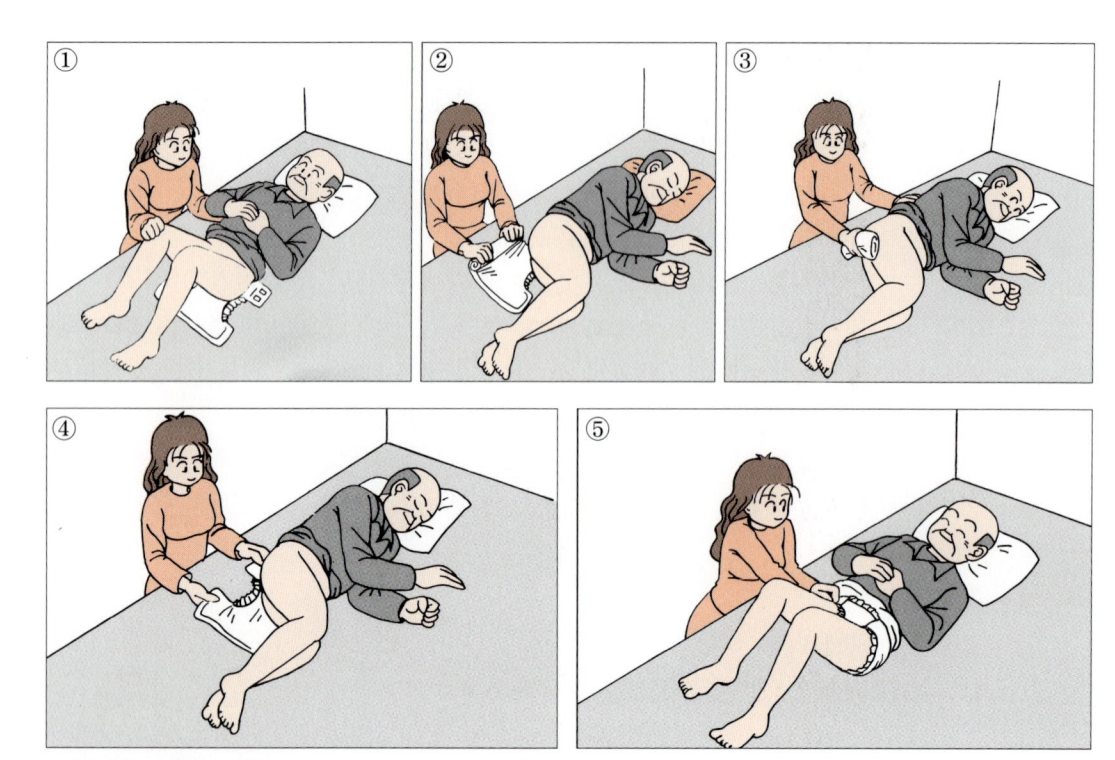

図IV-35　重度の排便コントロール（FIM1点）

POINT 便秘のとき

通常は3日間便がなければ，便秘としての対応をします．
①食事の工夫
　　牛乳，繊維性食品，プルーンなどの摂取
②下剤
　　内服タイプと肛門から直接入れる坐薬タイプとがあります．
③浣腸
④腹部マッサージ
⑤摘便
①～④の方法でも排便がないときは摘便をします．ビニール手袋をはめて肛門の入り口や指先にオイルやクリームを塗って滑りをよくし，少しずつ便をかき出します．

9. 食事　Eating

　在宅口腔ケアをする上で，食事場面を見逃すわけにはいきません．食事動作は，「食事が適切に用意された状態で（配膳後の状態），食器を使い，食物を口に運び，咀嚼，嚥下するまで」を評価します．

【食事動作の評価】

7点：配膳，下膳のみしてもらい，ほかは自立している．箸は使用できないが，スプーンやフォークを使用して一人で食べられる．

6点：自分で自助具（握りを太くしたスプーンなど）を準備して，使用する．食べるのに時間がかかるが，一人で食べられる．きざみ食，裏ごし食，お粥などの特別食を食べている．経管栄養（p.182）であるが，それらの準備と使用は自分で行う．

5点：食べるために，以下の準備を配膳後にしてもらう．
　①自助具や補助具（p.183）をつけてもらう．
　②肉を小さく切ったり，魚をほぐしてもらう．
　③醤油やソースをかけてもらう．バターを塗ってもらう．
　④果物の皮をむいてもらう．
　⑤食事後こぼしたものを拾ってもらう．
　⑥安全のために監視してもらっている．

4点：介助者が本人に触れる状態になったとき，4点以下になります．
　①食べやすいように食べ物をかき集めてもらう．
　②むせたときに叩いてもらう．
　③介助者に口の中に食物が残っていないか指で確認してもらう．

3点：スプーンで食物をすくうときに介助が必要であるが，そこから口に運ぶことはできる．

2点：食物を口に入れてもらっている．

1点：経管栄養を受けていて自己管理ができない．

1）片麻痺　FIM 2点

どうしても上半身を高くできない場合は，麻痺側を上にした側臥位の状態で食べます．仰臥位しかできない場合は，顔を健側に向けて食事をします．誤嚥が疑われる人については，「誤嚥しづらい姿勢」（p.119）を参照してください．

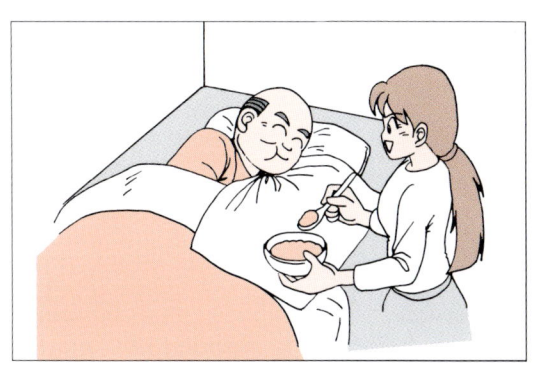

図IV-36　麻痺側を上，健側を下にした側臥位で食事をする

2) 経管栄養

(1) 経鼻的経管栄養　nasogastric tube feeding：NG法

装着するのが手軽なために頻繁に使用されています．しかし，鼻咽腔に留置されているので，①異物感を訴える，②チューブに沿って痰がからみやすい，③鼻腔，咽頭などに潰瘍をつくりやすい，④胃食道の逆流を起こしやすいといった欠点もあります（**図Ⅳ-37**）．

(2) 内視鏡・胃瘻造設　percutaneous endoscopic gastrostomy：PEG

腹部に穴を開けるために患者によっては拒否をする場合があります．しかし，①手術は比較的容易（外科と内視鏡の専門医が組めば，15分くらいで終了），②必要がなくなれば，除去は可能，③痛みや違和感はほとんどない，④胃瘻しながら経口摂取は可能，⑤入浴が普通に可能，⑥消毒と管理が簡単である，といった利点があります．

最初は，下痢傾向にありますが，徐々に落ち着いてきます．むしろ便秘の対処が必要になってくるかもしれません（**図Ⅳ-38**）．

(3) 間欠的口腔・食道経管栄養　intermittent oro-esophageal tube feeding：ITF

口から食道まで管を挿入して栄養を送る方法です．1日3回食事の時間に合わせて行います．咽頭反射がない人に使われますが，挿入の際に管の先端が咽頭壁に触れ，刺激をそのつど加えるために，知覚が回復するといった報告もあります（**図Ⅳ-39**）．

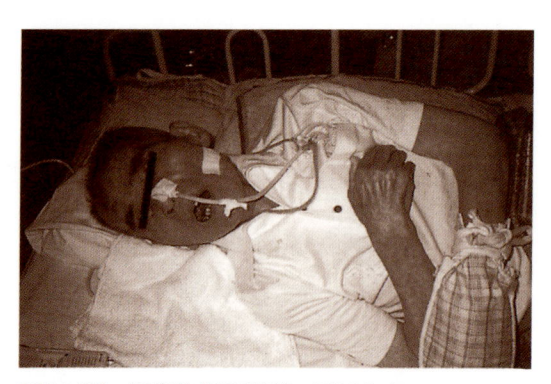

図Ⅳ-37　経鼻的経管栄養　FIM1点

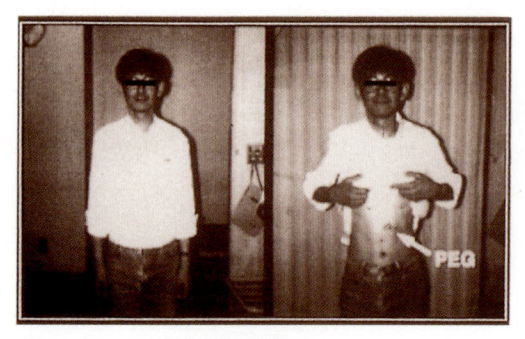

図Ⅳ-38　PEG　FIM6点

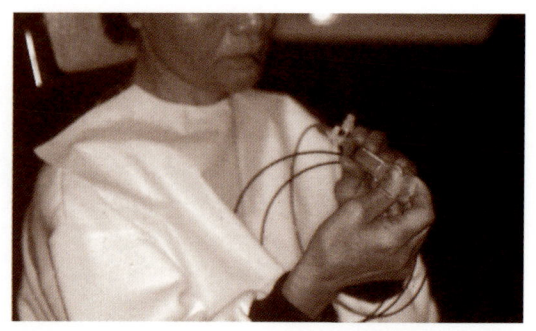

図Ⅳ-39　間欠的口腔・食道経管栄養（間欠的チューブフィーディング）　FIM6点

3）補助具，自助具

私たちは，日ごろ食事をするときお箸やスプーンを自由に使って，物を食べ，コップからこぼすことなく水分をとることができます．しかし，身体が不自由になると，普通の食器では思うように食事ができず，周囲を汚してしまうこともしばしばあります．その人の持っている機能を補助し，使いやすく工夫した器具を利用することも必要です．食事用の補助具，自助具には，以下のようなものがあります（図IV-40〜42）．

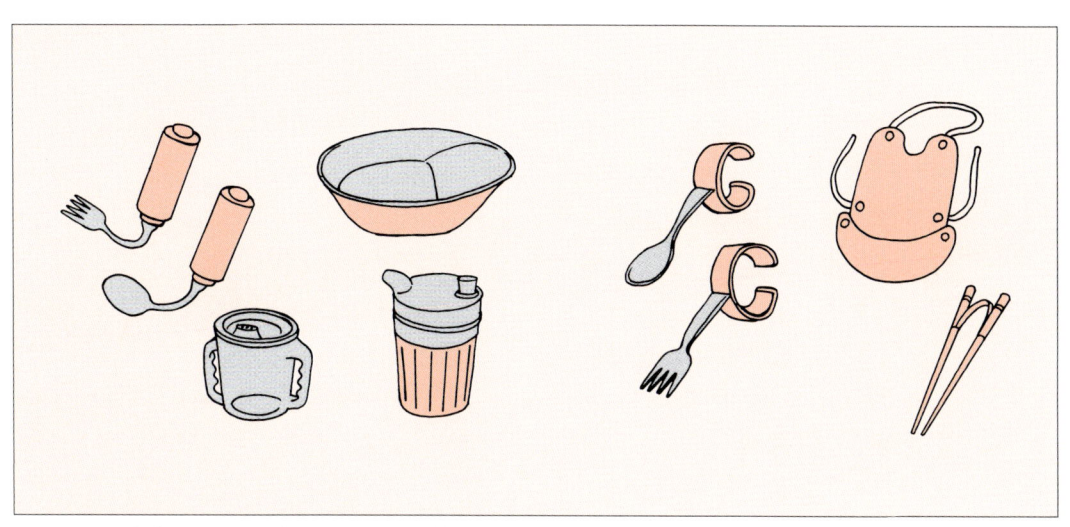

図IV-40　食事用のさまざまな補助具，自助具

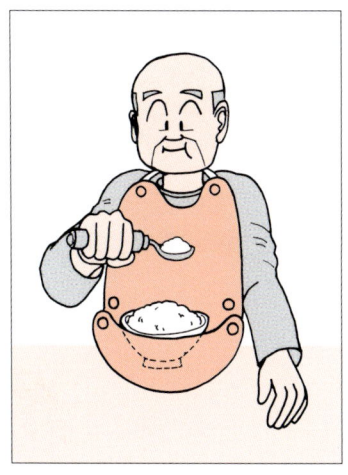

図IV-41　エプロン
袋状になったところにおわんをはめこめば，ひっくり返してこぼすことはない

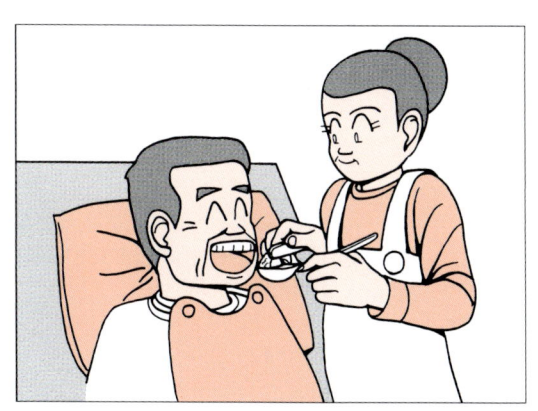

図IV-42　スプーンを口元にあてがい，へらで口の中に運ぶといった具合に，被介助者の妻が考えだした方法　FIM 2点

10. 移乗（浴槽）

「食事」「排泄」「入浴」は，3大介護といわれます．したがって，在宅ケアをしていく中で，必ず話題になるのが清拭であり入浴です．移乗（浴槽）の評価は，浴槽へ入ること，そこから出ることの動作を評価します．

---【移乗（浴槽）の評価】---

7点：浴槽への移乗動作がすべて自立している．
6点：補助具（スライディングボード，リフト，義肢）を必要とするが，自分で準備や装着ができ，移乗が自立している．
5点：補助具を用意してもらえば，あとは自分でできる．
　　　監視を必要とする．
4点：片足のみを介助してもらう．
3点：両足を介助してもらう．
2点：全面的に引き上げてもらう．自分では，多少移乗する努力をしている．
1点：2人介助が必要である．全面的に介助してもらっている．

1）FIM 6点

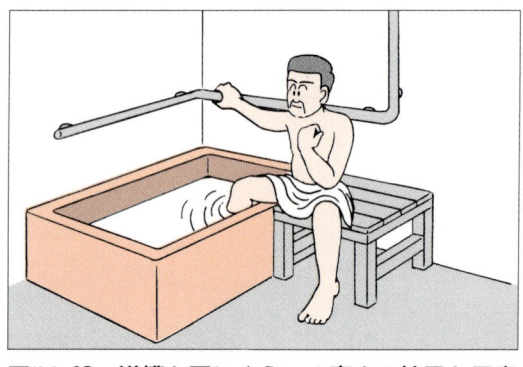

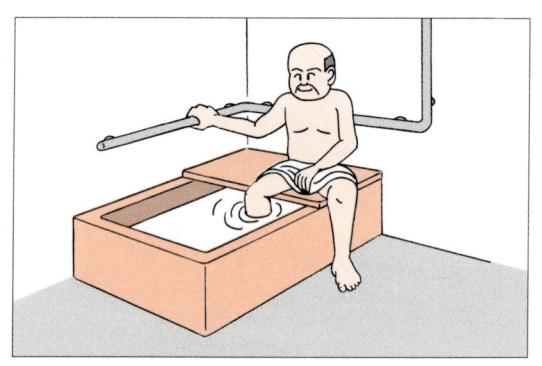

図IV-43　浴槽と同じくらいの高さの椅子を用意すると移乗しやすい

図IV-44　浴槽の蓋を腰掛けに利用する

2）FIM 4点

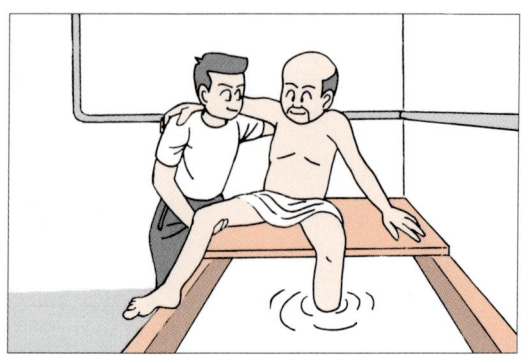

図IV-45　片麻痺の場合は，健側の足から先に入れる

11. 清拭　Bathing

　清拭は，洗髪や背中洗いは含めず，頸部から下を洗う動作を指します．洗いだけでなく，すすぎ，乾燥まで評価します．
　清拭の部位は，1．右上肢，2．左上肢，3．胸部，4．腹部，5．会陰部全面，6．臀部を含めた会陰部後面，7．右大腿，8．右下腿，9．左大腿，10．左下腿．以上10カ所あることを認識してください．

【清拭の評価】

7点：首から下を洗い，すすぎ，体を拭き，乾かすことが自立している．（足先については，本人は洗おうとせず，介護者もあえて指示しない場合は評価対象にしない．）

6点：安全のため，滑り止めマットを敷いたり，手すりを使用しているが，監視をしてもらう必要はない．
　　　時間がかかるが，すべて自分で行える．
　　　柄付きブラシやループ付きタオルを使用している．
　　　シャワーチェアーを自分で準備して使用している．

5点：清拭のための準備や監視をしてもらう段階
　　　①柄付きブラシやループ付きタオル，あるいはシャワーチェアーを用意してもらえば，あとは自分で行える．
　　　②石鹸をタオルにつけてもらう．タオルをしぼってもらう．
　　　③お湯の温度や水圧の調整をしてもらう．
　　　④洗い残しやすすぎ残しを指摘してもらう．
　　　⑤失調などでふらつくので監視してもらう．

4点：介護者が本人に触れなければならなくなる段階
　　　①清拭のとき体を支えてもらう．
　　　②8〜9カ所は自分で洗っているが，残りは介助者にしてもらっている．

3点：体の5〜7カ所を自分で洗っている．
　　　洗えるが，乾かすのは全面的に介助してもらっている．

2点：体の3〜4カ所を自分で洗っている．
　　　洗う，すすぐ，乾かすといった動作のいずれも，ほとんど介助してもらっている．

1点：体の1〜2カ所のみ自分で洗っている．
　　　自分ですべて洗っているが，不十分なので，全面的に介助者が洗い直している．特別入浴を使用しており，本人は何もしない．

1）シャワー浴-FIM1点

　時間や人手がないようなとき，シャワー浴を行います．保温のためにタオルを肩や膝にかけながら行うと良いと思います．

　本人の羞恥心への配慮は欠かしてはいけません．不必要な露出は避け，タオルなどで覆うことも必要です．陰部や臀部はなるべく本人にさせて，終わればタオルで覆います．

図IV-46　体が冷えないように肩や腰にタオルをかけながら行います

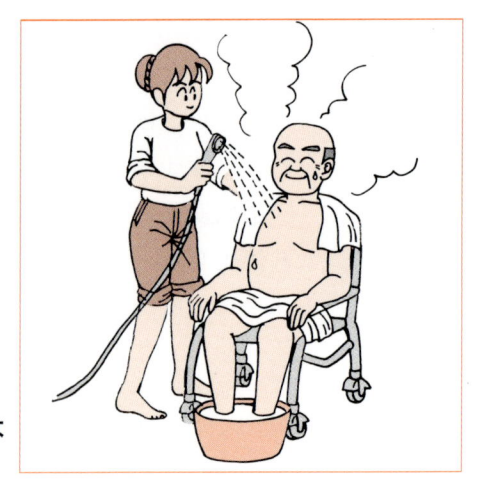

2）清拭

　清拭は体を温かいタオルで拭くことにより，皮膚の血行を良くしマッサージ効果もあります．また，ブラッシングによる口腔清掃も同じですが，いっぺんにすべてを清拭してしまおうとせず，今日は上肢のみ，明日は胸部のみといった具合に，陰部以外は5日から1週間くらいで一巡するようなつもりで良いと思います．

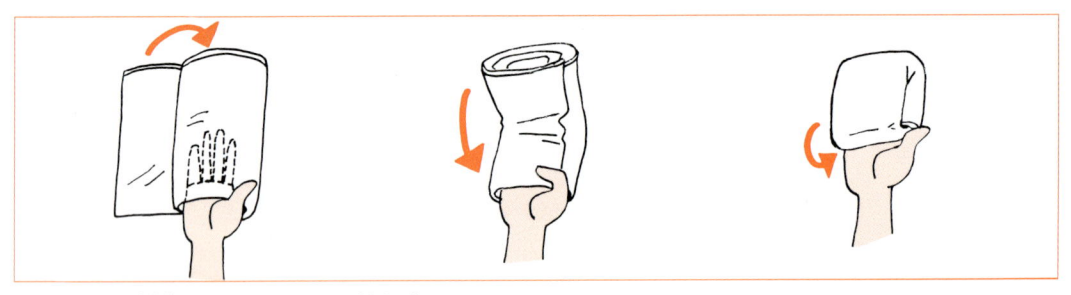

図IV-47　清拭のときのタオルの持ち方
　①4本の指を包むように3つ折りにする　　②半分を折り曲げる　　③先端を包みこむ

（1）上肢　FIM1点

　手指は直接お湯につけながら，指を開いて間を洗います．肘や脇の下は特に注意します．

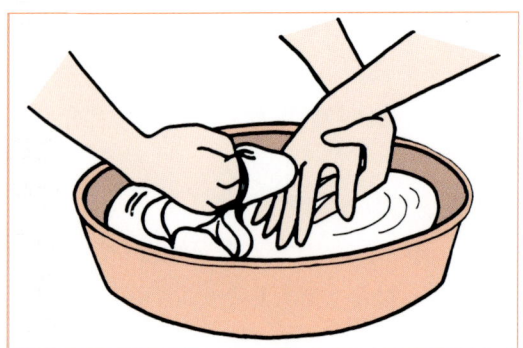

図IV-48　手　浴

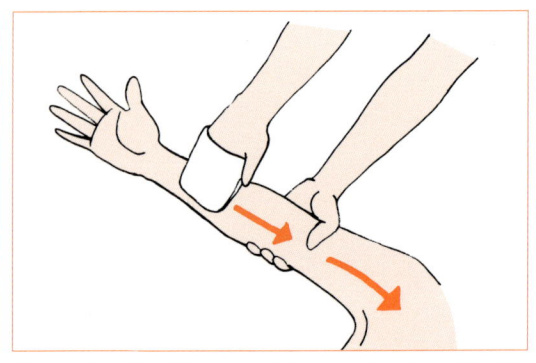

図IV-49　肘や脇の下を清拭するときは，肘の関節をしっかりと持って行う

(2) 胸部，腹部　FIM1点

　真ん中は円を描くようにします．女性は乳房の下が汗をかきやすいので注意します．腹部は温かいタオルを意識的に使用し，マッサージのつもりで行います．腸の動きが活発になり，便秘対策になることも期待できます．

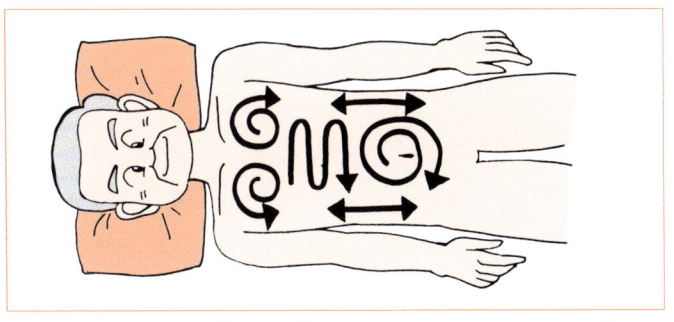

図IV-50　胸部，腹部の清拭(介助動作のイラストは参考文献[13]より改変引用した)

　9月になっても蝉は鳴きやむ様子はない．Wさん宅の玄関のベルを押したとき，私のシャツの背は，一面汗で湿っていた．
　Wさんの妻は，腰に手をあてながら私を出迎えた．数日前にWさんを湯船に移そうとしたときに痛めたのだという．そういえば洗面所に立てかけてあったスライディングボードが見当たらない．
「使ってみたんですけど，けっこう面倒で，結局そのまま車椅子から直接移すんです」
とWさんの妻は申しわけなさそうにいった．
「こう暑い日が続くと，汗を流さないわけにはいかないと思いますが，毎日ご主人を湯船に移すのも大変でしょう．たまにはシャワーだけでもよいのではないですか？」
「そう思うんですけど，本人はどうしてもお湯につからなければいやがりますので」
「湯船に低い椅子をおいて，それに腰掛けるようにしたほうが引き上げるとき，楽だと思いますけど」
「ええ，でも肩までつからないと入った気がしないようで」
「たまには，ヘルパーさんに頼んでみては？」
「こればっかりは他人にしてもらうのはいやがりますので，私がするしかないんです」
　私が案ずることなどWさんの妻は一通りしてきているのだ．
　その前は，Wさん本人に風呂場の手すりをつかまえさせていたところ，手すりが外れて体をひねってしまった．しかし翌日になっても，Wさんは胸をおさえて痛がるので，近所の病院で検査したところ肋骨を骨折していたという．
　むせない誤嚥，発熱しない肺炎，そして強打しない骨折，健常者には理解しがたいことが多い．また理解しているつもりでも，実生活と食い違うこともまことに多い．

認知項目

1. コミュニケーション

　理解と表出について評価します．5点以下では，基本的な欲求が理解でき，6点または7点は複雑なことも理解できる段階です．フローチャートの骨組みは，まず基本的欲求が理解できるか否かを判断し，それで問題がなければ6点か7点へと評価移行します．FIMの違いにより口腔ケアプログラムにも差は生じるかもしれませんが，FIM1点でも目的に叶った口腔ケアは遂行できるはずです．
　失語症はリハビリテーション帰結の影響因子にはならないということを思い出してください．

【理解の評価】

最も普通に行っている理解の方法に○をつけてください．1.耳で聞いて　2.目でみて

会話を理解するのに次のことをしてあげる必要がありますか？
1. ゆっくり話してあげる．
2. 繰り返して話してあげる．
3. 大声で話してあげる．
4. ジェスチャーを入れてあげる．

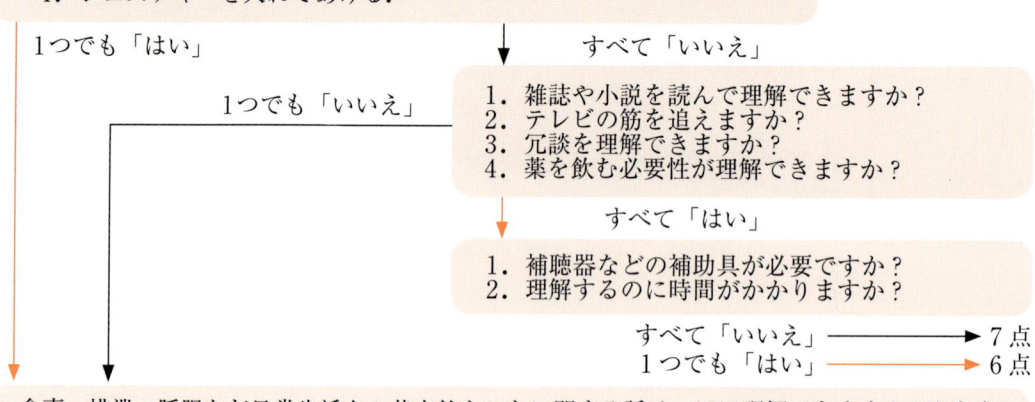

1つでも「はい」 ／ すべて「いいえ」

1つでも「いいえ」

1. 雑誌や小説を読んで理解できますか？
2. テレビの筋を追えますか？
3. 冗談を理解できますか？
4. 薬を飲む必要性が理解できますか？

すべて「はい」

1. 補聴器などの補助具が必要ですか？
2. 理解するのに時間がかかりますか？

すべて「いいえ」 → 7点
1つでも「はい」 → 6点

食事，排泄，睡眠など日常生活上の基本的なことに関する話は，ほぼ理解できますか？たとえば，「おなかがすきましたか？」「トイレはしましたか？」「寝ますか？」など．

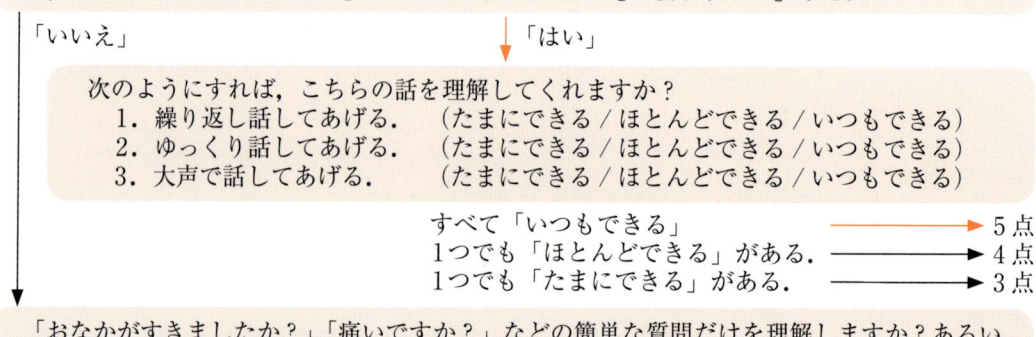

「いいえ」 ／ 「はい」

次のようにすれば，こちらの話を理解してくれますか？
1. 繰り返し話してあげる．（たまにできる／ほとんどできる／いつもできる）
2. ゆっくり話してあげる．（たまにできる／ほとんどできる／いつもできる）
3. 大声で話してあげる．（たまにできる／ほとんどできる／いつもできる）

すべて「いつもできる」 → 5点
1つでも「ほとんどできる」がある． → 4点
1つでも「たまにできる」がある． → 3点

「おなかがすきましたか？」「痛いですか？」などの簡単な質問だけを理解しますか？あるいは，ジェスチャーをみて理解できますか？

「はい」 → 2点
「いいえ」 → 1点

【表出の評価】

最も行っている意思表示の方法に○をつけてください．
1. 声を使う．
2. 声を使わない．筆記，まばたき，ジェスチャーなど

> 1. 最近の出来事やニュース，テレビの内容などをいい表せますか？
> 2. 共通の話題について人と話ができますか？
> 3. 冗談をいえますか？
> 4. 集団の中で話ができますか？

1つでも「いいえ」がある　　　　　すべて「はい」

> 1. 表現するのに時間がかかりますか？（単語が出ないなど）
> 2. 話すのに，こちらのうながしが必要ですか？

すべて「いいえ」──→ 7点
1つでも「はい」がある──→ 6点

> 食事，排泄，睡眠などの日常生活上の基本的なことについてほとんどいい表せますか？

「いいえ」　　　　　「はい」

> 1. こちらが理解するために繰り返して話してもらうことはありますか？
>   ①ない　②たまにある　③頻繁にある
> 2. 日常の生活でよく行っていることや訓練の話を表現できますか？
>   ①いつでもできる　②ほとんどできる　③ときどきできる
> 3. メニューから自分で食べたいものを選べますか？
>   ①いつもできる　②ほとんどできる　③ときどきできる
> 4. 日常生活上の基本的なことしかいい表せないことはありますか？
>   ①ない　②たまにある　③頻繁にある

すべて①──→ 5点
1つでも②がある──→ 4点
1つでも③がある──→ 3点

→ **話せる人**
「おしっこ」「ごはん」など単語だけで表現する

「はい」──→ 2点
「いいえ」──→ 1点

→ **話せない人**
1. ジェスチャーで表現が可能
2. まなたきによる表現が可能
3. 書くことにより表現が可能

1つでも「はい」がある──→ 2点
すべて「いいえ」──→ 1点

2. 社会的交流　Social interaction

　家族や他人との折り合い，あるいは集団の中にどれほど参加していく技能があるかを評価します．口腔ケアを提供するにあたり，協力がどの程度得られるかの指標になります．

――【社会的交流の評価】――

1. 普段の生活で，まわりの人と問題を起こさず，交流することができますか？
2. まわりの人に協力的ですか？
3. 他人のことを考慮にいれて，行動できますか？

1つでも「いいえ」がある　　　　すべて「はい」

1. わずかな困難は伴うけれど，ほぼまわりの人と問題なく交流できますか？
2. 適応するまでに時間がかかりますか？
3. 適応するのに薬が必要ですか？

すべて「いいえ」　　→ 7点
1つでも「はい」がある　　→ 6点

ほとんどの場合で，まわりの状況に適応できず問題を起こしますか？

「はい」　　　　「いいえ」

1. 他人と接する場合，見守りや指示が必要ですか？
　①ほとんどない　②ときどきある　③いつもある
2. 視線を合わせずに会話をすることはありますか？
　①ほとんどない　②ときどきある　③いつもある
3. かんしゃくを起こすことは？
　①ほとんどない　②ときどきある　③いつもある

すべて①　　→ 5点
1つでも②がある　→ 4点
1つでも③がある　→ 3点

1. 少しでも他人と適切に交流できますか？
　①はい　②いいえ
2. 夜間大声を出すために毎晩同室の人が眠れないですか？（いびきは含みません）
　①いいえ　②はい
3. われわれとマンツーマンの訓練でも問題ありますか？
　①いいえ　②はい

すべて①　　→ 2点
1つでも②がある　→ 1点

3. 問題解決

　金銭的な問題，日常生活動作（日常生活活動）における運動項目上の問題，あるいはプライベートな問題を解決するためにどの程度行動を起こし，自分で修正していくことができるかについて評価します．FIM 3〜5点の者に対して，口腔ケアを重ねていくにしたがい，自立度を上げ，介護負担を下げるかといったあたりは，評価に表れやすい項目です．

【問題解決の評価】

1. 金銭や薬の管理が自分でできますか？
2. テレビ，新聞などの料金を自分で払えますか？
3. 日常の生活で間違いに気付けば，自分で修正できますか？
4. いろいろな計画作りに参加できますか？

1つでも「いいえ」がある　／　すべて「はい」

問題点に気付き適切な判断を下すまでに時間がかかりますか？

- 「いいえ」 → 7点
- 「はい」 → 6点

ほとんどの場面で問題を起こし，その問題を解決できませんか？

「はい」　／　「いいえ」

1. 必要なときに助けを求めることは？
   ①ほとんどない　②ときどきある　③いつもできる
2. 歯磨きの方法がわかりますか？
   ①ほとんどわからない　②ときどきわかる　③いつもわかる
3. 電話のかけ方がわかりますか？
   ①ほとんどわからない　②ときどきわかる　③いつもわかる
4. 無理をすると転ぶことに気付いていますか？
   ①ほとんど気付いていない　②ときどき気付いている　③いつも気付いている

- すべて③ → 5点
- 1つでも②がある → 4点
- 1つでも①がある → 3点

1. 薬を飲むときはいつも指示が必要ですか？
2. どんな問題も一人では解決できませんか？

- すべて「いいえ」 → 2点
- 1つでも「はい」がある → 1点

4. 記　憶

　情報を記憶する能力，または記憶した課題を遂行する能力を評価します．口腔ケアをするにあたっては，前回訪問したときの指導内容が今回守られていたか，あるいは次回以降も継続されていく可能性があるかを知るための評価です．

【記憶の評価】

1. よく出会う人の名前を覚えていますか？
   （あるいは前に会った人としての認識をもっていますか？）
2. 決まっている日課を覚えていますか？
3. 人からの依頼を聞き返すことなく実行できますか？

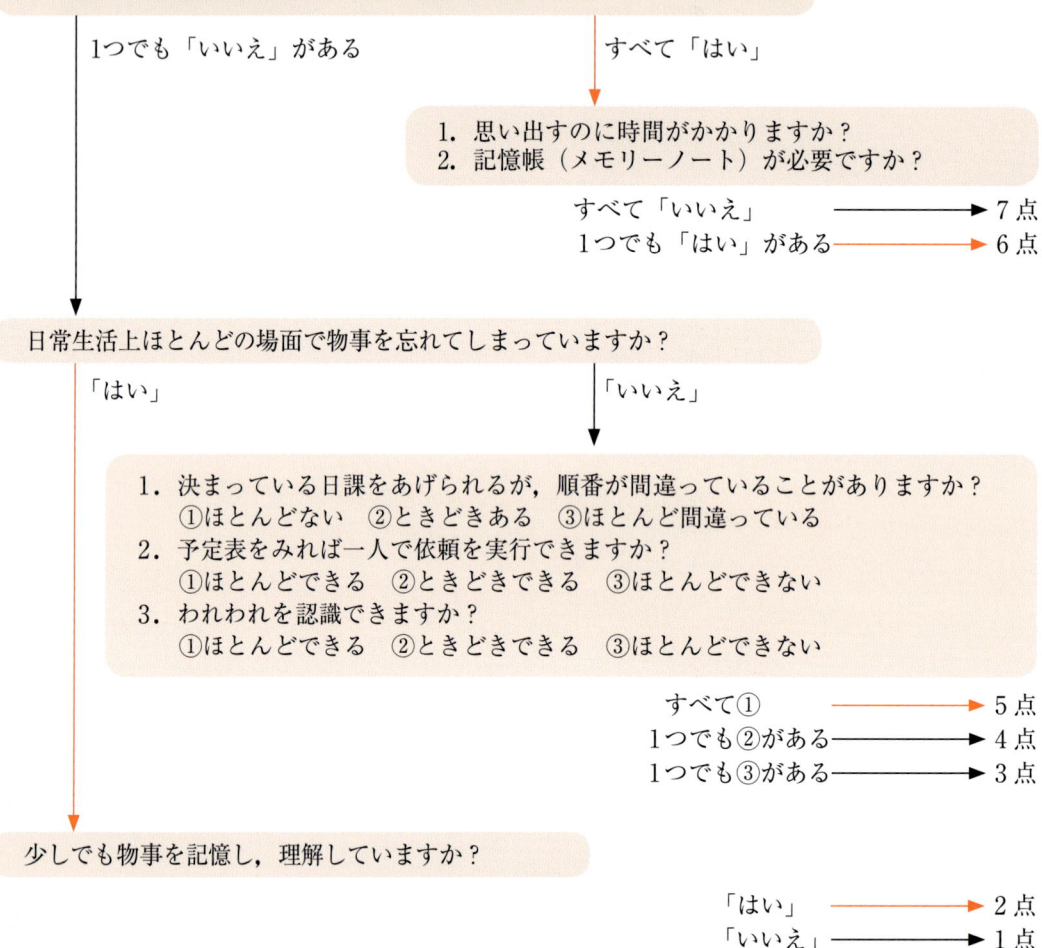

　1つでも「いいえ」がある　　　　　　　すべて「はい」

1. 思い出すのに時間がかかりますか？
2. 記憶帳（メモリーノート）が必要ですか？

　　　すべて「いいえ」　　　　　　→ 7点
　　　1つでも「はい」がある　　　→ 6点

日常生活上ほとんどの場面で物事を忘れてしまっていますか？

　「はい」　　　　　　　　　　　　「いいえ」

1. 決まっている日課をあげられるが，順番が間違っていることがありますか？
   ①ほとんどない　②ときどきある　③ほとんど間違っている
2. 予定表をみれば一人で依頼を実行できますか？
   ①ほとんどできる　②ときどきできる　③ほとんどできない
3. われわれを認識できますか？
   ①ほとんどできる　②ときどきできる　③ほとんどできない

　　　すべて①　　　　　　　　→ 5点
　　　1つでも②がある　　　　 → 4点
　　　1つでも③がある　　　　 → 3点

少しでも物事を記憶し，理解していますか？

　　　「はい」　　　→ 2点
　　　「いいえ」　 → 1点

（＊評価表はすべて参考文献[3]より引用）

5. 在宅口腔ケアを開始して3カ月後の評価

5月○日に在宅口腔ケアを開始してから3カ月後，介助負担の程度を家族から聞き出したことをもとに評価してみました．

表IV-4　ADL評価表（FIM）[3]

<table>
<tr><th colspan="2"></th><th colspan="2">5月○日
評価者□□
得点・コメント</th><th colspan="2">8月○日
評価者□□
得点・コメント</th></tr>
<tr><td colspan="2">セルフケア</td><td></td><td></td><td></td><td></td></tr>
<tr><td></td><td>食事</td><td>7</td><td></td><td>5</td><td>エプロン必要</td></tr>
<tr><td></td><td>整容</td><td>6</td><td></td><td>6</td><td></td></tr>
<tr><td></td><td>清拭</td><td>2</td><td></td><td>2</td><td></td></tr>
<tr><td></td><td>更衣上</td><td>5</td><td></td><td>5</td><td></td></tr>
<tr><td></td><td>更衣下</td><td>4</td><td></td><td>3</td><td>片足の靴下のみ介助</td></tr>
<tr><td></td><td>トイレ動作</td><td>2</td><td></td><td>2</td><td></td></tr>
<tr><td colspan="2">排泄コントロール</td><td></td><td></td><td></td><td></td></tr>
<tr><td></td><td>排尿</td><td>7</td><td></td><td>7</td><td></td></tr>
<tr><td></td><td>排便</td><td>7</td><td></td><td>7</td><td></td></tr>
<tr><td colspan="2">移乗</td><td></td><td></td><td></td><td></td></tr>
<tr><td></td><td>（車）椅子移乗</td><td>5</td><td></td><td>5</td><td></td></tr>
<tr><td></td><td>トイレ移乗</td><td>5</td><td></td><td>5</td><td></td></tr>
<tr><td></td><td>浴槽移乗</td><td>4</td><td></td><td>2</td><td>食事前の入浴のため</td></tr>
<tr><td colspan="2">移動</td><td></td><td></td><td></td><td></td></tr>
<tr><td></td><td>移動（歩行）</td><td>5</td><td></td><td>3</td><td>転倒の経験あり</td></tr>
<tr><td></td><td>移動（車椅子）</td><td>6</td><td></td><td>6</td><td></td></tr>
<tr><td></td><td>主移動手段</td><td colspan="2">□歩行　☑車椅子</td><td colspan="2">□歩行　☑車椅子</td></tr>
<tr><td></td><td>階段</td><td>1</td><td></td><td>1</td><td></td></tr>
<tr><td colspan="2">コミュニケーション</td><td></td><td></td><td></td><td></td></tr>
<tr><td></td><td rowspan="2">理解</td><td>6</td><td></td><td>6</td><td></td></tr>
<tr><td></td><td colspan="2">☑言語　□非言語</td><td colspan="2">☑言語　□非言語</td></tr>
<tr><td></td><td rowspan="2">表出</td><td>6</td><td></td><td>6</td><td></td></tr>
<tr><td></td><td colspan="2">☑言語　□非言語</td><td colspan="2">☑言語　□非言語</td></tr>
<tr><td colspan="2">社会的認知</td><td></td><td></td><td></td><td></td></tr>
<tr><td></td><td>社会的交流</td><td>7</td><td></td><td>7</td><td></td></tr>
<tr><td></td><td>問題解決</td><td>5</td><td></td><td>5</td><td></td></tr>
<tr><td></td><td>記憶</td><td>4</td><td></td><td>4</td><td></td></tr>
<tr><td colspan="2">合計点</td><td colspan="2">94</td><td colspan="2">87</td></tr>
<tr><td></td><td>身体項目</td><td colspan="2">66</td><td colspan="2">59</td></tr>
<tr><td></td><td>認知項目</td><td colspan="2">28</td><td colspan="2">28</td></tr>
</table>

評価の変わった項目をみていきます．

「食事」は，食事をこぼすために衣服が汚れるので，どうしてもエプロンをつけて食べてもらっているとのこと．

「更衣の下」は，靴下を履くのに時間がかかるので，それだけ介助しているとのこと．

「浴槽移乗」は，食事前に入浴を済ませるため，夕食の用意と重なり時間をかけていられず，全面的に介助するとのこと．

「移動（歩行）」は，本人が一人のときに畳の部屋で，転倒したことがあり，それ以来，介助者が支えながら行うようにしているとのこと．

3カ月間の結果をみる限り，ADLの評価は7点低下しています．今後，本人の生活機能の維持にあたって，口腔ケアはどんな役割を果たすことができるでしょうか．

在宅口腔ケアのまとめ

本人の生活機能の目安として，「食事動作」に注目してみてください．日常生活動作の中で，最も介助を必要としない運動項目は，「食事動作」です．逆をいえば，食事動作に介助が必要ならば，その人は，おそらくほかの運動項目についても介助が必要なはずです．食事は全介助状態なのに，歩行は自立しているとは考えにくいのです．食事動作の変化がADL評価点数に顕著に表れてくるようであれば，なんらかの手を打つ必要があるのではないかと思います．

また評価をするということは，そのぶん注意深い観察と配慮が必要になるので，われわれ自身にとっても2次的な効果があると思います．

入院中の75歳のVさんにトイレ動作を介助したときのことだった．
「先生，私の夢は何だと思います？　恥ずかしいことだけど，立ちしょんべんをすることなんですよ」
退院して半年が経ち，私はVさんの自宅に出向いた．私の顔を覚えていて，言葉もしっかりしているものの，食事はリクライニング式ベッド上で全介助状態になっていた．
「なんとかVさんをもう一度起き上がらせよう」といった気持ちは，私には起きなかった．
「先生がきてくれたわよ．元気なとこみせなくちゃ」
と，とつとつと語りかけながら食事を与えている妻と，それにうなずきながら口をもぐもぐとさせている夫との姿を，このまま眺めていたかった．
それから1カ月ほど経ってVさんの妻から電話があった．Vさんは，自宅近くの病院で亡くなったとのこと．
「まるで笑ってるんじゃないかと思うような死に顔だったんですよ」
Vさんは脳卒中になってから，麻痺した自分の体にふさわしい生活を送ってきた．歩けなくなったならば歩けないなりの，立てなくなったら立てないなりの「今」を大事にしてきた．近くにせまった死でさえも，同じだったように思う．
だから，Vさんもその妻も決して「闘病」ではなかった．

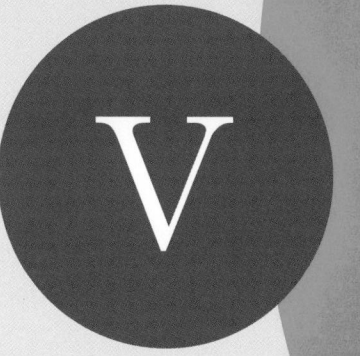

V 21世紀のケアを考える

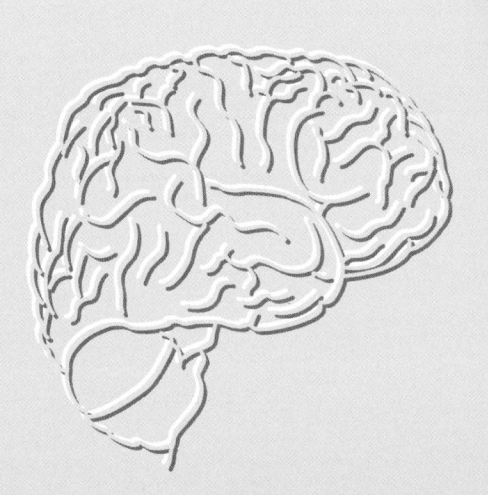

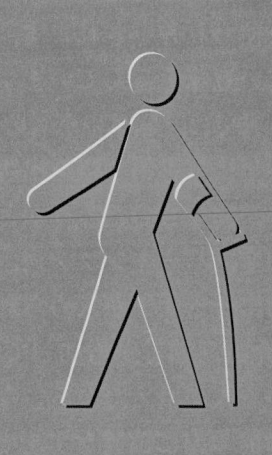

今日まで，本書に登場した患者さんを
担当していただき，ありがとうございました．
今後は読者が，読者なりの見解をこの本にどんどん書き込んでいって，
あるいは修正を加えていって，脳卒中，ひいては
障害をもたれた方への理念や対応手技を発展させてくださることを希望します．
20世紀に医療が問題にしてきたものは，
21世紀に姿を徐々に変えていくことでしょう．
そこで，「今後われわれが目指すもの」を最後に確認して，
本書の幕を閉じようと思います．

21世紀のケアを考える

1. われわれが対象とするもの

1. 高齢化（超高齢）社会とは

　ケアという用語は，入浴のケア，排泄のケア，食事のケア，心のケアなど，さまざまな使われ方をされます．さらには，介護や世話，配慮，気遣いといったところまで幅広い意味を含んでいます．

　本書では，「脳卒中患者の口腔」として特定の疾患と器官に焦点をしぼってきました．1999年に本書第1版を出版したときには，果たしてこのような限局したケアに世間の関心が向くものだろうかとの不安がありましたが，今日はむしろ，脳卒中ばかりか，認知症，パーキンソン病，脊髄小脳変性症，脳性麻痺，知的障害など，より対象を具体的に行うケアが求められるようになっています．その背景には，「超高齢社会だから」「要介護高齢者が増加しているから」「肺炎で亡くなる方が多いから」「食事に苦労している人が増えたから」などの理由があると思われます．医療や介護の現場は，「今，目の前の方に口腔ケアをどうしたら良いのか．」といった切迫した状況であることが伺えます．

　「高齢化社会」といったフレーズは，わが国では障害者元年といわれた1973年ごろから叫ばれ始めました．しかし，そのときに議論されたことは，定年退職後の「65歳問題」であり，老人医療費の無料化や年金問題でした．「20歳代から50歳代に支えられた高齢者」というピラミッド型人口構造が前提の問題でもありました．

　65歳以上を高齢者としたのは，1956年に国際連合がそのように定め，65歳以上の全人口に占める比率を高齢化比率としたことに端を発しているようです．そのときから，今日に至るまで"高齢者"の定義に明確なものはありません．おそらく今後も，年金受給の観点から行政措置として年齢的な区分はあっても，年齢による科学的な定

図V-1　患者は80歳代の男性であり，妻をなくし車椅子を押してくるのは80歳の妹である．兄弟姉妹や親子を問わず，元気な者が介護をする．それは年齢を問うことではない．

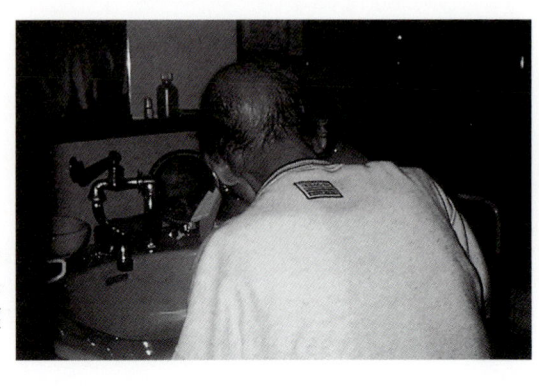

義付けはできないでしょう．90歳で100メートルを23.15秒，200メートルを55.62秒で駆け抜ける方もいらっしゃいますし，100歳で芸の師匠として若者相手にお仕事されている方もいらっしゃいます．高齢者＝病人・障害者でも，高齢者＝弱者でも，あるいは高齢者＝貧困でもありません．少なくとも従来の西洋医学的，あるいは根拠に基づくマニュアル・ガイドラインによる数値換算的医療だけで高齢者を語ることは不可能です．同じ年齢であっても個々があまりにも多様だからです．

90歳の人が70歳の人のケアをすることだってあります．"元気な人が元気でない人に手を差し伸べる" 21世紀は，年齢に依らず，人として当たり前なことを，しっかりとしていくことなのだと思います．

人の喜びは，人に尽くしたり尽くされたりしたときに得られるものです．ケアの本質はそんなところから発するのではないかと思います．

2．健康相の変遷

わが国の疾病構造には，戦後3つの転換期がありました．

1）健康転換（health transition）第1相

戦後の混乱期における飢餓，疫病への**感染症**対策の段階です．

2）健康転換第2相

3大成人病といわれる癌，心疾患，脳卒中がそろった1960年前後（当時は脳卒中が死因第1位）．感染症から**慢性疾患**を対象とする段階です．

3）健康転換第3相

入院患者全体に占める65歳以上の割合が40％を超えた，1985年前後の**老人退行性疾患**対策への段階です．

老人退行性疾患は，身体の生理的機能が低下していく以上，不可逆的なものです．したがって，感染症や慢性疾患への対応とは異なり治療は困難です．

健康転換第2相では，病院を中心にした医療が全面的に展開されていました．これが患者の要求に応える最善の手段でした．しかし，病院を中心にした医療は，健康転換第3相における「集中的な医療サービスよりも包括的な生活サービスを」「医療施設よりも在宅での生活を」といった要求には，必ずしも効率的ではないのです．

死因第1位の癌は，年間37万人が亡くなっており（2014年時），罹患者数は88万人です．第4位の脳卒中は，死亡者数は12万人と癌に比べれば1/3ほどなのですが，罹患者数は134万人と癌以外の疾患と比較しても群を抜いています．ケアや介護対象者の数的主体は，超高齢社会である限り脳卒中になるともいえるでしょう．

われわれが「脳卒中患者の口腔ケア」として対象にしてきたものは，疾患ではなく障害であり，**医療モデルよりも生活モデルである**ということを再確認しておきましょう．

3. 生活を視野にとらえるには
〜気がついた者がチームリーダーやコーディネーターになる〜

高齢者の増加する社会では，病院で展開される医療から在宅や福祉・介護施設で展開されるケアへと比重が移行していきます．

口腔ケアにしても，誤嚥性肺炎予防や摂食嚥下機能の回復を目的とした急性期の期間よりも，急性期を脱した後の期間のほうが圧倒的に長いわけですから，ここでは患者よりも療養者としたほうが適切かもしれません．そして医師の役割は背景的なものになり，療養者の周辺の存在，すなわち看護師，理学療法士，作業療法士，言語聴覚士，介護福祉士，介護支援員，ケアマネージャー，ソーシャルワーカー，保健師，ヘルパー，栄養士，歯科衛生士などの裁量に頼る場面が増すことになります．コメディカルの医療行為は"医師，歯科医師の指示のもとに〜"との冠がつきますので，彼らの裁量は，指示待ち，あるいは指示に従う枠の中でということになります．しかし，すでに医療行為ではなくケアであることに，ドクターの指示がなくては実行に移せないとは詭弁です．治療をすることが仕事であるドクターには，患者や家族の生活を見渡し，思いを一つひとつ汲み取りながら，包括的な立場をとれということ自体，時間的にも技量的にも困難なのです．

1）ミクロとマクロ

筆者の本業である歯科治療を例にとります．座位が保てない，すぐに疲労する，高次脳機能障害がありこちらからの指示が通らず，さらに開口障害と嚥下障害のある脳卒中患者の1歯の根管処置（歯の神経の処置）を行うとします．

根尖（根の先端）までしっかりと歯髄を取り切り，リーマー（根管拡大のための針のような器具，太さは口径が0.05mm単位で12段階以上ある）で根管を拡大します（神経が納まっていた管を広げる）．続いて根尖までぴったりと根管充填剤（歯髄にかわって根管に詰める薬）を充填するのですが，これは0.5mm単位の手作業になります（図V-2）．治療時間はかかりますから，患者はつらさに耐えていることでしょう．それは歯科医も同様で，処置後は指先から肩，背中，腰にかけてすぐにはぬぐいきれない疲労が残ります．

「齲蝕（ムシ歯）があるから齲蝕の処置をする」あたりまえのことをするにあたって，歯科医は**ミクロ的な視点**を持たざるをえません．いうなれば，限られた時間と労力の中で，一患者へかかわるのはこれが精一杯なのです．

しかし，患者にとって，そんな歯根の治療をしてくれるよりも，口腔内をひととおりきれいに清掃してくれたり，あるいは退院後の生活の不安な気持ちを聞い

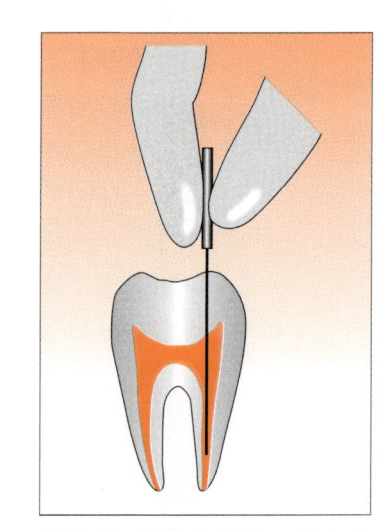

図V-2 根管処置は，根尖までピッタリとリーマーを到達させなければならない

てくれたりするほうが，どれだけありがたいかといったようなことは頻繁にあります（**図V-3**）．すなわち，治療は一般に組織や器官といった体の疾患を対象とするものですが，そういったミクロ的対応は，老人退行性疾患には万能でないことを認めなければなりません．

　その点ケアは，治療に比べればずっと**マクロ的な視野**で患者をとらえていくことになります「自然の謎を解くのが科学であり，科学は哲学である」とする考えもあります「治療とケア」あるいは「サイエンスとケア」は分離ではなく，共存し，ときには重なりあうものと解釈したいのです．

2）チーム医療（多職種協働）

(1) 口腔ケアはしなくてけっこうです

　ケアにはさまざまなケアがあると同時に，多くの職種が一人の患者に関わることになります．それぞれの職種は，自らの仕事に誇りをもっていますから，他職種から自分の専門たる分野に口をはさまれるのは，はなはだ不愉快かもしれません．また，自分のいま施していることが患者にとってはとても大事なことで，これを他職種にも理解してもらいたいとも思うでしょう．

　患者につきっきりになれないので，一人が一人の患者のすべてのケアをするのは困難です．看護師の日常業務をみても，カテーテル交換，食事，衣服の着脱，入浴，服薬の確認，体温，血圧管理などなど．口腔ケアは，少なくとも最初に施すケアではありませんので，その気があっても時間がなければ行えません．

　そこで，ケアをする中でどうしても時間がない場合は**口腔ケアをしなくてけっこうです．口腔内をみなくてもけっこうです．ただ一言，患者や家族に聞いてください．**

　「歯の調子はどうですか？」

　すると，おそらく「入れ歯が合わなくて，していないんです」「この間，奥歯が痛いようなことを言っていましたけど，今はなんとも言っていませんので」といった返事が

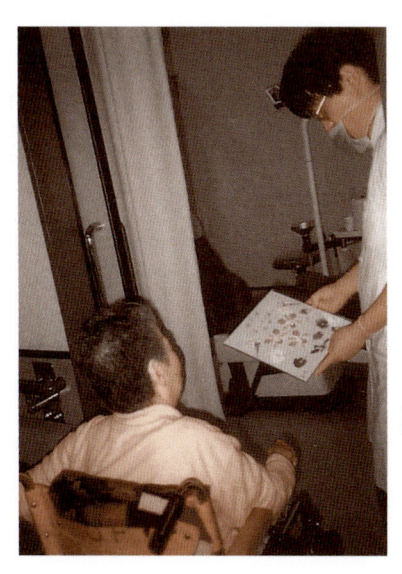

図V-3 患者の話を聞くだけで，本日計画していた根管処置は，ほとんどできなかった．それでも患者には感謝される．この日の患者にとっては，齲蝕の治療を受けるよりも，胸の内を打ち明けるほうがずっと有意義であったのかもしれない

返ってくると思います．そうしたら，歯科関係者に話をまわしてください．

「いざ行うとなると，なかなか口腔ケアまで手がまわらない．そこで，その専門職に話を振る」ということで良いのではないでしょうか．毎日口腔ケアを行えなくても1週間に1度でも行うことができれば，全く行うことができない人に比べると，生活反応に違いが出てくることは頻繁に経験するところです．

(2) 連携は筆記と足

図Ⅴ-4は歯科衛生士が患者の口腔ケアについて，その手技を看護師に指導しているところです．何気ない一コマですが，こうなるまでには年数を要しました．

病室で，歯科衛生士が口腔ケアを繰り返していくにつれ，一部の病棟看護師が，足を止めて歯科衛生士による口腔ケアを，少しの間みてくれるようになったのです．要所を理解してもらうと，「これなら，わざわざ歯科衛生士さんが病室にきてくれなくても，手のあるときに私たちがやります」ということになりました．

また，自分の職業の内容を他職種に理解してもらうまえに，自分が他職種を理解しようと努めることが先です．これも，たとえば「施設ならば介護支援員が日々行なっていることを，見学させてもらう」といったように「足」を使うことから始めます．

相互の顔が思い浮かべられるようになって（face to face）連携が始まり，それがシステムとなって広がっていくことが，一見遠回りであるようでも，連携システムの構築ということになるように思います．

そして，依頼をされたときは，その後の経過，結果，今後のことを折り目節目に用紙に記載をして，口腔ケアを「形」として残すことが大事です．

図Ⅴ-5は，患者が入院していた期間担当した病棟看護師からの口腔ケアについての連絡箋です．主旨は「歯科衛生士さんから指導を受けたように，入院期間中に当患者の口腔ケアを行ってきました．退院後は，心配なので是非フォローしてください」というようなことです．他職種が患者の外来通院日まで知らせてきて，退院後の口腔ケアを気にかけてくれるのは大変ありがたいことです．

他職種との連携をするにあたっては，「足」を使い「筆記」をするところから始めてみてはどうでしょうか．

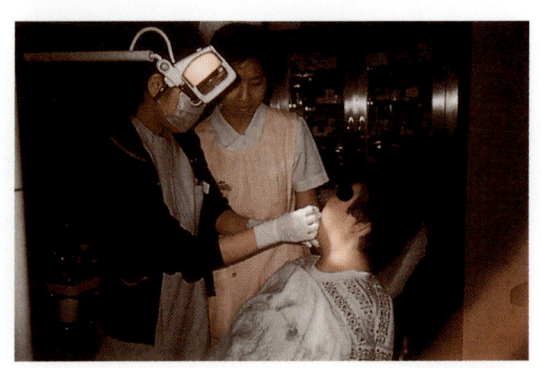

図Ⅴ-4　歯科衛生士が，当患者の口腔ケアについて看護師に申し送りをしているところ

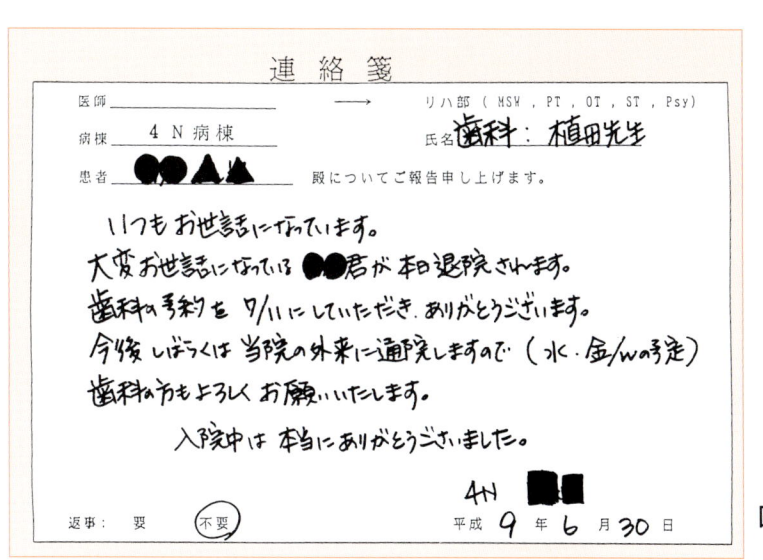

図V-5 病棟看護師から歯科への連絡箋

4. サイエンスとケア～ケアを支える医療

　普遍性，客観性，および実証的合理性が要求されるのが科学です．一方ケアでは，情動や主観を無視することはできません．

　現在，わが国でいう科学は，「西欧近代科学」を指します．西欧近代科学の裏打ちがあって医学が発展し，医療は医学の社会的側面であると考えられます．

　「サイエンスとしての医療」「根拠に基づく医療（EBM；evidence based medicine）」が唱えられています．EBMは有意差ありで効果ありとなって初めて，医学的手法が認められるものです．しかし，健康転換第3相に入ってからの今，こうした右肩上がりの論法には限界があることに気づかされ，「ケアを支える医療」へ舵を切らなくてはならなくなりました．ケア自体が支えることであり，そのケアを支えるというのもおかしな感じですが，あえて"ケアを支える"といわせてもらいます．その理由に，以下の3点があげられます．

1）生命科学の発展

　遺伝子技術に代表されるように，疾患の原因究明は進んでも，治療技術がそれに追いつけない状況となっています「**治療なき診断 diagnosis without treatment**」というケースが増加しているのです（図V-6）．

　ここから必然的に生じてくる発想が，病気または障害と共存しながら生活していこうということです．共存の意味するところは，医学的に脳梗塞，認知症と名を打たれたものであっても，それは人が一生を全うする過程であり，齢を重ねることの一環であるということです．

　医学の枠内にとどまることなく，文学的，芸術的，哲学的，宗教的（学問にこだわることはないのですが）等，本人の価値観に則した生き方への支援（ケア）であるべきだと思います．

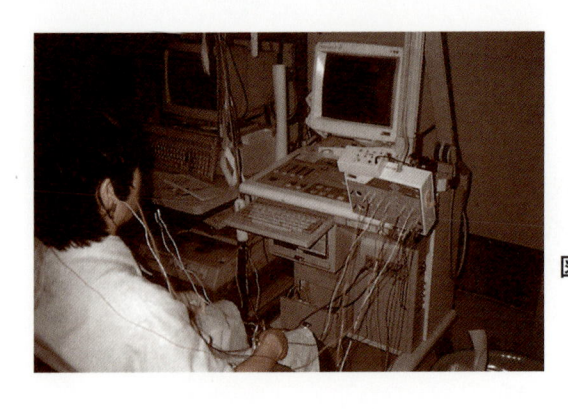

図V-6 ME機器の発達により細部にわたる神経や筋の診断が可能になった．しかし，治療となると，対症的な方法しかないという場面に多く遭遇する

2）老人退行性疾患の増加

　長期ケアが必要になりました．高齢者の場合は，身体機能が不可逆的に低下していくために元のように戻す治療は困難であり，あえて治療を積極的に行うと病は消えても生活の破綻を招くことになりかねません．従来，介護，福祉やケアは医療に従うもの，あるいは2次的なものとして見下されていました．健康転換第3相ではたとえ病や障害は消えずとも，今日も明日も変わらない穏やかな暮らしをケアしていく，その際に治療は新たに生じる心身のリスクを軽減したり，先送りさせたりするために背後に控えているといった構図になります．

3）新たなターミナルケアの必要性

　近代科学の思想は，自然の征服であり，死は自然への敗北となります．延命治療はまさに敗北を認めながらの治療ということになります．ここで，科学は自らの限界にぶつかることになりました．

　ターミナルケアや緩和医療は，主に癌患者を対象に数週間から数カ月後に死亡が予想され治癒見込みのない患者の苦痛を取り除き，人間としての尊厳を保ちながら看取る場面を想定しています．1990年に末期癌患者に対する診療報酬の保険適用による緩和ケア病棟が創設されたことが，終末期をクローズアップする転機でした．「キュアからケアへ」といった文言も盛んに取り沙汰されました．

　ロウソクの灯が燃え尽きるように加齢とともに生命の灯が消える場面も Terminal Stage と呼ぶならば，やはり主体はケアになるでしょう．その際に，口腔ケアはまさに最期のケアとして施されるべきものです．「死に水をとる」は，死に臨んでいる者に家族が人生最後の水を口にふくませる行為です（図V-7）．

　在宅死が当たり前だった時代では，割り箸に脱脂綿を巻いて，水をしみ込ませ，家族が本人の上唇と下唇を湿らせていました．死にゆくものに対する思いの丈を最後の最後まで伝えきりたいという家族の思いが，そのような行為を生んだのかもしれません．

　すなわち最期のケアは「口腔ケア」でした．

　人生の幕開けを母親の乳首を探る口から始め，最期も口でこの世の幕を閉じていたのです．

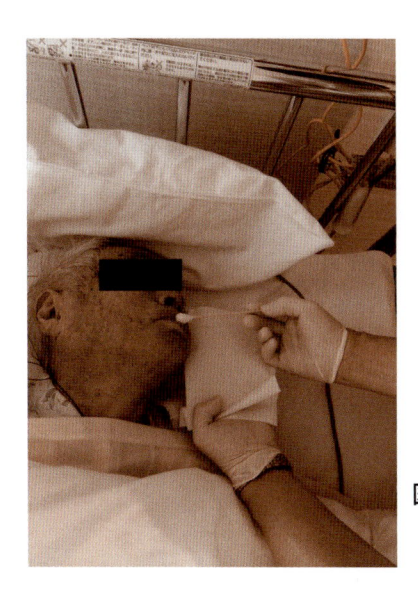

図V-7 在宅での看取りが普通の時代においては，図のように手袋などする必要もなく箸にガーゼを巻いた手製の水染み込ませ用具で口を湿らせていた．

5. 完成期　〜進む，立ち止まる，振り返る，戻る

ライフステージには，おもに2通りの考え方があります．

1つは直線としてのイメージです．生を受けてから成人し，老いを迎えて死に至るといった過程の中で，人は成長し続けるといった考えです．

もう1つは円環としてのイメージです．生を受け死に至れば，また生を受ける前の状態に帰するといった考えです（図V-8）．

1）直線としてのイメージ

直線としてのイメージの場合，「死」についてはどう解釈したら良いのでしょう．少なくとも身体的機能という面においては，脳卒中に罹患したことによって発症前よりも進歩，上昇ということは，あてはまりにくいはずです．直線的なライフイメージでは，脳卒中患者の生き方は，落下的で否定的な結末にならざるを得ないといったことになります．病的な状態を排除した加齢にしても，図V-8（左）のようなイメージになりましょう．

しかし，人は機能だけで生きているのではなく，感情があり，思考があり，経験を積んでいくものです．そこで，トータルでやはり日々成長をしていき，「死」については成長した果てに，一番天に近づいたところで天に昇っていくのだと解釈したいのです．

2）円環的なイメージ

「死後の世界の存在」あるいは「死は無となるもの」，いずれにせよ生まれる前と同じ場所に帰するというものです（図V-8右）．また，生を受けてから死に至るまでを「移行」と考えるのではなく，その場面に応じてその人の中に宿っている子供の自分，大人の自分，老年の自分のいずれかが，強く現れているといった解釈をします．

「主人は，脳卒中になってから縫いぐるみが好きになっちゃって，寝るときはいつ

21世紀のケアを考える

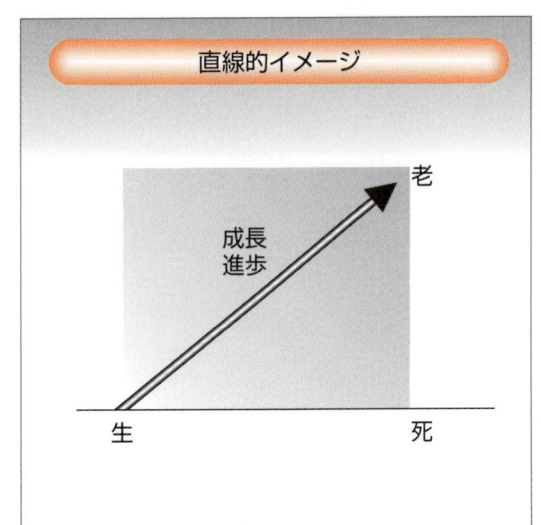

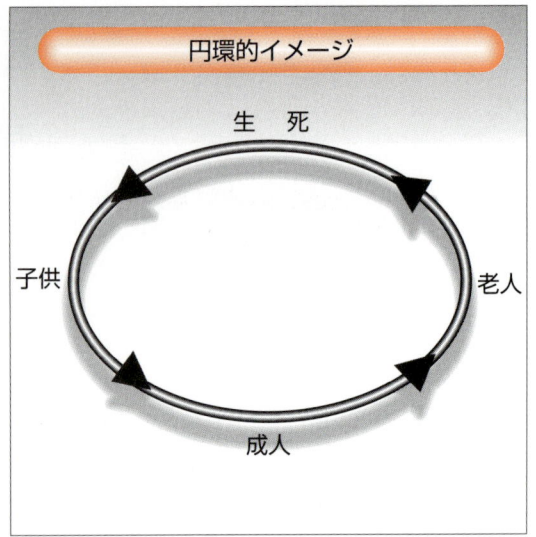

図V-8　直線的ライフイメージと円環的ライフイメージ

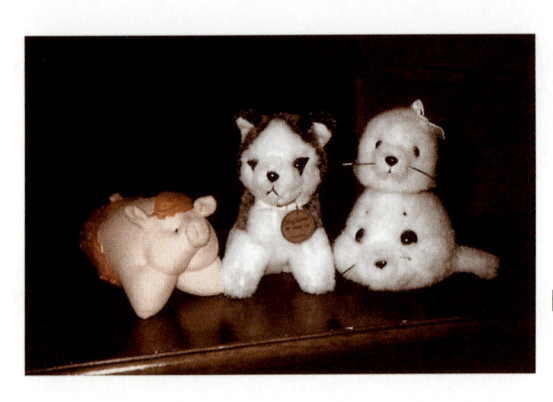

図V-9　橋出血 68歳男性患者が持参したもの．発症後，それと似たような物を，枕元に飾るようになったという

も枕の横に置いて寝てるんです．もともと，部屋の飾り付けなんかが好きだったからかもしれないんですけど」
ということが聞かれます（**図V-9**）．高齢になってもあるいは脳卒中に罹患しても，幼年の自分，青年の自分，壮年の自分はその個体内に宿っています．図V-9の例は，たまたま幼年の自分が強く現れているだけなのではないでしょうか．

　輪廻転生，魂の存在，来世と現世については，たとえiPS細胞が実用化され人生120年になったとしても人は必ず死ぬのですから，万の神を仰ぐ日本人の間で生命観として引き継がれていくにちがいありません．死を前にしたときは，終末期（Terminal Stage）ではなく，この世における完成期（Perfect Stage）としたいのです．寿命の長い短いではなく，死は命を授かった一人が，この世でやりきった瞬間であろうかと思います．だからこそ，この世の一生は，花の一生と同様に，"枯れて死ぬ"のだと思います．

　咲いてこそ花，枯れてこそ人生，これぞ生きた証です．

6. 老 とは

　加齢により陥りやすい現象として，フレイル（frailty：筋力や心身の活力が低下した状態），サルコペニア（sarcopenia：進行性に骨格筋量や筋力低下を特徴とする状態），ロコモティブシンドローム（locomotive syndrome：運動器の障害により，要介護になる可能性が高い状態）などが提唱されています．高齢者の行動を老化現象として見過ごすことなく，医療や介護の現場に対して注意喚起した取り組みです．今後も，その都度新しいフレーズが生まれ，健康増進事業が推進されていくことでしょう．

　加齢現象や老化現象は，身体機能の低下と捉えていきますが，"老いる"は，これらの概念とは異なるものです．長老は，学識に富む年長者で，仏教では経験豊富な僧への尊称です．老中は，征夷大将軍の側近として国政を統括する常職でした．大老ともなると，老中の中でもさらに上の将軍に次ぐ最高位職です．本来，老人とは，豊かな経験を積み，知識，教養，人格いずれも兼ね備えた人への敬称なのです．

　その病院は坂の上にあった．
　Wさんの奥さんは，日曜祭日関係なく，86歳になる夫の見舞いに毎日きていた．Wさんは，病院に入院して，1年が経過しようとしている．
　リクライニングにしたベッド上での口腔ケアが終わった．
　"Are you comfortable？"
　横に立つ奥さんが，Wさんを覗き込むようにして問いかけた．
　Wさんは，戦後日本に留まり，英語教師としてミッション系の大学で教鞭をとった．結婚への道のりは，教師と学生の関係から始まったという．
　"No！"
　思わずベッドを囲む奥さんと私たちは歓声を上げた．今まで何度か訪れたが，Wさんの言葉を聞いたことがなかった．脳梗塞による全失語なのだ．Noの意味するところは残念だったが，発語については喜びだった．

　奥さんは病院の玄関までわれわれを見送ってくれる．訪問する度にそうだった．
「ご主人の容態が変わらない中で，毎日いらっしゃるのは大変ではないですか」
　奥さんも82歳と高齢で，足が不自由なこともあって杖をついている．自宅からバスを乗り継いで，病院まで来るだけでも一苦労だと思った．ましてや，ほとんど応答のないWさんの傍で，毎日来て何をしてあげられるというのだろう．
「私たち夫婦にとりまして，このようなことになるのは，初めてのことでございましょう．毎日が未経験の連続なんです．この年にならなくては，こういうことは経験できませんもの」
　奥さんは，額にかかった髪をすくい，いつも通りに淡々とおっしゃった．「だから，毎日が楽しみなんですよ」

> 　Wさんご夫婦は，戦中，戦後を通して到底私には計り知れない年月を送ってきた．奥さんはどんな女学生だったのだろう．きっと周囲に流されない，意思のしっかりした人だったにちがいない．
>
> 　教師と女学生のロマンスを聞きたかった．禁断のロマンスだったのかもしれないと私の想像は勝手に膨らんでいった．
>
> 　坂を下りきって振り返ると，夕日を背にした奥さんが立っていた．それは額に収まった絵のようだった．

　Wさん御夫婦に出会い，思いました．
　老いは誇らしい．

7. 口腔ケアの目的

　急性期や回復期の中では誤嚥性肺炎予防，摂食嚥下機能改善，歯科疾患（齲蝕，歯周病等）予防を目的とし，医療のニュアンスを強くして，口腔ケアを施していくことは必要でしょう．

　一方，在宅死率が12％に対して，80％は病院死です（厚生労働省人口動態統計「死亡場所の推移」）．ほとんどの人が在宅死を望んでいるものの，その実現にはほど遠い状況です．今後は看取りの在り方が問われていきます．当然，看取りに至るまでの維持期（生活期）でも口腔ケアは必要とされます．

　ただしケアは治療ではありません．ケアを遂行するにあたって医学的な助言はあってよいですが，主体はいかに生きるかの"生活"のはずです．日々，苦痛無く楽しく過ごせるよう支援していくことです．そうであれば，口腔ケアの究極の目的は，**"快適性の追求"**であろうかと思います．

　文学的な表現になりましたが，本書は，リハビリテーション医学の理念に則して話をすすめてきました．これは書物の中で整理し体系だてるために著者が取り組んだ手法です．

　ケアは医学の物差しだけでは表現しきれないことを御理解いただきたいのです．

　健康とは身体的，精神的，社会的な良好な状態である（世界保健機構WHO）とする健康観があります．また健康寿命は「あなたは現在，健康上の問題で日常生活に何か影響がありますか」に対する「ない」の回答を日常生活に制限なしと定め，サリバン法（広く用いられている健康寿命の計算法）を用いて算定したものです．しかし，超高齢社会を達成した日本に，これらの定義をあてはめようものなら，日本は世界一の長寿を達成したはよいですが，不健康な割合が年々高くなり世界一の不健康国家になってしまいます．

口腔ケアを施すことで,「気持ちがいい」「さっぱりとした」という瞬間が得られるのであれば,たとえ持続性のないものであったとしても,ケアとして大成功だと思います.

　「健康とは」と問われれば,著者は**「感じること」**と応えます.

8. 誰と一緒に　〜口腔ケアが目指すもの〜

　脳卒中患者の口腔ケアを考えていく上で,いきついたところは,老い,時間,死でした.

　患者にとって,病気になったらどのような治療を受けるかといったことが問題になります.ケアにおいてもどのようなケアを受けるかは,たしかに重要な問題です.

　しかし究極のところ**「誰と一緒にいるか」**ではないでしょうか.すべての患者の心の奥底にあるものは,そんな素朴なことである気がするのです.

用語解説

I編　障害をもった口腔

■脳卒中の分類と発生原因

・**動脈瘤 aneurysm**（☞ p.9）

　動脈が限局性に異常拡張を示し，瘤状にみえるものを動脈瘤という．脳に栄養を与える血管系のうち，内頸動脈，前，中，後大動脈，椎骨動脈，脳底動脈といった太い血管は，主幹動脈とよばれる．動脈瘤は大動脈にも末梢動脈にも発生するが，脳内で出血しやすい部位は，中大脳動脈から枝分かれしたレンズ核線条体動脈や，後大脳動脈から枝分かれする視床膝状体動脈などの細い動脈である．これら細い動脈は，脳の実質内を貫通することから穿通枝とよばれる．

・**被　殻**（☞ p.9）

　被殻は，高血圧性脳内出血の65％を占める好発部位である．大脳半球の中央部に神経細胞の集合体である神経核の集合体がある．これが大脳基底核とよばれ，尾状核，淡蒼球，被殻からなる．大脳基底核は，姿勢の保持，筋肉の緊張の調節など錐体外路系の働きとして解釈されている．

・**側副血行 collateral circulation**（☞ p.11）

　正常な血行路が閉塞されたり，全身的に活動しているようなときは，別の多くの血行路が開かれ臓器の血行を保ち，血流量を増すことができる．このような予備的な循環路を側副血行という．動脈の狭窄閉塞がゆっくりと進行するときは，側副血行路の形成は良好であり，典型的な梗塞は生じない場合もある．

II編　口腔ケアのための脳卒中の理解

■運動障害

・**内　包 internal capsule**（☞ p.14）

　内包は，レンズ核と尾状核および視床との間にある神経線維束である．内包の病変には，純粋に運動麻痺だけが出現する場合と，内包に近接する視床の障害が加わって知覚面にも障害が現れる場合（内包視床型麻痺）とがある．

・**脳　幹 brainstem**（☞ p.14）

　脳幹は，両側大脳半球にはさまれるような形で，間脳から連続して，中脳，橋，延髄を構成し，脊髄に移行している．脳幹には脳神経核が集中しており，すべての遠心性および求心性神経の中継所となっている．

・**大脳皮質運動領野 cerebral cortex**（☞ p.16）

　運動領野は大脳の彎曲部に沿って広がっている．手や足，体幹，顔面の運動を司る神経細胞は，身体の部位ごとに整然と区分けされている．この運動領野の機能分布は，生理学者であるペンフィールド（Penfield）が提唱したものとして有名である．

・**動眼神経 oculomotor nerve**（☞ p.19）

　「カイデミルウゴククルマノ……」は，12ある脳神経の早覚えであるが，これは単に覚えやすくするためだけではなく，大脳から末梢へ枝分かれする際の上位からの順番に合わせてある．したがって，嗅神経，視神経はその走行が大脳から直接分かれていくので中枢神経の一部と考えられている．動眼神経は，最も上位にある末梢神経であるともいえる．したがって，脳幹部に病変が発生しても，動眼神経は障害されていないことが多く，眼球

運動，瞳孔の反応，眼瞼の挙上が可能であったりする．

■知覚障害

・知　覚 perception（☞ p.25）

刺激が，生体の内外から受容器を通じて与えられたときに生じる，単一の意識過程や心的活動を感覚（sensation）といい，感覚を介して刺激の性質を把握する働きを知覚（perception）という．たとえば，血液をみたとき赤いと感じる単一の意識過程は感覚であり，それに続いて運動の方向，はやさを知る働きが知覚であり，さらに過去の経験，記憶などから血液であると判断するのが認知ということになる．しかし，この三者を区別するのは難しく感覚と知覚を同義に用いていることも多い．

・体性知覚 somatic perception（☞ p.25）

知覚には，一般体性知覚の他に，腹痛，陣痛，吐き気などの内臓からの知覚である「内臓知覚」，さらに嗅覚，視覚，味覚，聴覚など脳神経に関係する器官からの知覚である「特殊体性知覚」とがある．おのおのの知覚は専用の感覚受容器で感知され，神経線維を通って求心性に感覚中枢に伝導される．

■高次脳機能障害

失　語

・言語中枢 speech center（☞ p.35）

患者の剖検によって，1865年にBrocaが，また1847年にWernickeが，それぞれ運動性失語と感覚性失語を発見した．

口腔ケアを行うにあたってのポイントは，話せないことにとらわれずに，まずどの程度患者が聴いて理解できるかを観察し，それを出発点とすることである．

失　認

・失　認 agnosia（☞ p.39）

失認は，視覚，聴覚や触覚など，刺激を受けて伝達するまでの感覚路に異常はなくても，それを認識する段階で障害があるために，対象が何であるかわからない，あるいは混乱してしまう状態である．作業療法士などの専門分野では，指の認知ができない（手指失認），左右が分からなくなる（左右障害），書字が障害される（失書），計算ができなくなる（失算）といった特異的な症状を示すゲルストマン症候群や，絵画失認，相貌失認などの分類がされている．

失　行

・失行 apraxia（☞ p.43）

高次脳機能障害が，単一で出現することは稀である．たとえば，文字を書くことが障害される失書（agraphia）には，観念運動失行のためにペンの保持や筆の運びがうまくできない「失行性失書」，構成失行のために文字を構成する線を，文字というまとまった形にできない「構成失書」，失語の症状の1つとしての「失語性失書」などがある．

■失　調

・失　調 ataxia（☞ p.48）

失調には，小脳性，迷路性，脊髄性のものがある．筋肉，骨膜，関節からの感覚を深部感覚という．閉眼時に体の動揺が始まる場合をロンベルグ徴候という．深部感覚とロンベルグ徴候がなくて，四肢の失調があるときは，小脳性失調である．

■意識障害

・脳幹網様体 brainstem reticular formation（☞ p.54）

中枢神経が末梢へ分岐するときに，神経が

束になり核を形成する．しかし，神経細胞体が散在性で，核をつくらない構造を示す部位がある．これが，脳幹網様体である．1949年マグーンが，動物実験で中脳から橋上部にかかる網様体を刺激すると動物は覚醒し，逆に破壊すると昏睡に近い状態になるところから，脳幹網様体が意識水準を覚醒状態に保つための中枢であることを証明した．

■認知症
・認知症 dementia（☞ p.58）

認知症は記憶障害を主徴候とし，それに高次脳機能障害および思考・判断の障害が加わり，日常生活などの社会的活動に支障をきたしたものである．多発性脳梗塞由来とアルツハイマー病が代表的であるが，その他にも梅毒，脳炎などの感染症が引き金となって認知症が進行する場合もある．認知症は本来進行性で不可逆的であるともいわれていたが，種々の対応により，可逆的な部分もあることが報告されるようになった．

■摂食嚥下障害
・摂食嚥下 feeding swallowing（☞ p.67）

「摂食」は，従来から精神科領域で，過食や拒食などの摂食障害に対して使われている．

しかし，本書でいう摂食障害は，食摂取における器官の機能や形態障害を原因とするものなので，「摂食機能障害」とよぶ「摂食機能障害」というと，摂食を広義にとらえ，先行期から食道期までの5つの時期をさす．「摂食嚥下」というと，嚥下は従来どおり口腔期，咽頭期，食道期をさし，摂食は狭義にとらえ先行期と準備期をさす．

・咀　嚼 mastication（☞ p.69）

咀嚼運動は，三叉神経に支配される運動であるが，補助的に舌下神経，顔面神経などの支配下にある舌や頬などの筋が関与する．

・嚥下中枢 deglutition center（☞ p.74）

嚥下反射の中枢は，延髄網様体にあるとされている．また「視床下部」は，視床と視床下溝で区切られているが，ここには摂食中枢と満腹中枢とがある．嚥下中枢は嚥下器官の運動を支配しているが，摂食中枢は摂食行動そのものを支配している．すなわち，摂食中枢がおかされると全く食事行為をしなくなったり，反対に刺激を加えると際限なく食事をとったりする．満腹中枢の促進と抑制が働くことにより，ヒトの摂食にまつわる行動は均衡が保たれている．

・仮性球麻痺 pseudobulbar paralysis（☞ p.78）

仮性球麻痺は，球麻痺よりも高齢者に多く，性格の変化や知能低下が認められることが多い．高齢者の場合は，再発という状況ではなくても，不顕性に梗塞を起こしていることがあり，初発の梗塞でも仮性球麻痺の症状を呈することがある．口唇，舌，頬などの個々の動きは良く，また一見リズミカルに咀嚼をしているようでも，なかなか飲み込めない嚥下失行も認められる．

・顔面麻痺 facial paralsis（☞ p.80）

Hakan Nilsson 等（Dysphasia in Stroke, Dysphasia, 13：32-38 1998）は，嚥下障害の有無の決め手には，疾患の種類，大脳病変部位，脳幹部病変の有無，あるいは日常生活動作などの違いによる差ではなく，臨床的に顔面麻痺の有無が最も関係していたと報告している．一側性大脳病変は理論上，誤嚥はないはずであるが，準備期の段階に確実に障害がある以上，嚥下のすべてでないまでも，少ない頻度で誤嚥発生の可能性は否定することができない．

・口腔ケア oral health care（☞ p.84）

摂食嚥下障害を「主」とすれば，口腔ケア

はその一環であり「従」であるといったいい方になる．しかし，ターミナルケアを施すにあたって，食事に関しては訓練よりも口腔ケアが「主」となる．その場合は，口腔ケアの一手段として摂食嚥下訓練は「従」であるとの考え方になるだろう．

III編 口腔ケアの手技
■機能・形態面へのアプローチ

- **口腔内自浄作用 oral self-purification**（☞ p.90）

自浄作用には，希釈，拡散，吸着，沈殿による物理的作用，また酸化，還元などの化学的作用が考えられる．たとえば唾液についていえば，唾液腺より数種類の抗菌因子が分泌されており，口腔内細菌の生態学的均衡の維持に貢献している（唾液抗菌系 salivary antibacterial）．代表的なものには，リゾチーム，ペルオキシダーゼ，免疫グロブリンなどがある．

- **基礎的訓練 basal training**（☞ p.90）

口腔ケアに「訓練」という概念を導入するのには抵抗があるかもしれない．しかし，自立した日常生活動作（☞ p.150）の獲得をケアの目的の1つとすれば，自分のケアに自分自身が積極的に参加することを試みなければならない．特に機能面へのアプローチにおいては，診断と評価，さらには治療と訓練といったところまで考慮する．

- **問題点 problem list**（☞ p.91）

患者の問題点を記述する際に，運動障害，高次脳機能障害など前項まで記載してきたような障害を「行為」という観点からマクロ的に記述する方法と，舌や口唇など「器官」の動きに注視し器官ごとに問題を列挙するミクロ的な記述法とがある．

- **経穴 meridian point**（☞ p.92）

東洋医学における診断と治療をする上での必須概念である．経絡上に経穴が分布する．

疾病により罹患している経絡はそれぞれ異なるが，罹患経絡上の経穴を押すと，圧痛や過敏が生じる．

- 補足説明 ☞ **経絡 meridian**（☞ p.92）

身体を縦走する12主要幹線で，西洋医学的な神経や血液といった可視的な概念ではなく，気および血（血液そのものを指すのではない）の循環経路である．

- 補足説明 ☞ **気，血（けつ）vital energy and blood**（☞ p.92）

気とは，神秘的で，目にみえないエネルギーであると解釈されているむきもあるが，気はあくまでも万物を構成する精微な物質をいう．物質と機能は分けては考えられないとする東洋医学では，気は単なる粒子ではなく気自体エネルギーを持っているとされている．

血は，各臓器や組織に栄養分を与え潤す「滋養」の役割をする．血という物質の保証があって気にエネルギーが蓄えられ，筋肉や心が働くとされる．

- 補足説明 ☞ **東洋医学 Oriental medicine**（☞ p.92）

古代から近代にかけて国や風土の違いで世界各地にさまざまな医学が生まれた．薬草塗布をおもに行うインドのアーユルベーダ医学，蒙古やチベットの瀉血療法，日本の温泉治療など，西洋医学も東洋医学もその中の1つである．医学の相違は，治療手段の相違ではなく，その考え方の違いで判断すべきである．

生命や病気の仕組みを明確にし，対応法を決定し，かつその対応法は誰が行っても一様の成果が上がることが求められる．つじつまの合った理論に立脚した再現性と普遍性を

もってこそ医学とよべるものになる．たとえば，前述した気や血といった考え方は西洋医学には出てこない．しかし，陰陽五行論という普遍理論を構成する要素として，気血そのものが機能を備えた実態のあるものとして立証される．

・マッサージ massage（☞ p.92, 95）

　マッサージは，西洋医学における整骨療法やカイロプラクティック（脊柱矯正法）が加味されたものである．一方，按摩は東洋医学における臓賦経絡論により体系化されたもので，罹患経絡上の経穴を中心に圧し，さするものである．今日では，両者を厳密に区別するのは難しい．

・呼吸をする breathing（☞ p.93）

　ストレッチは勢いをつけず，自然な呼吸をしながら状態を保つのが原則である．伸張した筋肉に無理なく酸素が供給されることにより，拘縮が解けていく．

・弛　緩 relaxation（☞ p.95）

　ここでいう弛緩は，筋の張力が病的に減弱したり，収縮が起きないために起こる障害をさす．

・痙　性（痙直）spasticity（☞ p.96）

　錐体路障害時の筋緊張亢進状態．大脳皮質から前角細胞への抑制がなくなって筋伸展反射（膝をハンマーでたたくと足先が跳ね上がる膝蓋腱反射などのように，前角細胞に達した刺激により反射的に筋が収縮する防御反射）が亢進してしまったり，複雑な運動を巧みにこなせなくなる．折りたたみナイフ現象はそうした現象の1つである．

　一方，同じ痙性でも屈曲した肘を伸ばそうとしたときに最初から最後まで一様に抵抗を感じている筋緊張状態を強直性痙性とよぶ．

　この場合は，錐体外路系の障害であり，鉛の管をのばしたり曲げたりするときににた感触なので鉛管現象とよぶ．

　いずれも筋緊張亢進に属するものである．

・補足説明 ☞ **前角細胞** anterior horncell（☞ p.96）

　大脳皮質の神経細胞から始まる神経の束は，延髄下端で交叉し（皮質脊髄路）反対の側の脊髄を下降し，脊髄の前角細胞に到る．ここまで1本の神経が伸びている．前角細胞で新しい神経と接続し末梢神経として目的の筋肉に達していしていく．

　前角細胞は筋肉を屈曲したり伸展させたりする役割があり，大脳皮質からの指令によってバランスをとっている．

・補足説明 ☞ **錐体路** pyramidal tract（☞ p.97）

　運動の命令を末梢へ下す経路には皮質脊髄路と皮質延髄路とがある．四肢や体幹へは皮質脊髄路であり，顔面や口腔咽頭へは皮質延髄路を伝導する．皮質脊髄路は大脳から下された神経線維が延髄下部（錐体）で反対側へ交叉する（錐体交叉）．皮質脊髄路は錐体を通過することから錐体路ともよばれる．

　脳幹（中脳，橋，延髄）で交叉するが，錐体を通らない12ある脳神経のうち運動を司る神経経路を皮質延髄路という．しかし，この皮質延髄路も錐体路として扱っている．

　錐体路は，随意的な運動を起こし，さらに反射や運動が過剰にならないように抑制する働きをもつ．

・補足説明 ☞ **錐体外路** extrapyramidal tract（☞ p.97）

　錐体路に体して錐体外路は，延髄錐体を経由しない運動神経の経路である．大脳皮質からの運動指令による随意運動をより滑らかにする．錐体外路が障害されると，筋緊張の異常と不随意運動（振戦や顔面チック）が生じる．

　錐体路と錐体外路とはほぼ平行に走行しているので，錐体路が障害されれば，ほとんど

錐体外路も障害されるため，四肢，顔面に痙性が生じる．

・筋萎縮 muscular atrophy（☞ p.98）

筋の細胞レベルで筋束の直径が小さくなった状態．脳卒中の場合は運動神経の障害による神経原性萎縮であり，筋束が群をなして萎縮するのが特徴である．一方，筋そのものに異常があって起こる筋原性萎縮は，び慢性に筋繊維の径が大小不同を示すのが特徴である．

・脱感作 desensitization（☞ p.99）

脱感作は従来，気管支喘息やアレルギー性鼻炎などに対して，皮内反応で感作抗原を決定し，低濃度のアレルゲンを皮下注射しながら進めていく免疫学的治療法として紹介されている．ここでいう脱感作は，感覚的な過敏の除去を指している．障害児の場合には，運動と感覚の体験不足から少々の刺激でも過剰な反応を示すことがある．四肢や体幹にも生じるが，特に口腔領域にいつまでも過敏が残る率が高い．

・咳嗽訓練 coughing（☞ p.99）

肺理学療法の一環として呼吸訓練，さらに咳嗽訓練が行われる．嚥下するときは，呼吸が一次的に停止し，嚥下が終了した直後は呼気からはじまる．しかし，嚥下障害をもつ人は呼吸停止が困難であったり，嚥下直後に吸気をしてしまうことがある．そこで，十分鼻から呼気し呼吸を止め，嚥下をさせる．嚥下直後は，口から呼気あるいは咳嗽するといったことを意識的に行わせる．

・振動刺激訓練 vibratory training（☞ p.100）

マッサージやストレッチなどは，介助者への負担が大きくなる．その点電動歯ブラシによる振動刺激は，比較的介助の負担も少なく，障害が軽度であれば本人でも可能なので，患者サイドには受け入れられやすい訓練である．

・拘縮 contracture（☞ p.101）

関節包や靭帯など関節を取り巻く軟部組織の収縮，変性，癒着あるいは萎縮により関節運動に制限が生じた状態．似た言葉に強縮（強直 tetanus）があるが，これは反復刺激を与えることによって引き起こされる筋の収縮をいう．反復刺激のほうが，1回の刺激によって起こる収縮よりも大きな収縮が得られる．
しかし，脳卒中の場合はこの強縮が，過度に起こる．

・即時性効果 immediate effect（☞ p.103）

効果にはいくつかのパターンがある．訓練後短時間にして効果が出現する場合（即時性効果 immediate effect），出現したとしても持続しない場合，持続する場合（持続性効果 maintained effect），また当座は効果がみられないけれどもしばらくしてから出現する場合，効果が現われたり現われなかったりが繰り返される場合，訓練直後の反応はかえって以前よりも悪くなるが，徐々に上昇ムードになっていく場合（反応性効果 reactive effect）がある．さらには，訓練により現状が維持されている場合も効果ありとする維持性効果（prolonged effect）も考慮する必要がある．それぞれの訓練にどのような効果があるかは，今後の課題である．

・リズム rhythmic training（☞ p.104）

ディズニーランドのパレードやエアロビクスなどのハイテンポなリズムがあると，気分は高揚し，訓練も最後までやりきれてしまうことが多い．おそらく，何もない状態で同じ訓練をしても，そこまではやりきれないだろう．リズムの導入は訓練に欠かせない手法である．

・再教育 re-education（☞ p.105）

脳卒中の麻痺は，上肢では屈筋群の痙性と強縮が現われるために肘や手関節が屈曲位を

とり，反対に下肢は伸展位をとる．筋再教育は，ターゲットの屈筋や伸筋に，課題動作を繰り返し行わせる学習訓練である．

・**構音訓練 articulatory training**（☞ p.106）

構音障害（dysarthria）に対する訓練の原則は，①構音器官だけでなく，全身の姿勢保持やリラクセーションを必要とする．②構音は他動的にはできないので，患者の自発性を引き出す努力をする．そのためには，②-1 構音の生理，解剖などを患者に理解してもらう．②-2 訓練時間は1回30分程度が原則であるが，患者の身体的，精神的疲労を考慮する．

・**寒冷刺激法 thermal stimulation**（☞ p.108）

舌根部や軟口蓋後端を強く押すと，ゲーという反射が起こる（嘔吐反射 gag reflex）．一般的に嚥下障害患者にはこの反応がないとされているが，逆にこの反射があれば嚥下障害がないとはいえない．嘔吐反射のある嚥下障害に，寒冷刺激法を行うときには，冷水で冷やした綿棒などを嚥下反射誘発部位に軽く触れる程度にする．

・**バイオフィードバック bio-feedback**（☞ p.109）

個体が出した運動や感覚の情報を個体自身に戻して感知し，恒常性をはかることをフィードバックというが，音や映像を使って作為的にフィードバックを増大，あるいは低減させる臨床技術を，バイオフィードバックという．

・**鍼療法 acupuncture, needle insertion technique**（☞ p.110）

東洋医学的療法の1つで，経絡説に基づく経絡上の経穴を鍼で刺激する方法．経穴は360あるとされているが，刺し方や刺す時間は症状により異なる．経絡がどのようにして発見されたかは定かではないが，鍼や按摩をしたときの感覚が一定方向に走ることから体系化されたのではないかと考えられる．鍼の効果は証明されているが，経絡の存在は科学的には証明されていない．

・**促　通 facilitation**（☞ p.111）

刺激を与えることにより反応を惹起（じゃっき）させる場合，単発的に刺激を加えるよりも，連続して刺激を与えた方が反応が起きやすく，しかも2回連続して刺激を与えると，活動する運動神経の数は，個々の刺激時の和よりも大きくなるといった理論．

・**歯　垢 dental plaque**（☞ p.112）

歯の表面に形成される細菌性の凝集塊からなる付着物．齲蝕，歯周疾患，口臭のおもな原因であり，歯石の母体となるものである．歯垢中の菌数は，2×10^{11}/gで，組成は，70％が菌体，30％は唾液タンパク，菌体外多糖類である．

・**歯　石 dental calculus**（☞ p.112）

歯垢が石灰化した沈着物．歯周疾患発生因子としての歯石の病原性は，歯石そのものよりも，歯石を常時覆う歯垢によるところが大きい．歯肉縁レベルよりも上に沈着している歯肉縁上歯石は，灰白色で唾液成分の影響を受けているので大唾液腺の開口部が好発部位である．一方歯肉縁レベルよりも下，すなわち歯肉溝内で形成された歯肉縁下歯石は，褐色を呈し歯肉溝内浸出液の影響をうけ，セメント質に強く付着する．後者は歯肉上皮が歯面に再付着する阻害因子となる．

歯石の組成は，70〜90％のハイドロオキシアパタイトを主成分とした無機成分と10〜30％の細菌，剥離上皮細胞の有機成分とからなる．

歯垢，歯石，および食渣はそれぞれ似て非なるものである．

・**義　歯 denture**（☞ p.113）

義歯の完成具合は，歯科医師の技術が結果

として反映される．顆粒状の薬剤はどんな適合している義歯でも，義歯床下（義歯内面）に溜まってしまう．義歯を外して服用することをすすめる．

- **舌　診 tongue diagnosis**（☞ p.115）

東洋医学の診察には，望診，舌診，脈診，腹診とある．舌診は舌そのもの（舌質）と，その上にある苔（舌苔）に分けて観察する．舌苔は機械的清掃である程度除去可能である．

■能力面へのアプローチ

- **small step**（☞ p.110）

ゴールに向かって段階的に，訓練を進めていく．本日の訓練が，即成果となって現れることは稀である．「変化のない成果」ということもあることを念頭におき，いまわれわれが行っていることは，障害をもった人をいかに一般的な老化に近づけるかといった努力であることを心得ておきたい．

- **義歯の着脱 setting & removing**（☞ p.117）

排泄に介助を要する人が，介助者への遠慮もあるのか，義歯の着脱までは介助してもらおうとは思わないと拒否したり，一度口腔内に装着したらなかなかはずそうとしないといったことがある．また，介助者の中には排泄の介助はできても，口腔内の世話は気持ち悪くて嫌だという人もいる．櫛，爪切り，耳かきは共有できても，歯ブラシはどんな人とも共有できないということも聞く．口腔に手を加えたり，加えられたりすることには，何か特別な認識があるのかもしれない．

■環境面へのアプローチ

- **歯ブラシ teeth brush**（☞ p.123）

歯ブラシは，首と柄の部分がストレートタイプで，毛はナイロン性の普通の固さといったものが標準であるが，過敏や歯肉に急性炎症がある場合などは軟毛歯ブラシからはじめたり，もちやすさを考慮して太くしたり，毛先の届きやすさを考慮して柄を曲げて毛を短くコンパクトにしたりと工夫を加える．

歯ブラシのヘッドを背後からみて，毛先がはみ出してみえるようであれば，ナイロンの弾力性がなくなっている証拠なので，新しいものと交換する．

- **キイパーソン key person**（☞ p.126）

患者の経済的な負担を引き受けている人，患者が素直にいうことを聞く人，そのような存在がおらず独居で身寄りがない場合など，患者の人間関係にはいくつかタイプがある．

たとえ独居であっても，その患者を担当している搬送専門のヘルパーに，ケアの経過や今後の予定を説明し納得してもらうことは必要である．ここでいうキーパーソンは，ケアを遂行する上で本人とは別に，納得と同意を得ておく必要のある人を指す．

- **自　立 self support**（☞ p.127）

自立は，本書で取りあげている日常生活動作の自立の他に，経済的自立，思考的自立など対象とする問題によっていろいろとある．歯垢を完全に除去するというのは，「行為」というよりも器官（上肢や手指など）の「機能」ととらえることができる．機能に対しては「自立」よりも，「回復」であるとか「低下」といったいい回しになる．したがって，歯垢を何％除去できたかという問題は，「自立云々」とは別の解釈をすることが妥当であると思う．

IV編 在宅ケア

■日常生活動作の中の在宅口腔ケア

- **日常生活動作 activities of daily living**（☞ p.150）

日常生活動作の評価は，無数ともいえるほ

どある．たとえば Barthel Index（1959 各2～4段階，全20段階評価），Katz ADL Index（1958 各項目が3段階，Kenny self-care evaluation（1965 5段階評価）などである．そして，1986年アメリカリハビリテーション医学会合同会議で，既存の評価法では満足できないとのことから考案されたのがFIMである．日本リハビリテーション医学会では，ADLを評価するにあたってBarthel Index，あるいはFIMを用いることが望ましいと通達されている．

・**交感神経 sympathetic nerve**（☞ p.156）

体の運動や識別的知覚ではなく，内臓の運動や分泌，内臓の知覚を司る神経を自律神経という．副交感神経は体にエネルギーを蓄えるように働き，交感神経は発散するように働く．それには，交感神経と副交感神経という拮抗する2つの神経に分けられる．副交感神経の代表は，延髄経由の迷走神経と仙髄経由の骨盤内神経である．

・**装　具 brace**（☞ p.163）

体重の支持，機能の代用，不随意の運動の防止，変形の予防を目的として，身体に装着する器具をいう．おもに，下肢と体幹に装着される．代表的なものとして長下肢装具，短下肢装具，股関節装具，腰部コルセットなどがある．上肢には，一般にスプリント（機能的副子）が用いられる．

リハビリテーション医療において，義歯は機能代償のための装具と考えられる．

参考文献

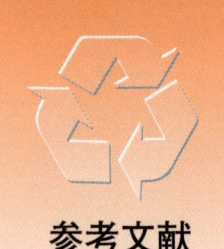

1）金子芳洋編著：食べる機能の障害―その考え方とリハビリテーション―．医歯薬出版，東京，1989．
2）幻狩野力八郎監修：患者理解のための心理学用語．文化放送ブレーン，東京，1988．
3）慶応義塾大学医学部リハビリテーション科主催FIM講習会テキスト．1995．
4）石学敏：脳血管障害の誠灸治療．東洋学術出版杜，千葉，1991．
5）馬場元毅：絵でみる脳と神経．医学書院，東京，1994．
6）林泰史監修：リハビリテーションマニュアル．日本医師会，東京，1994．
7）広井良典：ケアを問いなおす―深層の時間と高齢化社会―．筑摩書房，東京，1997．
8）福井圀彦編：脳卒中・その他の片麻痺．医歯薬出版，東京．1980
9）藤島一郎：口から食べる―嚥下障害Q＆A―．中央法規，東京，1998．
10）藤島一郎：脳卒中の摂食・嚥下障害．医歯薬出版，東京，1994．
11）Leopold NA, Kagel MC：Swallowing, ingestion and dysphagia；A reappraisal. Arch Phys Med Rehabil, 64：371-373, 1983.
12）Hakan, Nilsson：Dysphasia in Stroke. Dysphasia, 13：32-38, 1998.
13）西原修造：絵で見てやれる家庭介護のすべて．日本医療企画，東京，1998．

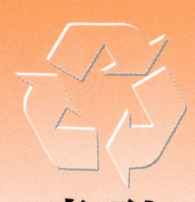

索引

あ
アイスマッサージ……………………93
アダラートL ……………………156
アテローム血栓性脳梗塞……………11
アプローチ………………………… 6
アモキサン………………………157
アルツハイマー型認知症……………59
アルマール………………………156
アンギオテンシン変換酵素阻害薬
　　……………………………… 156
挨拶・導入…………………………62

い
易骨折………………………………101
移乗………………… 21, 160, 184
移乗（トイレ）……………………173
　　──の評価……………………173
移乗（ベッド，椅子，車椅子）… 160
移乗（浴槽）………………………184
　　──の評価……………………184
移動………………………… 21, 166
異食…………………………………60
異物錯誤……………………………60
意識障害……………………………53
　　──の分類………………………55
　　──への対応……………………55
意欲低下……………………………60
維持期………………………150, 151
痛み…………………………………32
一過性虚血性発作……………………11
一側性支配…………………………78
一側性大脳病変…………………78, 79
一般体性知覚………………………25
偽りの治療同盟……………………139
咽頭期…………………………67, 70
　　──の障害………………………71
咽頭壁………………………………74

う
ウェルニッケ失語……………………35
うがい………………………………119
運動失調……………………………48
運動障害……………………………14
　　──への対応……………………21
運動性失語……………………35, 36

え
エス…………………………………137
エプロン……………………………183
延髄…………………………27, 28, 77
嚥下中枢………………………29, 74
嚥下反射誘発部位……………………74

お
おむつ………………………………179
　　──の弊害……………………179
起き上がり動作……………………160
奥舌…………………………………74
折りたたみナイフ現象……… 20, 96
温湿布………………………………33
温痛覚…………………………26, 28
温痛刺激……………………………27

か
カッピング…………………………100
カルシウム拮抗薬…………………156
カルデラニン………………………156
ガムラビング………………………98
下位ニューロン……………………20
可逆性虚血性神経脱落症……………11
仮性球麻痺……………………18, 78
仮性作業……………………………60
価値観………………………………141
家屋改造……………………………175
家族の心理的問題…………………139
家族役割……………………………141
過食…………………………………60
過敏…………………………30, 31
介護…………………………………128
介助…………………………………128
介助磨き……………………………46
回……………………………………16
回復期………………………150, 151
海馬…………………………………61
絵画失認……………………………42
覚醒…………………………………55
覚醒リズム障害……………………60
顎関節可動域訓練…………………102
顎関節脱臼…………………………95
片麻痺…………………………14, 78
　　──の機序………………………15
肩手症候群…………………………30

完全片麻痺……………………14
完全麻痺………………………20
冠状面断………………………10
間欠的チューブフィーディング…182
間欠的口腔・食道経管栄養……182
間接的訓練……………………84
　──項目………………………86
寒冷刺激法……………………108
感覚性失語…………………35, 37
感情失禁………………………68
緩下薬（下剤）………………158
環境面へのアプローチ………6, 123
観念運動性失行………………43
観念失行………………………44
含嗽剤…………………………125
顔面神経………………………75
顔面麻痺………………………80

き

キイパーソン…………………126
キーワード……………………6
キシリトール…………………125
気………………………………92
利き手交換……………117, 132
記憶……………………………192
　──の評価…………………192
基礎的訓練……………………90
期待期…………………………131
器質的感情障害………………133
機能・形態障害………………3
機能・形態面へのアプローチ…6, 90
偽性球麻痺…………………18, 78
義歯……………………………113
　──の着脱…………………122
　──の保管…………………126
義歯装着者……………………113
義歯用ブラシ…………………124
疑核……………………………28
逆説的介入……………………140
逆転移…………………………144
急性期………………………150, 151
球麻痺……………………16, 77, 80
　──の症状…………………77
拒否……………………………60
共感…………………………31, 134

共同運動障害…………………49
教育的アプローチ……………142
強擦法………………………92, 95
筋萎縮………………………98, 101
筋再教育………………………104
筋電計…………………………109
筋力増強訓練…………………106
緊縛帯…………………………51

く

クモ膜下腔……………………10
クモ膜下出血…………………9
薬………………………………154
車椅子………………………4, 21, 168
　──の構造…………………21
車椅子移乗……………………22
車椅子移動……………………22
　──の評価…………………168

け

ケア……………………………201
化粧……………………………172
経管栄養………………………182
経穴……………………………92
経鼻的経管栄養………………182
経路……………………………92
軽擦法…………………………92
痙性………………………20, 96
　──期………………………95
傾眠…………………………55, 56
　──状態……………………53
血………………………………92
血管性認知症…………………59
健康相の変遷…………………197
健側アプローチ………………107
健忘失語…………………35, 36
幻覚……………………………60
言語中枢………………………35

こ

コーピング……………………145
コミュニケーション…………188
呼吸……………………………93
弧束核…………………………28
誤嚥……………………………71
誤嚥性肺炎……………………82
　──の予測因子……………83

口蓋弓…………………………74
口渇………………………154, 157
口腔─顔面失行………………44
口腔ケア……………………7, 8, 84
　──食前の…………………101
　──の目的…………………206
口腔期………………………67, 69
　──の障害…………………69
口腔内自浄作用………………90
甲状軟骨………………………70
叩打法…………………………92
交感神経………………………156
交感神経抑制薬………………156
交代性片麻痺…………………15
　──の機序…………………17
抗うつ薬………………………157
抗てんかん薬…………………157
抗パーキンソン薬……………157
抗凝固薬………………………156
抗血液凝固薬…………………156
抗血小板薬……………………156
更衣……………………………163
　──（下半身）の評価……165
　──（上半身）の評価……163
攻撃的行動……………………60
拘縮……………………………101
咬合訓練………………………104
降圧剤…………………………155
降圧利尿薬……………………156
高血圧性脳内出血……………9
高次脳機能障害………………34
高齢化社会……………………196
高齢社会………………………196
喉頭蓋…………………………70
喉頭蓋谷………………………70
喉頭挙上………………………70
構音訓練………………………106
構音障害………………………38
構成失行………………………44
骨折……………………………60
昏睡…………………………55, 56
昏迷…………………………55, 56

さ

サルコペニア…………………205

再教育	104	
在宅ケア	149	
在宅口腔ケア	150, 160	
作話	60	
錯語	35	
錯覚	60	
三叉神経	75	
残語	36	

し

シャワー浴	186
ショック期	131
シンメトレル	157
仕上げ磨き	127
四肢麻痺	18
弛緩	95
弛緩期	95
姿勢	119
視覚失認	40
視空間失認	41
――への対応	41
視床	9, 10, 29
視床痛	29
視線	136
歯間ブラシ	123
歯垢	112
歯石	112
歯磨剤	125
自我	137
――コントロール	138
自己導尿	177
自己防衛	61
自助具	183
自助努力	143
自浄作用	90
自立	127
失禁	59
失語	34
――への対応	36
失行	43
――への対応	45
失調	48
――への対応	50
失認	39, 40
社会的交流	190

――の評価	190
社会的不利	3, 5
手浴	186
周辺症状	59
揉捏法	92
出血性脳血管障害	9
準備期	67, 69
――の障害	69
書字能力	35
小児用バッファリン	156
小脳性構音障害	50
承認期	131
消失	30
焦燥	60
障害の医学	3
障害の構造	4
障害をもった口腔へのアプローチ	2, 6
障害受容	132
上位ニューロン	20
食塊	69, 119
――の流れ	120
食渣	112
食事	180
食事拒否	60
食事動作	194
――の評価	181
食道期	67, 72
触刺激	28
触覚	28
触覚失認	40
心原性脳塞栓	11
心理的障害	3, 5
心理的防衛機構	146
心理面へのアプローチ	6, 131
身体失認	41
振戦	49
――法	92
振動刺激訓練	100
深部知覚	25, 52
鍼療法	110

す

ストレス	145
――への対処	145

ストレッサー	145
ストレッチ	102
スパーリングテスト	93
スプーン	4, 183
水平位	121
睡眠障害	60
錐体外路	97
錐体路	97
髄膜	9, 10
筋ストレッチ	103

せ

せん妄	60
生活期	150, 151
性的異常行動	60
清拭	185, 186
――の評価	185
精神機能低下	102
精神的廃用	102
整髪	171
整容	169
――の評価	170
咳嗽訓練	99
切迫笑い	68
摂食嚥下	67
摂食嚥下障害	67, 73
――への対応	83
摂食機能障害	73
舌	115
舌圧計	110
舌咽神経	74, 75
舌下神経	76
舌骨挙上	71
舌診	115
舌苔	112, 115
――の除去	115
先行期	67
――の障害	68
洗顔	171
全失語	36, 38
前角細胞	96

そ

咀嚼	69
咀嚼期	67
咀嚼誘導食	105

送気式開口器……102	手洗い……169	脳梗塞……11
相貌失認……42	適応期……132	脳出血……10
装具……163	転移……144	脳神経……75
即時性効果……102	伝導失語……35, 37	脳塞栓……11
促通……111	電動歯ブラシ……100	脳卒中……9
側副血行……11	**と**	──の分類……9
測定障害……49	トイレ動作……174	脳卒中知覚障害……28
た	東洋医学……92	**は**
ターミナルケア……202	動眼神経……19	ハッフィング……100
タッピング運動……104	動機付け……138	バイオフィードバック……109
たそがれ症候群……60	動脈瘤……9, 10	バイブレーション……100
多職種協働……200	閉じ込め症候群……19, 20	バルーンカテーテル……177
体性知覚……25	読解力……35	パナルジン……156
大脳実質……10	鈍麻……30	歯ブラシ……123
大脳皮質運動領野……16, 77	**な**	徘徊……59
大脳皮質知覚領野……26	内視鏡・胃瘻造設……182	排尿コントロール……176
立ち上がり動作……50, 162	内包……14, 16	排尿動作の評価……176
脱灰……73	軟口蓋挙上装置……38, 111	排便コントロール……178
脱感作……99	軟口蓋電気刺激装置……111	排便動作の評価……178
短下肢装具……14	**に**	廃用……94
ち	二次的転倒……60	廃用症候群……101
チーム医療……199	日常生活動作……150	廃用性萎縮……20
知覚……25	尿道留置法……177	発話状態……35
知覚障害……25	認知期……67	反応的心理変化……131
──への対応……30	認知症……58	万能開口器……102
治療なき診断……202	──の種類……59	**ひ**
治療の医学……2	──の症状……59	ビデオレントゲン造影検査……85
治療同盟……138	──の中核症状……61	ビデオ嚥下内視鏡検査……86
着衣失行……45	──へのかかわり……62	ひげ剃り……172
中核症状……61	認知症患者……62	非麻痺側……98
中心後回……26	──への口腔ケア……62	非優位半球……47
中心前回……16	**ね**	被殻……9, 10
超音波画像……109	粘膜面用ブラシ……125	悲哀の作業……134
超自我……137	**の**	悲嘆期……131
聴覚失認……40	能力障害……5	左片麻痺……14
聴理解……35	能力低下……3	表在知覚……25
直接的訓練……84	能力面へのアプローチ……6	表出の評価……189
て	脳幹……10, 14, 16	**ふ**
テグレトール……157	──の構造……77	フェニトイン……157
テノーミン……156	脳幹網様体……20, 54	フットプレート……14, 21
デイケア……62	脳血管障害……9	フルイトラン……156
デタントール……156	脳血管病変……9	フレイル……205
デパゲン……157	脳血栓……11	ブラッシング……6, 44, 84, 90, 112
手すりの設置……175		ブローカ失語……35

プレーシング······96, 97
不安······60
不潔行為······59
不顕性誤嚥······72
不全麻痺······20
複合知覚······25, 30

へ
ペルジピン······156
ヘルペッサー······156
ペンフィールド······26
平衡障害······49
閉塞性脳血管障害······11
片側噛み······105
変換運動不能······49
便秘······180

ほ
ホーリング······140
歩行······50
——の評価······166
歩行器······50
補助具······183
防衛期······131
膀胱洗浄······178
膀胱瘻······178

ま
マッサージ······32, 90, 92
麻痺······2
慢性疾患······197

み
右片麻痺······14
溝······16

む
むせ······99

め
明確化······135
迷走神経······74, 75
迷路性失調······52

も
モービライゼーション······95
妄想······60
問題解決······191
——の評価······191

や
夜間不眠······60

ゆ
優位半球······47

よ
予防の医学······2
抑鬱······60

ら
ライフイメージ······203
ラクナ梗塞······11
ラップボード······95, 96

り
リズム······104
リズム訓練······51
リハビリテーション医学······4
リフレーミング······140
リラクセーション······32, 90, 146
理解の評価······188
理学的アプローチ······32
梨状窩······120
両側性支配······79
両側性片麻痺······18
輪状軟骨······70

れ
レーマグ······158
冷湿布······33
連携······200

ろ
ロコモティブシンドローム······205
ロフトランド杖······50
老······205
老人退行性疾患······197
弄便······59

わ
ワーファリン······156
ワレンベルグ症候群······29

数字
10カウント······104
30度仰臥位頸部前屈位······120
30度仰臥位頸部前屈横向き姿勢······121
4点杖······50

A
ACE阻害薬······156
ADL······150
——評価法······150, 151, 155, 193

C
countertransference······144
CT······32
CVA······9
CVD······9

D
disability······3

F
FIM······151
——運動項目······152
——認知項目······152

H
handicap······3

I
illness······3
impairment······3
ITF······182

L
Lt. hemi······14

M
MRI······32

N
NG法······182

P
PEG······182
Penfield······26

R
RIND······11
Rt. hemi······14

S
SAH······9
self help······143
silent aspiration······72
Spurling Test······93

T
tell, show, do + touch······62
TIA······11
transference······144

V
VE······86
VF······85
Videoendoscopy······86
videofluorography······85

ギリシャ文字

- α ブロッカー ……………… 156
- α−遮断薬 ………………… 156
- β ブロッカー ……………… 156
- β−遮断薬 ………………… 156

【著者略歴】

植田　耕一郎
（うえだ　こういちろう）

1987 年	日本大学歯学部大学院卒業
同　年	同大学歯学部補綴学講座
1990 年	東京都リハビリテーション病院勤務
1999 年	新潟大学歯学部加齢歯科学講座（現新潟大学大学院摂食・嚥下障害学分野）助教授
2004 年	日本大学歯学部摂食機能療法学講座教授

脳卒中患者の口腔ケア―第 2 版　　ISBN 978-4-263-42204-5

1999 年 8 月 30 日　第 1 版第 1 刷発行
2008 年 9 月 10 日　第 1 版第 4 刷発行
2015 年 3 月 25 日　第 2 版第 1 刷発行
2017 年 12 月 20 日　第 2 版第 2 刷発行

著　者　植田　耕一郎
発行者　白　石　泰　夫
発行所　医歯薬出版株式会社

〒113-8612　東京都文京区本駒込 1-7-10
TEL.（03）5395-7638（編集）・7630（販売）
FAX.（03）5395-7639（編集）・7633（販売）
https://www.ishiyaku.co.jp/
郵便振替番号 00190-5-13816

乱丁，落丁の際はお取り替えいたします　　印刷・永和印刷／製本・皆川製本所

Ⓒ Ishiyaku Publishers, Inc., 1999, 2015. Printed in Japan

本書の複製権・翻訳権・翻案権・上映権・譲渡権・貸与権・公衆送信権（送信可能化権を含む）・口述権は，医歯薬出版（株）が保有します．

本書を無断で複製する行為（コピー，スキャン，デジタルデータ化など）は，「私的使用のための複製」などの著作権法上の限られた例外を除き禁じられています．また私的使用に該当する場合であっても，請負業者等の第三者に依頼し上記の行為を行うことは違法となります．

JCOPY ＜（社）出版者著作権管理機構 委託出版物＞
本書をコピーやスキャン等により複製される場合は，そのつど事前に（社）出版者著作権管理機構（電話03-3513-6969，FAX 03-3513-6979，e-mail: info@jcopy.or.jp）の許諾を得てください．